现代肿瘤综合治疗进展

XIANDAI ZHONGLIU ZONGHE ZHILIAO JINZHAN

程国丽 等 主编

U0301521

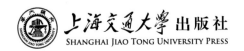

上海交通大学出版社

SHANGHAI JIAO TONG UNIVERSITY PRESS

内容提要

全书共分9章，前3章介绍了绪论、肿瘤的流行病学和肿瘤的病理学诊断。后6章重点阐述肿瘤的综合治疗。绪论阐述了肿瘤的一般形态学特征，肿瘤的定义、命名与分类和恶性肿瘤的分级；肿瘤的流行病学包含流行病学研究方法、分子流行病学和预防；本书从组织病理学诊断、细胞病理学诊断和病理学诊断的特殊技术等方面阐述了肿瘤的病理诊断；综合治疗方案，包括外科治疗、内科治疗、放射治疗、生物治疗和姑息治疗等。本书适合各级临床医师参考使用。

图书在版编目（CIP）数据

现代肿瘤综合治疗进展 / 程国丽等主编. --上海 ：
上海交通大学出版社，2022.8
  ISBN 978-7-313-26495-4

Ⅰ．①现… Ⅱ．①程… Ⅲ．①肿瘤－治疗 Ⅳ.
①R730.5

中国版本图书馆CIP数据核字（2022）第154462号

现代肿瘤综合治疗进展
XIANDAI ZHONGLIU ZONGHE ZHILIAO JINZHAN

主　　编：程国丽　等
出版发行：上海交通大学出版社　　　　　　　地　　址：上海市番禺路951号
邮政编码：200030　　　　　　　　　　　　　电　　话：021-64071208
印　　制：广东虎彩云印刷有限公司
开　　本：710mm×1000mm 1/16　　　　　　经　　销：全国新华书店
字　　数：187千字　　　　　　　　　　　　印　　张：13
版　　次：2022年8月第1版　　　　　　　　插　　页：2
书　　号：ISBN 978-7-313-26495-4　　　　　印　　次：2022年8月第1次印刷
定　　价：158.00元

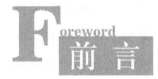

　　根据国际癌症研究机构报告,每年全世界有超过 700 万人死于癌症,我国每年死亡病例约 221 万,恶性肿瘤已成为我国城乡居民的第一位死因:其中男性以肺、肝、胃、食管、结直肠癌等为常见肿瘤的死因,女性则以乳腺、肺、胃、结直肠、肝癌等常见。肿瘤不仅有着高死亡率的特点,其发病率也高。发病率受很多因素的影响,比如人口的老龄化、生活节奏及生活方式的改变、饮食结构的变化(如食品的精细化)、各种工业化学物质的广泛使用等都在某种程度上影响着肿瘤的发病,使我国癌症的防治面临巨大的困难。

　　随着肿瘤遗传学和肿瘤分子生物学的发展,越来越多的潜在肿瘤发病机制及分子基础被揭示,新的肿瘤药物和治疗方法不断被研发出来。单一的治疗手段在恶性肿瘤治疗上存在不足,肿瘤的综合治疗取得更加明显的效果,得到了重大的进展,已成为目前恶性肿瘤治疗的基本原则。为了使临床医师能够掌握肿瘤综合治疗的最新进展,我们特编写了这本《现代肿瘤综合治疗进展》。

　　本书既致力于肿瘤学领域的基本问题,又注重当前国际的肿瘤综合治疗最新进展。本书首先阐述了肿瘤的一般形态学特征、定义、命名与分类,以及恶性肿瘤的分级和分期;然后介绍了肿瘤的流行病学;接着从肿瘤的组织病理学诊断、细胞病理学诊断方面阐述了肿瘤的病理学诊断;最后重点介绍了肿瘤的治疗方案,包括外科治疗、内科治疗、放射治疗、生物治疗、姑息治疗和介入治疗,其中分子靶向治疗、肿瘤的抗体治疗、细胞免疫治疗和肿瘤基因治疗等是近年来发展较快的领域,为肿瘤患者带来了希望。本书内容丰富,资料新颖,条理清晰,章节安排合理有序,对各级临床医师的日常工作有很好的实用和参考价值。

编者在编写过程中,虽竭尽所能,但由于编写经验和学识水平所限,再加上编写时间仓促,书中存在不完美之处,望读者见谅。

《现代肿瘤综合治疗进展》编委会

2022 年 3 月

C目录
ontents

第一章

绪　论

第一节　肿瘤的一般形态学特征

一、肿瘤的大体形态

除白血病外,绝大多数实体瘤都以形成肿块为其特点。肿瘤的形状、大小和数目、颜色、结构和质地、包膜和蒂等形态特点多种多样,但也有规律可循,并在一定程度上可反映肿瘤的良、恶性。

(一)形状

实体瘤可呈圆球形、椭圆形、扁球形、长梭形、结节状、哑铃状、葫芦状、分叶状、息肉状、蕈伞状、乳头状、斑块状或溃疡状。膨胀性生长的肿瘤边缘整齐或有包膜。浸润性生长的肿瘤边缘不规则,伸入周围正常组织,呈犬牙交错状、蟹足状或放射状。

(二)大小和数目

肿瘤大小不一。原位癌、微小癌或隐匿癌的体积小,直径<1 cm。心脏间皮瘤可能是人类最小的肿瘤,仅数毫米。位于体表或重要脏器(如脑和脊髓)的肿瘤以及高度恶性肿瘤通常体积较小。良性或低度恶性肿瘤生长在非要害部位时体积巨大,如卵巢囊腺瘤、脂肪肉瘤,直径可>50 cm,重量>1 000 g。

肿瘤常为单个,有时可多发。常见的多发性肿瘤有家族性大肠腺瘤病、神经纤维瘤病、子宫平滑肌瘤、骨软骨瘤和骨髓瘤等。复发的肿瘤可在局部形成数个病灶,转移性肿瘤也可形成多个转移灶,但非多发。

(三)颜色

肿瘤的颜色常与其相应正常组织的颜色相似。多数肿瘤的颜色呈白色或灰白色,如纤维肉瘤、神经纤维肉瘤、乳腺癌等。脂肪瘤、神经鞘瘤呈黄色。血管瘤、内分泌肿瘤呈红色或红褐色。恶性黑色素瘤呈灰黑色或黑色。此外,软骨性肿瘤多呈浅蓝灰色,粒细胞肉瘤在新鲜标本上可呈淡绿色。

(四)结构和质地

实体瘤由实质和间质组成。肿瘤实质是肿瘤的主要成分,肿瘤间质则包括支持和营养实质细胞的结缔组织、血管和神经等。肿瘤的结构和质地取决于肿瘤实质和间质的成分和数量。

海绵状血管瘤、囊性畸胎瘤、囊腺瘤和囊腺癌的结构呈囊状。叶状囊肉瘤、管内乳头状瘤呈裂隙状。平滑肌瘤、纤维瘤病呈漩涡状。高度恶性的肉瘤如淋巴瘤或未分化肉瘤的切面均匀一致。

癌的质地一般硬而脆,但实质细胞多的癌(如乳腺髓样癌)则较软。各种腺瘤、脂肪瘤、血管瘤的质地较柔软。纤维瘤病、平滑肌瘤常较坚韧。钙化上皮瘤、骨瘤和软骨瘤质地坚硬。高度恶性的肉瘤则软而嫩,似鱼肉状。

(五)包膜

包膜一般是良性肿瘤(脂肪瘤、神经鞘瘤、各种腺瘤和囊腺瘤)的特征,但良性肿瘤未必都有包膜,如乳头状瘤、平滑肌瘤、血管瘤、内生性软骨瘤等。凡有包膜的肿瘤,如肿瘤侵犯并穿透包膜,往往意味着是恶性肿瘤,如甲状腺滤泡状肿瘤包膜完整时为滤泡状腺瘤,瘤细胞穿破包膜则为滤泡状癌。恶性肿瘤通常无包膜,或仅有不完整的包膜或假包膜。所谓假包膜是指大体上似有包膜,但镜下为增生的纤维组织,在这种"包膜"上或"包膜"外已有瘤细胞浸润。有些恶性肿瘤初起时可有包膜(如小肝癌),后期包膜被突破,瘤细胞浸润至包膜外。

(六)蒂

蒂发生于真皮、皮下、黏膜下或浆膜下等部位的肿瘤有时有细长或粗短的蒂。如软纤维瘤、乳头状瘤、胃肠道息肉状腺瘤、骨软骨瘤等。带蒂的肿瘤大多为良性,恶性肿瘤很少有蒂。食管癌肉瘤可有蒂,位于肝表面的肝癌偶也可有蒂。

二、肿瘤的组织形态

良性肿瘤的组织结构与其相应的组织近似,恶性肿瘤的组织结构则与其相应的组织偏离较远。无论良性还是恶性肿瘤,上皮性或间叶性肿瘤均由实质和间质两部分组成。

(一)实质

实质是肿瘤的主质,由肿瘤细胞组成。肿瘤细胞的排列方式与其分化程度及异型程度有密切关系。由上皮细胞组成的肿瘤可出现下列结构：腺管状、腺泡状、乳头状、栅状、小梁状、巢状、筛状、圆柱状和囊状等。由结缔组织、肌肉组织及神经组织等成分组成的肿瘤，可出现下列排列方式：漩涡状、编织状、轮辐状、栅状、裂隙状、菊形团、假菊形团、洋葱皮样、花冠状和波纹状等。由淋巴造血组织组成的肿瘤多呈弥漫性排列。上皮性肿瘤通常有一层基膜将瘤细胞与间质分开，但这层基膜常不完整，尤其在肿瘤浸润处。

（二）间质

肿瘤的间质由肿瘤细胞诱导产生，常介于瘤细胞和正常细胞之间，对肿瘤的生长起重要作用。肿瘤间质由结缔组织、血管和神经等构成。结缔组织含细胞、纤维及基质。肿瘤中的血管可为被侵犯组织的残留血管，也可为被肿瘤刺激诱发的新生血管。肿瘤中神经多为原有的，偶有再生的神经纤维。

肿瘤间质中结缔组织的固有细胞是纤维细胞和成纤维细胞，此外还有未分化细胞和巨噬细胞等。未分化的间充质细胞多分布在血管周围，具有多向分化的潜能，可分化为（肌）成纤维细胞、脂肪细胞、软骨细胞、骨细胞、组织细胞和肥大细胞等。结缔组织的纤维成分包括胶原纤维、弹力纤维和网状纤维。结缔组织的基质由黏多糖和蛋白质等组成。肿瘤间质中还可有炎症细胞浸润，包括淋巴细胞、浆细胞、中性粒细胞和嗜酸性粒细胞等。结缔组织在肉瘤和分化差的癌中较少，在分化较好的肿瘤中较多。某些恶性肿瘤如乳腺硬癌、胆管癌、结缔组织增生性恶性肿瘤中含有丰富的胶原纤维，硬癌中还有较多弹性纤维。网状纤维则多存在于间叶来源的肿瘤中，而在上皮性肿瘤中网状纤维仅围绕在细胞巢周围。

肿瘤间质中血管可多可少。良性肿瘤血管一般较少。原位癌中无血管进入肿瘤组织，某些类型癌如乳腺硬癌和肺瘢痕癌中血管也很少。内分泌肿瘤、肝细胞癌、腺泡状软组织肉瘤、副神经瘤中常有丰富的血管或血窦。

三、良性肿瘤与恶性肿瘤的区别

根据肿瘤对人体危害程度不同，可分为良性肿瘤和恶性肿瘤。良性与恶性肿瘤的区别主要依据肿瘤的分化。此外，复发和转移也是重要依据，但这些区别均具有相对性。有时良性肿瘤与恶性肿瘤之间的界限并非截然可分，故要判断肿瘤的良、恶性绝非易事，需要长期工作的经验积累才能胜任。

（一）良性肿瘤

良性肿瘤通常生长缓慢，呈膨胀性扩展，边界清楚，常有包膜。肿瘤分化好，色泽和质地接近相应的正常组织，组织和细胞形态变异较小，核分裂象不易见

3

到。肿瘤完整切除后几乎都能治愈,一般不复发,也不转移,预后良好。即使肿瘤未完全切除而复发时,也是以非破坏性方式生长。外科病理诊断实践中发现在极其罕见的情况下(＜1/50 000 病例),形态学良性的肿瘤发生远处转移,如皮肤良性纤维组织细胞瘤、涎腺多形性腺瘤,依据目前常规组织学检查完全无法预测其生物学行为。位于重要解剖部位(如心脏和颅脑)或者分泌过多激素(如去甲肾上腺素)的良性肿瘤,可产生严重后果,甚至危及生命。

(二)恶性肿瘤

恶性肿瘤通常生长迅速,呈浸润性扩展,破坏周围组织,无包膜或仅有假包膜。肿瘤分化差,组织和细胞形态与相应的正常组织相差甚远,显示异型性,排列紊乱或极性丧失,细胞核不规则,深染或空淡,核仁显著,核分裂象增多,且可出现病理性核分裂象。肿瘤浸润广泛,手术切除后常复发,容易转移,危及生命。

(三)交界性肿瘤

生物学行为介于良性和恶性肿瘤之间的肿瘤称为交界性肿瘤或中间性肿瘤,也有人将主观上难以区别良、恶性的肿瘤称为交界性肿瘤。属于交界性肿瘤的有交界性浆液性卵巢或黏液性囊腺瘤、膀胱尿路上皮乳头状瘤、甲状腺非典型滤泡状腺瘤、非典型纤维黄色瘤、非典型脂肪瘤、血管内皮瘤、侵袭性骨母细胞瘤等。

软组织肿瘤 WHO 分类工作小组将介于良性和恶性之间的交界性肿瘤分为局部侵袭性和罕有转移性两类。①局部侵袭性交界性肿瘤:常局部复发,伴有浸润性和局部破坏性生长方式,但无转移潜能。为了确保局部控制,需行广泛切除手术,切缘为正常组织。这类肿瘤如韧带样瘤型纤维瘤病、非典型脂肪瘤性肿瘤/分化良好脂肪肉瘤和卡波西样血管内皮瘤等。②罕有转移性交界性肿瘤:常局部复发,此外,还偶可发生远处转移,通常转移到淋巴结和肺。这种转移的概率＜2%,且依据组织形态学表现无可靠的预测标准。这类肿瘤如孤立性纤维瘤、婴儿性纤维肉瘤、丛状纤维组织细胞瘤和卡波西肉瘤等。

仔细的形态学观察和随访研究对肿瘤的生物学行为有了更深入的了解。某些交界性肿瘤的诊断标准也随之发生一些改变。例如,间质浸润一直被视为上皮性恶性肿瘤的形态特征,但 WHO 最新分类将卵巢肿瘤中那些乳头"脱落"或"飘浮"在间质中的非破坏性浸润的浆液性肿瘤和颈管型黏液性肿瘤归为交界性肿瘤,只有那些破坏性间质浸润的肿瘤才诊断为浆液性癌和黏液性癌。又如,局限于结直肠黏膜层内,形态学呈恶性特征的腺体(包括黏膜内浸润)现诊断为高级别上皮肉瘤变,而不诊断为黏膜内癌,只有恶性腺体突破黏膜肌层侵犯到黏膜下层才能明确诊断为结直肠癌。

第二节　肿瘤的定义、命名与分类

一、肿瘤的定义

Willis曾将肿瘤定义为:肿瘤是一个不正常的组织块,呈过度而不协调的生长,其诱发的刺激因素停止后,仍然继续过度的生长。给肿瘤一个简单的定义是比较困难的,现在趋向认为肿瘤是机体局部组织的细胞在各种内在和外界的致瘤因素长期作用下,逐渐发生的过度而不协调生长所形成的异常新生物;它是由正常细胞获得了新的生物学遗传特性转化而来,并伴有分化和调控的异常;当诱发的刺激因素消除后,仍继续与机体不相协调地过度生长。

二、肿瘤的命名

肿瘤的命名可分为普通命名法和特殊命名法两种。普通命名法是根据肿瘤的发生部位、组织来源及良恶性征象而命名。良性肿瘤的命名方式,一般由组织来源加瘤命名,如纤维瘤、脂肪瘤等。恶性肿瘤的命名方式,如果来自上皮组织称为癌,即此组织来源加癌,如鳞状细胞癌、腺癌等;如果来自间叶组织,即组织来源加肉瘤,如纤维肉瘤、平滑肌肉瘤等。特殊命名法无一定规律,有来自传统习惯或特殊情况的约定俗成。以人名命名,如Ewing瘤、Kaposi肉瘤;以细胞形态命名,如燕麦细胞癌、印戒细胞癌等;以分泌激素或功能命名,如胰岛素瘤、胃泌素瘤、APUD瘤等;含多种组织成分的肿瘤用复合性命名,如血管脂肪瘤、纤维腺瘤、骨软骨瘤等;以细胞嗜色特性命名,如嗜银细胞瘤、嗜铬细胞瘤等。

三、肿瘤的分类

目前仍以形态学为基础,综合肿瘤的组织来源和性质两方面来分类。

(一)上皮组织来源的肿瘤

上皮组织可来自外胚层(如皮肤)、中胚层(如泌尿、生殖系)及内胚层(如胃肠)。良性肿瘤有乳头状瘤、腺瘤等;恶性肿瘤有鳞状细胞癌、腺癌等。

(二)间叶组织来源的肿瘤

间叶组织包括纤维组织、脂肪组织、脉管组织、肌细胞、骨及软组织等。良性肿瘤有纤维瘤、脂肪瘤、软骨瘤、骨瘤等;恶性肿瘤称为肉瘤,如纤维肉瘤、脂肪肉瘤、横纹肌肉瘤等。

(三)淋巴造血组织来源的肿瘤

淋巴造血组织来源于中胚层,由它发生的肿瘤包括淋巴组织肿瘤、骨髓原始造血组织肿瘤等,多为恶性肿瘤,如非霍奇金淋巴瘤、多发性骨髓瘤等。

(四)神经组织来源的肿瘤

神经组织来源于神经外胚叶,包括神经纤维、神经鞘膜、神经节、神经母细胞及神经胶质细胞等,常见的肿瘤有神经胶质瘤、神经纤维瘤等。

(五)胚胎残余组织来源的肿瘤

胚胎残余组织可见于很多脏器及组织,如肺母细胞瘤、肝母细胞瘤、肾母细胞瘤、脊索瘤等。

(六)组织来源尚未完全肯定的肿瘤

如腺泡状软组织肉瘤、颗粒细胞肌母细胞瘤、上皮样肉瘤、透明细胞肉瘤等。

肿瘤是机体与环境致瘤因素以协同或序贯的方式,使一些组织的细胞在基因水平上失去对其生长的正常调控,呈现过度而不协调的克隆性增殖所形成的新生物。肿瘤的发生是一个长期的、多阶段的、多基因改变累积的过程,具有多基因控制和多因素调节的复杂性。因此,加强肿瘤生物学基础的研究,对进一步认识肿瘤的本质、发展以及推动肿瘤的防治均有重要的理论意义和实践价值。

第三节　恶性肿瘤的分级和分期

一、恶性肿瘤的病理分级

根据恶性肿瘤的病理形态对肿瘤进行分级,可表明肿瘤的恶性程度,为临床治疗和预后判断提供依据。病理分级依据肿瘤细胞分化程度、异型性、核分裂象、肿瘤的类型等来判断。由于肿瘤形态的复杂性,目前尚无统一的方法进行病理分级。

国际上普遍采用的是 3 级分级法,介绍发下。Ⅰ级:癌细胞排列仍显示皮肤各层细胞的相似形态,可见到基底细胞、棘细胞和角化细胞,并有细胞间桥和角化珠。Ⅱ级:细胞分化较差,各层细胞区别不明显,仍可见到角化不良细胞。

Ⅲ级:无棘细胞,无细胞间桥,无角化珠,少数细胞略具鳞状细胞的形态。

3级法既可用"Ⅰ""Ⅱ""Ⅲ"级表示,也可用"高分化""中分化"和"低分化"表示。各种腺癌也可根据其腺管结构和细胞形态分为3级。Ⅰ级的瘤细胞相似于正常腺上皮,异型性小,且有明显腺管形成;Ⅱ级的瘤细胞异型性中等,有少量腺管形成;Ⅲ级的瘤细胞异型性大,且无明显腺管形成,呈巢状或条索状生长。膀胱尿路上皮癌既可分为4级,也可分为3级。现不再使用分级法而改为浸润性和非浸润性尿路上皮癌,后者再分为尿路上皮原位癌,低级别和高级别非浸润性乳头状尿路上皮癌和低度恶性潜能非浸润性乳头状肿瘤。

神经胶质瘤(星形细胞瘤、少突胶质瘤、室管膜瘤)分为4级,Ⅰ级为良性,Ⅱ、Ⅲ、Ⅳ级分别为低度、中度和高度恶性。实性畸胎瘤也分为4级:0级:全部组织分化成熟。Ⅰ级:有小灶性的胚胎性或未成熟组织。Ⅱ级:中等量胚胎性或未成熟组织,可见到核分裂象。Ⅲ级:大量胚胎性或未成熟组织,核分裂象多。

美国国立癌症研究所根据软组织肉瘤的类型再将其恶性程度分为3级。Ⅰ级:分化好的脂肪肉瘤、黏液脂肪肉瘤、隆凸性皮肤纤维肉瘤。Ⅰ~Ⅱ级:平滑肌肉瘤、软骨肉瘤、恶性周围神经鞘膜瘤、血管外皮瘤。Ⅱ~Ⅲ级:圆形细胞脂肪肉瘤、恶性纤维组织细胞瘤、透明细胞肉瘤、血管肉瘤、上皮样肉瘤、恶性颗粒细胞瘤、纤维肉瘤。Ⅲ级:Ewing肉瘤、横纹肌肉瘤、骨肉瘤、腺泡状软组织肉瘤、滑膜肉瘤。上述软组织肉瘤中Ⅱ级无或仅有少量坏死(<15%),Ⅲ级有中度或显著坏死(>15%)。

由于不同肿瘤分级的标准不完全相同,不同的病理医师在分级时都会带有主观性,故有时重复性差。肿瘤具有异质性,即使同一类型肿瘤,甚至同一肿瘤不同的区域,其分化程度和核分裂数不同,在分级时可受取样误差的影响,由于预后与肿瘤分化最差的区域相关,所以在分级时,必须有足够的肿瘤组织,以保证存在分化最差的区域,做出正确分级。有时,组织学表现与生物学行为之间存在不一致性。例如,前列腺癌的Gleason分级系统根据低倍镜下的腺体结构而分为5级,这一分级系统更能反映肿瘤的生物学行为;乳腺浸润性导管癌依据核的异型程度、腺管形成多少和核分裂象3个指标分级对预后的判断更为可靠。

二、恶性肿瘤的病理分期

国际抗癌联盟(UICC)建立了一套国际上能普遍接受的分期标准,即 TNM系统。该系统的目的是:①帮助临床医师制订治疗计划。②在一定程度上提供预后指标。③协助评价治疗结果。④在肿瘤学家之间易于交流信息。

　　分期系统必须对所有不同部位的肿瘤都适用,且在手术后取得病理报告可予以补充。为此,针对每个部位均设立两种分期方法:即临床分期(治疗前临床分期),又称为 TNM(或 cTNM)分期;病理分期(手术后病理分期),又称为pTNM 分期。

　　pTNM 分期是在治疗前获得的证据再加上手术和病理学检查获得新的证据予以补充和更正而成的分期。pT 能更准确地确定原发性肿瘤的范围、浸润深度和局部播散情况;pN 能更准确地确定切除的淋巴结有无转移,以及淋巴结转移的数目和范围;pM 可在显微镜下确定有无远处转移。病理分期和临床分期对恶性肿瘤预后判断常比肿瘤的组织学分型和分级更有价值。

第二章

肿瘤的流行病学

第一节 肿瘤的流行病学研究方法

肿瘤流行病学是将流行病学的研究方法应用于探索肿瘤病因、制定和评价肿瘤预防对策与措施的一门流行病学分支学科。按照研究设计类型,肿瘤流行病学可分为描述流行病学、分析流行病学、实验流行病学及理论流行病学,每种类型又包括多种研究设计。描述流行病学主要是以整个社会或群体资料为基础进行的,如人群中肿瘤的分布等,起到揭示现象、提供线索的作用,即提出假设。分析流行病学包括病例-对照研究和队列研究,用于检验或验证假设。实验流行病学包括临床试验和干预试验,用于证实或确证假设。理论流行病学通过数学公式反映病因、宿主和环境之间关系以阐明流行病学规律。各种流行病学研究方法无绝对界限,是相互联系的。

一、恶性肿瘤的测量指标

描述恶性肿瘤在人群、地区、时间上的分布特征是肿瘤流行病学研究的起点。人群中某种恶性肿瘤发生和死亡频率的测量指标主要包括发病频率的指标、患病频率的指标、死亡频率的指标以及肿瘤相关的生命质量的评价指标。

(一)恶性肿瘤发病频率的指标

恶性肿瘤发病率指在一定时期内(一般为一年),一定人群中新发恶性肿瘤病例出现的频率。

$$发病率 = \frac{一定时期内某人群恶性肿瘤新发病例数}{同时期该人群人口数} \times 100\ 000/10\ 万$$

恶性肿瘤的发病率是用来衡量某时期一个地区人群中发生某种恶性肿瘤的

危险性大小的指标。其准确性取决于肿瘤登记报告制度及诊断的准确性,常用于描述恶性肿瘤的分布、探索病因及评价预防措施的效果等。

根据计算分母的不同,可计算累积发病率。累积发病率是当观察人群比较稳定时,整个观察期内新发患者数除以开始观察时的人口数,即该观察时期内的累积发病率,表示在一定时间内新发的病例数占该固定人群的比例,取值在0~1。

另外,发病率可按不同特征(如年龄、性别、职业、地区、种族等)分别计算,即发病专率。由于发病率受很多因素的影响,所以在对比不同来源的发病率资料时,应考虑年龄、性别等的人口构成,进行发病率的标准化,即选定某统一标准构成的人群,按照对比组各自的发生水平,计算得到理论的或预期的发生率后再作比较。通过比较不同特征人群恶性肿瘤的发病率,可进行病因学的探讨和防治措施的评价。

(二)恶性肿瘤患病频率的指标

恶性肿瘤患病率也称现患率或流行率。指某特定时间内一定人群中恶性肿瘤新旧病例所占比例,是用来衡量某一时点(或时期)人群中某种恶性肿瘤存在多少的指标。

患病率可按观察时间的不同分为时点患病率和期间患病率,时点患病率一般不超过一个月,期间患病率通常超过一个月。

$$时点患病率=\frac{某一时点一定人口中现患恶性肿瘤新旧病例数}{该时点人口数}\times100\,000/10\,万$$

$$期间患病率=\frac{某观察期间一定人口中现患恶性肿瘤新旧病例数}{同期平均人口数}\times100\,000/10\,万$$

患病率是横断面研究常用的指标,通常用来反映恶性肿瘤的流行情况及对人群健康的影响程度。患病率可为医疗设施的规划、卫生人力的需要量、医疗费用的投入等提供科学的依据。需要注意的是患病率的高低受发病率和病程两个因素的影响,患病率升高或降低的实际意义应具体分析,如肿瘤患病率的升高不一定意味着其发病率升高,因为可以因疗效的改进和患者的寿命延长而使患病率增加。

(三)恶性肿瘤死亡频率的指标

1.恶性肿瘤死亡率

恶性肿瘤死亡率表示在一定期间内,一定人群中死于恶性肿瘤的频率,是测量人群中恶性肿瘤死亡危险最常用的指标。

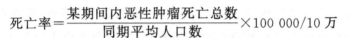

$$死亡率 = \frac{某期间内恶性肿瘤死亡总数}{同期平均人口数} \times 100\ 000/10\ 万$$

死亡率也可按不同特征(如年龄、性别、种族等)分别计算。对不同地区死亡率进行比较时,需将死亡率进行标准化后才可进行比较。对于病死率高的恶性肿瘤,死亡率与发病率十分接近,而且死亡率准确性高于发病率,因此常用作病因探讨的指标。

2.恶性肿瘤生存率

恶性肿瘤生存率又称存活率,是指接受某种治疗的恶性肿瘤患者,经过若干年(通常为1、3、5年)后,尚存活的患者数所占的比例。

$$生存率 = \frac{随访满\ n\ 年尚存活的病例数}{开始随访的病例数} \times 100\%$$

生存率反映了恶性肿瘤对生命的危害程度,也可用于评价某种治疗的远期疗效。5年生存率是临床评价肿瘤预后的重要指标。

二、肿瘤流行病学研究设计

根据是否对研究对象实施干预,流行病学研究方法分为观察性研究和实验性研究两大类。观察性研究是在不实施人为干预的情况下,即不改变研究对象目前的暴露和疾病状态,在人群中开展流行病学研究。根据是否设立对照及是否分析暴露与结局的关系,观察性流行病学研究又可分为描述流行病学和分析流行病学。实验性研究根据研究目的、研究对象和干预措施的不同又分为现场试验、社区干预试验和临床试验。

(一)描述流行病学

描述流行病学是描述恶性肿瘤在人群、时间和空间(地区)的频率分布,是开展肿瘤流行病学研究首先采用的方法。资料通常来自肿瘤监测资料或通过专门调查获得的数据资料。描述流行病学是流行病学研究工作的起点,也是其他流行病学研究方法的基础。

1.现况研究

现况研究又称现况调查,或横断面研究,是描述性研究的主要研究类型。通过系统地收集特定时间和特定范围人群中恶性肿瘤的发病、死亡及人口学资料,描述恶性肿瘤以及相关因素在人群中的分布,提供病因线索和病因学假说,作为深入开展病因研究的初步依据。现况研究在研究开始时一般不设对照组,而且时间越集中越好。现况研究仅为确立因果联系提供线索,不能据此作出因果推断。

现况研究的类型包括普查和抽样调查。普查即全面调查,是指在特定时期、特定范围内的全部人群均为研究对象的调查,如阶段性全人口死因调查及特定人群中妇女宫颈癌的普查等。抽样调查,是相对于普查的一种比较常用的现况研究方法,指通过抽样的方法,对特定时点、特定范围内人群的一个代表性样本进行调查,即通过对样本中研究对象的调查来推断其所在总体的情况。

2.生态学研究

生态学研究又称相关性研究,或对比研究。它是在群体的水平上研究某种恶性肿瘤与暴露因素之间的关系,即以群体为观察、分析单位,通过描述不同人群中某因素的暴露与恶性肿瘤频率,分析该暴露因素与肿瘤之间的关系。根据对人群中恶性肿瘤的频率与某因素的暴露情况的比较和分析,产生病因学假设,或对已知的某种病因学假设予以验证;同时,通过对人群中干预措施的实施情况及恶性肿瘤发病或死亡频率的比较和分析,可以对该干预措施的效果予以评价。

生态学研究的类型可分为生态比较研究和生态趋势研究。生态比较研究是比较不同人群或地区某种疾病与某因素的分布差异,探索该差异产生的原因,如描述胃癌在全国各地区的分布,比较胃癌高发地区与低发地区在环境因素(如饮食结构等)上的差异,提出某些环境因素可能是胃癌的危险因素。生态趋势研究是连续的观察人群中某暴露因素的变化与某恶性肿瘤的发病率或死亡率的变化情况,或者比较暴露因素变化前后恶性肿瘤的变化情况,通过比较它们的变化趋势来探索二者的联系,如注射乙肝疫苗方案的实施与人群中肝癌的发病率变化的相关关系研究。

(二)分析流行病学

分析流行病学是在描述流行病学提供初步病因假说的基础上,采用周密设计,检验或验证描述流行病学研究提出的病因假设。分析流行病学通常包括病例-对照研究和队列研究。

1.病例-对照研究

病例-对照研究是分析流行病学方法中最基本、最常用的研究类型之一。病例-对照研究是以确诊的患有某种疾病(如恶性肿瘤或癌前病变)的患者作为病例,以不患有该病但具有可比性的个体作为对照,通过调查、实验室检查等,比较病例组与对照组各种危险因素的暴露情况,推断出某些暴露因素是否是该疾病的危险因素。病例-对照研究是一种回顾性的、由结果探索病因的研究方法,因此也称为回顾性研究。由于病例来源不同,病例-对照研究又分为以人群为基础的和以医院为基础的病例-对照研究,前者的代表性优于后者。

(1)主要设计类型:包括病例与对照匹配及病例与对照不匹配两种。

1)匹配:即要求对照在某些因素或特征上与病例保持一致,目的是对两组进行比较时排除混杂因素的干扰。如以年龄作为匹配因素,在分析比较两组资料时,可避免由于两组年龄构成的差别对肿瘤和病因因素关系的影响。匹配分为频数匹配和个体匹配。①频数匹配:匹配因素在对照组中的分布与在病例组中的分布一致。频数匹配不一定要求病例和对照的绝对数相等,重要的是比例相同。频数匹配首先应当知道或估计出匹配变量每一层的病例数,然后从备选对照中选择对照。②个体匹配:以病例和对照个体为单位进行匹配称为个体匹配。1∶1匹配又称配对,1∶2、1∶3等匹配时直接称为匹配。

在病例-对照研究中匹配的目的是提高研究效率和控制混杂因素。一旦某种因素作了匹配,将不能再分析该因素与肿瘤的关系,也不能分析它与其他因素的交互作用。在匹配时要注意匹配指标范围宽泛会导致较大的残余混杂,难以达到研究目的。将不必要的因素列入匹配会造成匹配过头,从而增加工作难度,降低研究效率。

2)不匹配:在设计所规定的病例和对照人群中,分别抽取一定量的研究对象,一般对照数目应等于或多于病例人数。对照选择时没有特殊规定。

(2)病例-对照研究的衍生设计:衍生的病例-对照研究包括巢式病例-对照研究、病例队列研究、单纯病例研究等,其中巢式病例-对照研究是肿瘤流行病学研究中经常采用的一种研究方法。

巢式病例-对照研究:是将传统的病例-对照研究和队列研究进行组合后形成的一种研究方法,即对一个事先确定好的队列进行一段预定时间的随访观察,以队列中随访观察期内发生的研究疾病的全部病例作为病例组,再根据发病时间,在研究队列的非病例中进行危险集抽样,为病例选择对照,然后抽取已经收集到的病例组和对照组的相关信息和生物标本进行统计分析。

巢式病例-对照研究是在某特定队列中进行的,根据队列确定的时间可以分为前瞻性和回顾性的巢式病例-对照研究;根据对照选择方法的不同又可分为匹配和不匹配的巢式病例-对照研究。巢式病例-对照研究特点是兼顾了病例-对照研究和队列研究的优点。

(3)统计分析方法:传统的病例-对照研究由于不能计算发病率,所以也不能计算相对危险度。病例-对照研究中表示疾病与暴露之间关联强度的指标为比值比(odds ratio,OR)。OR的含义与相对危险度相同,表示暴露组发病或死亡的危险是非暴露组的多少倍。OR>1说明暴露与疾病之间为"正"关联,OR<1

说明暴露与疾病之间为"负"关联。当然,关联是否有统计学意义要经过统计学检验后下结论。

不匹配的病例-对照研究:资料整理及 OR 的计算方法见表 2-1。这是病例-对照研究资料分析的基本形式。

表 2-1　不匹配的病例-对照研究资料整理及统计方法

	病例	对照
暴露	a	b
非暴露	c	d

$$比值(OR) = \frac{ad}{bc}$$

1:1 匹配的病例-对照研究:资料整理及 OR 的计算方法见表 2-2。

表 2-2　1:1 匹配的病例-对照研究资料整理及统计方法

对照	病例	
	暴露	非暴露
暴露	a	b
非暴露	c	d

$$比值比(OR) = \frac{c}{b}(b \neq 0)$$

2.队列研究

队列研究也称前瞻性研究及随访研究,是分析流行病学研究中的重要方法之一。它通过收集研究特定人群中与肿瘤发病有关因素的资料,随访观察并比较危险因素暴露状况不同的人群的结局,如发病率及死亡率等,探讨危险因素与所观察结局的关系,从而验证病因假说。队列研究与病例-对照研究相比,其检验病因假设的效能优于病例-对照研究,因此,队列研究在肿瘤流行病学病因研究中应用广泛。

(1)队列研究的主要研究类型:队列研究是在一个特定人群中选择所需的研究对象,根据待研究的危险因素将研究对象分为暴露组和非暴露组,随访观察一段时间后,比较各组肿瘤发病率或死亡率。队列研究依据研究对象进入队列时间及终止观察的时间不同,分为前瞻性队列研究、历史性队列研究和双向性队列研究。

1)前瞻性队列研究:前瞻性队列研究是队列研究的基本形式。研究对象的分组是根据研究对象现时的暴露状况而定的,此时研究的暴露因素对肿瘤发生的影响结局还没有出现,需要前瞻观察一段时间才能得到。

前瞻性队列研究的优点是可以直接获取关于暴露与结局的第一手资料,避免了回顾性偏差和研究者的主观偏差,结果可信。其缺点是所需观察的人群样本大、观察时间长、花费大,因而影响其可行性。

2)历史性队列研究:研究对象的分组是根据研究开始时研究者已掌握的有关研究对象在过去某个时点的暴露状况的历史资料作出的,研究开始时研究的结局已经出现。

历史性队列研究尽管收集资料的方法是回顾性的,但其性质仍属前瞻性观察,因此,该方法是一种广受欢迎的快速的队列研究方法,具有省时、省力的特点。其缺点是因资料累积时未受研究者的控制,所以未必符合要求。

3)双向性队列研究:双向性队列研究也称混合型队列研究,即在历史性队列研究的基础上,继续前瞻性观察一段时间,它是将前瞻性队列研究与历史性队列研究结合起来的一种设计模式,因此可以弥补各自的不足。

(2)统计分析方法(表2-3):前瞻性队列研究的最大优点是可以直接计算出研究对象中恶性肿瘤的发病率,因此可以直接计算相对危险度(relative risk,RR)。RR表示暴露组发病或死亡的危险是非暴露组的多少倍。RR值越大,表明暴露与肿瘤的关联强度越大,关联是否有统计学意义要经过统计学检验后下结论。

表2-3 基于累积发病率的前瞻性队列研究资料整理及统计方法

	病例	对照	累积发病率
暴露	a	b	a/(a+b)
非暴露	C	d	c/(c+d)

$$相对危险度(RR) = \frac{a}{a+b} \div \frac{c}{c+d}$$

(三)实验流行病学

实验流行病学是指在人群中进行随机分组的试验,是流行病学研究的主要方法之一。由于在研究中施加了人为的干预因素,因此也常被称为干预性研究。

目前关于实验流行病学研究的类型,尚没有统一的分类标准。根据不同研究目的和研究对象,可把实验性研究分为临床试验、现场试验和社区试验。也可以根据干预单位分为临床试验和社区试验,前者是以个体为干预单位,后者是以群体为干预单位。肿瘤流行病学根据研究的特点,通常将实验性研究分为临床试验及现场和社区干预试验,前者是指以患者为研究对象的试验,后者是指对一般人群开展的试验。

1.临床试验

临床试验是以患者为研究对象的实验研究。临床试验是肿瘤流行病学研究中常用的方法,常用于评价抗肿瘤治疗方案,为肿瘤治疗和预防提供科学依据。

(1)临床试验遵循的原则:临床试验必须是前瞻性的,并在严格的质量控制条件下进行。临床试验设计应遵循以下原则。①随机化:在分配研究对象时应遵循随机化原则,使两个试验组间对影响治疗效果和测量结果的背景资料尽可能相似。②设立对照:临床试验中常采用标准疗法做对照,即以常规或现行的最好疗法做对照。③盲法:采用盲法以避免研究者和研究对象的主观因素对研究效果的影响。④多中心研究:是指有多名研究者按同一试验方案在不同地点和单位采用相同的方法同步进行的临床试验。多中心临床试验可避免单一研究机构可能存在的局限性。⑤符合伦理道德:是临床试验的基本前提。

(2)临床试验设计类型:根据设计方案,可把临床试验分为随机对照临床试验、非随机对照临床试验和非对照试验三大类。

1)随机对照临床试验(randomized clinical trial,RCT):是指随机分组的临床试验。又可以根据不同的设计方案将 RCT 分为平行设计、交叉设计、析因设计和序贯设计等。①平行设计:研究对象被随机分配到两组(或多组),分别接受不同的处理,两组(或多组)同时开始进行研究,同时分析和比较研究结果。平行设计的双盲随机对照临床试验被认为是临床试验的金标准。②交叉设计:对两组研究对象使用不同的处理措施,然后互相交换处理措施,从而将结果进行对比分析的设计方法。这种设计的优点是所需样本量小,但缺点是试验周期可能较长,而且第一阶段的干预效应可能对第二阶段有影响,即产生遗留效应或交互效应。③析因设计:是指将处理因素交叉形成不同的处理组合,并同时对它们进行评价,可以评价不同处理的单独作用和联合应用的交互效应。其优点是可以分析联合作用,不足是设计和分析较复杂。④序贯设计:是指在试验前不规定样本量,患者按进入的先后用随机化方法分配入实验组和对照组,并随时对结果进行分析,一旦可以判定结果时,即可停止试验。其优点是符合临床患者陆续就医的实际,节省研究样本数。缺点是不适用于慢性病、病程长的随访研究。

2)非随机对照试验:指研究对象不是随机分组的临床试验。由于在实际操作过程中的困难和医学伦理上的问题,无法实施随机对照临床试验,因此,只能采用非随机对照试验。

3)非对照试验:是指不设立对照组,观察比较研究对象应用干预措施前后的变化,也称为自身前后对照的临床试验。由于缺少真正意义上的对照组,试验结果的真实性可能会受到影响。

（3）临床试验的 4 个阶段。

Ⅰ期临床试验：目的是确定一个合适的剂量供Ⅱ期临床试验使用。Ⅰ期临床试验是起始的小规模试验，主要是观察药物的安全性，确定用于临床的安全有效剂量，因此主要进行的是临床药代动力学研究，包括患者对药物的最大耐受剂量（MTD）、剂量限制性毒性（DLT）等。研究对象一般为10～30人。

由于Ⅰ期临床试验的研究重点不是抗肿瘤作用，一般选择对常规治疗不再有效、经确诊的晚期癌症患者，但需要一般状况良好，肝、肾、心脏等脏器有正常的功能，以便客观评价药物的毒副作用。

Ⅱ期临床试验：目的是找出对该药有效的肿瘤类型，并初步评价药物的疗效，注意观察疗效与剂量及给药方案的关系，进一步评价药物的安全性。研究对象一般100～300人。Ⅱ期临床试验应该首先在最可能产生疗效的患者中试用，而这些患者通常无其他有效的治疗方案可采用。

Ⅲ期临床试验：一般也称为RCT。其目的是在较大的范围内进一步评价新药的疗效、适应证、不良反应、药物相互作用等，为药政部门批准新药从试生产转为正式生产提供科学依据。研究对象一般为1 000～3 000人。Ⅲ期临床试验应采用多中心，入选的患者标准也应具有普遍性，以便推广应用。

Ⅳ期临床试验：是新药上市后开展的进一步研究，通常是开放试验或者队列研究，其目的是监测不同人群的用药效果、药物的新的适应证、药物的相互作用疗效以及远期的或罕见的不良反应等。

2.干预试验

干预试验主要包括现场和社区的干预试验，两者均以自然人群作为研究对象，研究样本大，观察时间长。与临床试验相似，干预试验也是前瞻性研究，也需遵循随机、对照及双盲的原则。

（1）人群的选择：干预试验的研究人群应该在试验前确定，要首先确定符合要求的入组和排除标准，才能确定研究人群。研究人群应具有代表性，并能满足研究所需要的样本量，即在一定时期内能产生足够数量的结果使试验组和对照组之间具有统计学差异。

（2）干预终点的选择：针对肿瘤进行的干预研究一般均以某种肿瘤的发病率和死亡率作为研究终点，但也可选择替代性研究终点（中间结局变量），如癌前病变的转变等。选择替代性研究终点可以使观察期限缩短，并可以减少所需的样本量。

（3）随机化和双盲法：通过随机化分组，使每个研究对象都有同等的机会被分配到各组，以平衡实验组和对照组的混杂因素，提高两组的可比性。另外，为避免研究对象和研究者主观因素的影响，干预试验一般采用双盲法，即研究者和研究对象均不了解试验分组。

（4）研究对象的随访和质量控制：研究对象是否有较好的依从性，对干预试验具有重要影响，良好的依从性是保证获得真实效应的重要条件之一。同时，严格的质量控制也是成功的关键，质量控制主要包括干预药物、受试人群及实验室检测等方面。

三、肿瘤流行病学研究中的偏倚

任何流行病学研究总是期望对暴露和结局之间的关系作出客观、可靠以及真实的评价。但是在实际研究过程中，研究结果会受到各种误差的影响而偏离真实情况。统计学上，误差是指实测值与真实值之差。根据误差产生原因分为随机误差和系统误差，后者也称为偏倚。统计学处理的是随机误差，而流行病学则更关心偏倚。

（一）偏倚的概念

偏倚是指研究设计、实施、分析和推断过程中存在的各种对暴露因素与结局关系之间的错误估计，系统地歪曲了暴露因素与结局之间的真实联系，所得结果系统的偏离了真实值，从而得出错误的结果和结论。

在流行病学研究中，偏倚是影响研究结果真实性的重要因素，因此在研究中必须充分认识偏倚的来源及其产生的原因，最大限度的控制偏倚的发生，以保证研究的真实性。

（二）偏倚的分类及其控制

偏倚的种类很多，一般按照其性质和产生的阶段分为三大类，即选择偏倚、信息偏倚和混杂偏倚。

1.选择偏倚

选择偏倚是指研究纳入的研究对象与未纳入者的特征上的差异所造成的系统误差。选择偏倚在各类流行病学研究设计中均可发生，以在病例-对照研究和现况研究中最为常见，如入院率偏倚、现患-新发病例偏倚、检出症候偏倚、无应答偏倚等。

了解选择偏倚有两个目的：一是在研究设计时就要充分考虑到研究中可能出现哪些偏倚，如何加以控制；二是在分析与下结论时要慎重。选择偏倚一旦发生，很难消除或校正其对结果的影响，因此，为控制选择偏倚的发生，应采用科学的研究设计、严格要求研究对象的入选与排除标准、提高研究对象的应答率、采用多种对照等方法。

2.信息偏倚

信息偏倚又称观察偏倚,是指在研究实施过程中,从研究对象获取研究信息时所产生的系统误差。信息偏倚在各类流行病学研究中均可发生,可来自于研究对象、研究者、研究使用的测量工具等,如回忆偏倚、报告偏倚、测量偏倚、错分偏倚等。

在流行病学研究过程中,为控制信息偏倚应使用统一的标准收集资料、盲法收集资料、使用客观的研究指标、适当采用一些调查技巧等。

3.混杂偏倚

混杂偏倚是指在流行病学研究中,由于一个或多个潜在的混杂因素的影响,掩盖或夸大了研究因素与结局之间的联系,从而使两者之间的真实联系被扭曲的系统误差。混杂偏倚在各类流行病学研究中均可发生,以在分析性流行病学中常见。

在流行病学研究中,混杂偏倚的发生是由于存在一个或多个混杂因素,即是与研究因素和结局事件均有关,而且在各比较组人群中分布不均,可以扭曲研究因素与结局事件真实联系的因素。在研究中,应首先识别某因素是不是混杂因素,然后是如何控制混杂因素的作用。

混杂因素必须具备 3 个基本特征:①与所研究结局有关,是该结局的一个危险因素之一;②与所研究因素有关,两者存在统计学上的联系;③不是研究因素与结局因果链上的中间环节。如果一个因素满足上述 3 个特征,就可判定为混杂因素。但是存在混杂因素不一定产生混杂偏倚,只有当混杂因素在各比较组人群中分布不均时,才可导致混杂偏倚的发生。如关于吸烟与肺癌的病例-对照研究中,年龄具备上述混杂因素的 3 个基本特征,如果年龄在病例组和对照组分布不均衡,即可产生混杂偏倚,导致对吸烟与肺癌关系的错误估计。

混杂偏倚可通过以下措施予以控制:在研究的设计阶段,可以限制研究对象的选择标准、匹配某些潜在的混杂因素、对研究对象的选择通过随机抽样并进行随机分组;在统计分析阶段,可通过一定的统计学处理,如标准化分析、分层分析、多因素分析等。

第二节 肿瘤的分子流行病学

肿瘤分子流行病学属肿瘤流行病学的一个分支,其产生和发展得益于分子生物学理论和方法的迅速发展和不同学科间的相互渗透。肿瘤分子流行病学把群体研究与微观研究有机地结合起来,为肿瘤流行病学研究开辟了一个崭新的领域,另一方面,肿瘤分子流行病学的发展也给肿瘤流行病学研究带来了生机。

一、概述

肿瘤分子流行病学是采用流行病学研究方法,结合肿瘤分子生物学的理论和技术,在有代表性人群中用定性或定量方法研究致癌物在体内暴露引起的生物学作用及癌变发生机制。

随着分子生物学技术的发展和进步,肿瘤分子流行病学研究的内容和方法也得到了迅速发展,肿瘤分子流行病学主要研究内容包括:测量环境及内源性致癌物在体内暴露的剂量;了解致癌物在体内代谢过程的个体差异;确定致癌物与靶器官作用的生物有效剂量及对 DNA 造成的损伤;评价个体对肿瘤的易感性;在分子水平上评价干预效果等。

在肿瘤发生、发展的多阶段演变过程中,贯穿着一系列分子事件的发生,包括癌基因激活、抑癌基因失活等。此外,个体的遗传易感性在肿瘤的发生、发展中也起重要作用。近年来,随着流行病学研究的不断深入和分子生物学技术的发展,对一些肿瘤的发病机制更加明确,例如宫颈癌病因研究取得了重大突破,目前已确证宫颈癌与人乳头瘤病毒(HPV)感染密切相关,HPV 感染是造成宫颈癌的必要条件。除宫颈癌外,其他肿瘤的发生机制并不完全清楚,致癌的环境因素如何启动癌变过程,如何引起癌基因或抑癌基因的改变,个体的遗传因素在致癌物的代谢、激活、与大分子结合、对 DNA 损伤修复能力等方面的作用尚不十分明确,需要用肿瘤分子流行病学方法去探索、研究。

二、致癌物暴露的检测

人类对致癌物的暴露状况可通过各种方式进行检测。分析流行病学可通过调查癌症患者和对照有关因素的暴露史或直接测定外环境中某些可疑致癌物获得信息。如在研究肝癌的致病因素时,除乙肝病毒感染外,黄曲霉毒素也是人们高度怀疑的致病因素,通过在高发区对肝癌患者食用发霉食品进行调查,间接测定对黄曲霉毒素的可能暴露剂量。另外,在肿瘤分子流行病学研究中越来越多地采用已成熟的技术直接测定人体内致癌物——DNA 加合物及致癌物代谢产物,即通过对体液如尿液、血清,以及组织细胞中 DNA 加合物及致癌物代谢产物的直接定量测定,来评价致癌物在体内暴露的水平,如在研究肝癌危险因素时可应用免疫亲和纯化和高效液相色谱测定尿液中黄曲霉毒素 B_1 的鸟嘌呤加合物,从而获得暴露信息。

由于致癌物在体内暴露的剂量低,因此要采用敏感性高、特异性强,且可重复性的检测方法。比较常用的检测方法包括免疫法、荧光法、^{32}P-后标记法等。荧光法中的色谱/质谱法灵敏度可达 $0.1\sim1.0$ 个加合物/10^8 核苷酸,但每次分析需要 DNA 的量高;而 ^{32}P-后标记法灵敏度可达 1 个加合物/$10^{8\sim10}$ 核苷酸,每次分析所需的 DNA 量仅为 $5\sim10~\mu g$,因此被广泛应用。

(一)^{32}P-后标记法

^{32}P-后标记法是 1981 年由 Randerath 和 Gupta 等首先建立的一种 DNA 加合物检测分析方法,目前已成为灵敏度最高、应用最为广泛的 DNA 加合物检测方法。该方法的基本步骤包括:将完整的 DNA 降解为脱氧 $3'$-单核苷酸;在 T4 多聚核苷酸激酶的作用下,将 ^{32}P 标记到单核苷酸的 $5'$ 端,使之形成 $3',5'$-二磷酸核苷;经过多向薄层层析(TLC)分离出 ^{32}P 标记的加合物;通过放射活性测定加合物的含量。^{32}P-后标记分析测试 DNA 加合物可以对所测试的加合物进行定量,并且重现性好,但缺点是不安全,且有污染性。

^{32}P-后标记法可以检测亚硝基化合物、多环芳烃、烷化剂等与 DNA 形成的加合物。

(二)色谱法

高效液相色谱(HPLC)是目前许多实验室普遍拥有的设备,操作简单,分离效果好,其附带的紫外检测器和荧光检测器能够有效检测出具有紫外特定波长吸收特征和荧光特性的物质。如应用高效液相色谱法可以检测苯并(a)芘与 DNA 形成的加合物,此外,应用液相色谱-电化学法可以检测丙烯醛与 DNA 形成的加合物 8-羟基脱氧鸟苷(8-OHdG)。

(三)免疫法

免疫法测定 DNA 加合物是基于抗原-抗体特异性反应形成免疫复合体的原理,其灵敏度一般为1 个加合物/$10^{7\sim8}$核苷酸。1977 年 Poirier 等人率先报道用竞争性放射免疫法(RIA)测定 DNA 加合物,这种方法利用同位素标记物质与核苷酸结合后,与无同位素标记的核苷酸竞争结合特异性加合物受体,根据所生成免疫复合物的放射性强度对 DNA 加合物进行定量。此后,逐渐发展了酶联免疫吸附法(ELISA)、放射免疫吸附法(RIST)等。如采用 ELISA 方法可检测8-甲氧基补骨脂素(8-MOP)与 DNA 形成的加合物。

总之,DNA 加合物的形成被认为是致肿瘤过程的一个重要阶段。近年来,对 DNA 加合物的检测已成为肿瘤流行病学研究的热点,具有重要意义。

三、分子标志物的筛选

肿瘤分子流行病学研究中很重要的一部分内容是分子标志物的筛选。在环境致癌物的暴露到肿瘤的发生、发展过程中,可以从以下几个方面考虑筛选分子标志物:如环境致癌物在体内暴露的指示物、致癌物代谢的中间产物、致癌物与体内大分子形成的加合物、致癌物造成的 DNA 损伤、遗传易感性因素等。根据研究目的和研究类型不同,筛选不同的标志物。

虽然研究者不断探索和尝试用分子标志物去评价人类对致癌物的暴露及其生物作用,但由于人类对肿瘤的病因及发病机制尚不完全明确,研究范围有限,同时受到样本量、检测方法、混杂因素等限制,分子标志物的研究尚有待深入。

分子标志物的研究需注意以下两个方面:①实验研究方法需完善,寻找更加敏感、特异且重复性好的检测方法。②应考虑个体在代谢致癌物能力上的差异,因此,需发展新的手段,在评价体内暴露剂量高低的同时区别个体危险性的大小。

在研究分子标志物时通常采用的方法包括:横断面研究、病例-对照研究、前瞻性研究和干预研究。横断面研究用来了解分子标志物的检出率,建立外环境暴露与体内暴露的联系和剂量反应关系。病例-对照研究用来评价分子标志物与肿瘤发生发展的关系。在进行病例-对照研究时,病例和对照的选择应具有代表性。前瞻性研究是通过对一特定人群的生物标记进行追踪,以了解过去暴露、新的暴露以及影响生物标记的因素。干预研究是肿瘤预防的重要手段,生物标志物的检测为客观评价干预试验的效果提供了重要手段。

四、肿瘤遗传易感性研究

肿瘤的发生是多因素参与的多阶段过程,是环境因素与遗传因素共同作用的结果。宿主的遗传差异是造成个体对肿瘤易感性不同的主要因素。如何区别和明确不同个体的遗传差异,确定高危个体,有针对性地进行个体化治疗,仍然是肿瘤研究领域面临的重要科学问题。

事实上遗传性肿瘤只占极少部分,大多数常见肿瘤是散发性的而不是家族性的,散发性肿瘤的遗传易感性因素尚没有被完全阐明。近年来,国内外学者对肿瘤易感基因进行了大量研究,发现一些易感基因多态与常见的一些散发性肿瘤的发病风险密切相关。

基因多态性在本质上是染色体 DNA 中核苷酸排列顺序的差异性,在人群中出现的频率不低于 1%。其中单核苷酸多态性(single nucleotide polymorphisms, SNPs)是最主要的多态形式,是决定个体之间遗传差异的重要物质基础,占所有已知多态性的 90% 以上。SNP 在人类基因组中广泛存在,平均每 500~1 000 个碱基对中就有 1 个,估计其总数可达 300 万个甚至更多。大量存在的 SNP 位点可以用于高危个体的发现及疾病相关基因的鉴定等。

目前研究较多的肿瘤易感基因包括代谢酶基因,免疫反应相关基因,DNA损伤修复基因,细胞生长、增殖相关的癌基因、抑癌基因等。

(一)代谢酶基因多态

环境致癌物大多数是前致癌物,没有直接的致癌作用,前致癌物需经过体内代谢活化形成终致癌物。使前致癌物激活的酶为 I 相酶,如细胞色素 P450(CYP)酶系统。使致癌物降解失去致癌活性的酶被称为 II 相酶,如谷胱甘肽转移酶(GST)。代谢酶基因多态可以影响酶的活性,因此,研究代谢酶基因多态性对于评价个体对环境致癌因素危险性具有重要意义。

(二)免疫反应相关基因

许多肿瘤的发生与生物致病因素有关,如胃癌的发生与幽门螺杆菌感染密切相关。免疫反应相关基因多态可能影响个体对生物致病因素引起的炎症反应的强度以及对肿瘤的易感性,目前研究较多的有白细胞介素-1(IL-1)、IL-8、IL-10 和肿瘤坏死因子-α(TNF-α)等基因多态与肿瘤的遗传易感性。

(三)DNA 损伤修复基因

人类细胞具有一系列 DNA 修复系统,以保护基因组的稳定和完整性,在极其复杂的 DNA 损伤修复体系中,已发现某些基因存在多态性,目前研究比较多的有 5,10-亚甲基四氢叶酸还原酶(MTHFR),碱基切除修复系统重要基因 $XRCC1$、XPD,^{6}O-甲基鸟嘌呤-DNA 甲基转移酶(MGMT),8-羟基鸟嘌呤-DNA糖基化酶(OGG)等,这些基因多态将造成个体对 DNA 损伤修复能力形成差异。

(四)癌基因、抑癌基因

肿瘤发生过程中涉及众多癌基因的激活和抑癌基因的失活,肿瘤相关基因的多态性如果影响到基因表达调控或其产物的功能,就必然会影响到个体对肿瘤的易感性。p53 抑癌基因在细胞周期调控和凋亡中都有重要作用,是与肿瘤发生相关性最高的抑癌基因之一。研究发现，p53 基因第 72 位密码子基因多态与许多肿瘤的易感性有关，另外研究较多的还有 p21、L-myc 基因多态与肿瘤的发病风险。

上述根据基因功能选择基因的单个或者几个 SNPs 进行关联研究的策略是候选基因策略，这种策略具有一定的局限性，因为肿瘤是多基因参与的复杂性疾病，候选基因策略无法观察到因实际上存在的多因素间相互作用的结果。近年来，随着高通量技术的迅速发展，全基因组关联研究(genome-wide association study，GWAS)应运而生。GWAS 是基于连锁不平衡原理同时选择全基因组范围内数百万个 SNPs，应用高通量基因分型平台进行检测，以寻找与疾病或性状关联的基因及遗传变异。GWAS 一般所采用的研究样本量非常大，并要进行多个独立验证，因此既能比较全面地观察全基因组遗传变异，又能有效避免候选基因策略的局限性。例如采用 Affymetrix 芯片，在全基因组水平上同时检测几百万个 SNPs 并加以分析，通过 SNPs 与性状的关联来寻找易感基因，因此，GWAS 是研究肿瘤相关基因的一项创新性研究方法，它不事先根据生物功能提出假设，是无偏倚的全面筛查。目前各国科学家运用 GWAS 在人类肿瘤研究中取得了一系列重要研究成果，例如中国科学家运用 GWAS 对多种肿瘤如肝癌、胃癌、肺癌、食管癌、胰腺癌、前列腺癌等进行研究，发现了多个肿瘤易感基因，为肿瘤病因的研究提供了新的思路和方法。

第三节　肿瘤的预防

一、肿瘤的一级预防

肿瘤的一级预防即病因学预防。主要措施为改善人群的生活方式，减少环境中致癌物的暴露，从而减少发生肿瘤的危险。

(一)控制吸烟

据统计，在引起癌症的各种危险因素中，吸烟占 30%～32%。吸烟者比不吸烟者患癌的死亡率高3～4倍。吸烟与肺癌的关系人尽皆知。吸烟还可增加患唇癌、口腔癌、鼻咽癌、喉癌和食管癌的危险。吸烟与胰腺癌、膀胱癌、肾癌的发生也有关。控制吸烟的策略主要有鼓励不吸烟和营造不吸烟的环境。

(二)健康饮食

人们每天通过摄取食物来获取营养,但不健康的饮食习惯,对健康产生不良影响,甚至导致恶性肿瘤的发生。据统计,30%~35%恶性肿瘤的发生与饮食有关。因此要教育人们注意饮食的危险因素,纠正不良的饮食习惯,建立合理的饮食结构。注意食物多样化,维持适宜的体重。

(三)避免或减少职业和环境致癌物的暴露

环境致癌物可引发恶性肿瘤已得到证实。预防策略是对化学品进行安全性评价;建立职业保护相关法律;设立国家安全允许浓度标准;加强技术改造,寻找安全的化学品代替致癌物;加强个人防护。

(四)避免日光过度照射

受日光紫外线的过度照射,可引起皮肤癌,因此在强烈的日光下应予以遮挡。

(五)生殖健康的教育

宫颈癌的发生与多种因素有关,包括早婚、早育、多产、性生活混乱。如人类乳头状瘤病毒、疱疹病毒是宫颈癌的危险因素之一。因此,要从学校开始对年轻人进行性与生殖行为教育,强调安全性行为的重要性和安全套的价值。

(六)减少药物患癌的危险

现已证实,有些药物虽然可以治疗某种疾病,但可引发其他疾病甚至导致癌症的发生。因此,应尽量避免使用不必要的药物,如必须使用,应在医师指导下使用。

(七)接种乙型肝炎病毒疫苗

乙型肝炎病毒感染是肝癌发生的危险因素。必需强化乙型肝炎疫苗的接种工作。

二、肿瘤的二级预防

肿瘤的二级预防又称发病学预防。主要措施包括早期信号和症状的识别、肿瘤普查、治疗癌前病变等。

(一)早期信号和症状的识别

恶性肿瘤如能早期发现和诊断,多数患者可治愈。因此,应做好健康宣教,让人们了解恶性肿瘤的早期征象,学会自我发现。恶性肿瘤常见的 10 个早期征象:①身体任何部位的肿块,尤其是逐渐增大的;②身体任何部位的溃疡,尤其是久治不愈的;③进食时胸骨后不适感,或进行性加重的吞咽梗阻;④持续性咳嗽,痰中带血;⑤耳鸣、听力减退、鼻出血、鼻咽分泌物带血;⑥中年以上的妇女不规则阴道出血或流液;⑦大便习惯改变,或有便血;⑧长期消化不良,进行性食欲减退,消瘦,又未找出明确原因者;⑨黑痣突然增大、出血、脱毛、痒、破溃等现象;⑩无痛性血尿。

(二)对无症状人群的普查和高危人群的筛查

肿瘤普查是指在无症状的人群中发现肿瘤。目前主张在较小范围、高危险人群或高发区对某种或几种肿瘤进行筛查,例如在育龄妇女中普查宫颈癌并治疗宫颈糜烂,降低宫颈癌发病率;肝癌高发区甲胎蛋白免疫测定(AFP)进行筛查,辅以 B 超检查,以早期发现肝癌。

(三)治疗癌前病变

癌前病变是恶性肿瘤发生的一个阶段,易演变为癌。虽然并非所有癌前病变都会发展为癌,但及时发现和治疗癌前病变,对癌症的预防有重要意义。常见癌前病变有黏膜白斑、宫颈糜烂、纤维囊性乳腺病、结肠息肉、直肠息肉、萎缩性胃炎及胃溃疡、皮肤慢性溃疡、老年日光性角化病、乙型病毒性肝炎、肝硬化。

(四)加强对易感人群的监测

对遗传因素或家族性肿瘤,除积极采取一级预防措施外,尚需加强对其家族的调查了解,掌握其发病倾向。

(五)肿瘤自检

对身体暴露部位如皮肤、乳腺、睾丸、外阴等,可通过自我检查,早期发现肿瘤或癌前病变。

三、肿瘤的三级预防

肿瘤的三级预防即合理治疗与康复,以提高疗效,延长生存期,提高生活质量。

(一)积极治疗已发生的癌症

对已确诊的患者,即使较晚也应采取及时合理的治疗。当前,肿瘤的治疗手段有手术治疗、放射治疗(简称放疗)、化学治疗(简称化疗)、免疫治疗和中医中药治疗等,应根据患者的具体情况进行综合治疗。

(二)肿瘤康复

康复的主要目的是提高肿瘤患者的生活质量。传统上认为康复是治疗后的一个阶段,但是从预防的角度,康复应贯穿于治疗的全过程,即从患者确诊开始,由医师、护士、心理治疗师、营养师、物理治疗师、社会服务等专业人员共同研究制订康复计划,包括预防、重建、支持和姑息,尽可能减少疾病及治疗对患者造成的影响,重建或代偿已失去的活动能力和功能,使其达到生活自理,重返社会的目的。对已失去治愈机会的患者要减轻疼痛,控制症状,提高生活质量。对终末期的患者要实施临终关怀,为患者提供一个安静舒适的环境,精心护理,使其无痛苦地度过生命的最后时刻,也是肿瘤康复的一个组成部分。

第三章

肿瘤的病理学诊断

第一节 概　　述

　　肿瘤的诊断是一个多学科的综合分析过程。临床医师通过病史、体格检查和各种诊断技术,对全部资料进行综合分析,才能确定诊断。近年来,随着肿瘤诊断技术不断改进和新技术不断涌现,肿瘤诊断准确性已大幅提高。然而要确定是否为肿瘤、鉴别肿瘤的良恶性、判定恶性程度以及明确肿瘤的组织学分型,目前仍然要依赖病理学诊断。病理学诊断被公认为是最终诊断,是"金标准"。肿瘤病理学是外科病理学的一个重要分支,通常分为细胞病理学和组织病理学。为了规范肿瘤病理学诊断标准,便于国际交流,促进临床、病理和流行病资料比较,世界卫生组织(WHO)的《WHO 肿瘤组织学分类》丛书,以常规组织病理学为基础,结合免疫组织化学、细胞生物学和分子遗传学以及临床特点对肿瘤进行分类和组织学分型。

一、肿瘤的诊断依据

　　肿瘤的诊断为临床治疗服务,诊断依据是治疗的前提,而且还反映了肿瘤资料的可靠程度。伴随医疗技术的革新,肿瘤的诊断依据也在不断变化,日趋精确、可靠。目前把肿瘤的诊断依据分为以下 5 级。

(一)临床诊断

　　临床诊断仅根据临床病史和体格检查所获得的临床症状和体征等资料,结合肿瘤基础知识和临床实践经验,在排除其他非肿瘤性疾病后所作出的诊断。临床诊断依据通常只能用于回顾性死因调查,一般不能作为治疗依据。

（二）专一性检查诊断

专一性检查诊断是指在临床符合肿瘤的基础上，结合具有一定特异性检查的各种阳性结果而作出的诊断。包括实验室和生化检查、影像学（放射线、超声、放射性核素等）检查等。例如，肝癌的甲胎蛋白（AFP）、大肠癌的癌胚抗原（CEA）检测；肺癌的胸部 X 线片上见到肿块影；消化道肿瘤的 X 线钡餐造影或钡剂灌肠；骨肿瘤的计算机断层扫描术（CT）和磁共振成像（MRI）检查可大致确定肿瘤的性质和范围；恶性淋巴瘤的正电子发射计算机断层显像（PET-CT）检查可确定肿瘤累及部位和范围；腹部脏器肿瘤的超声检查；甲状腺结节的放射性核素显像检查等。

（三）手术诊断

外科手术或各种内镜检查时，通过肉眼观察病变的特性而作出的诊断，但未经病理学取材证实。

（四）细胞病理学诊断

细胞病理学是依据脱落细胞学或穿刺细胞学以及外周血涂片检查而作出肿瘤或白血病的诊断。

（五）组织病理学诊断

经空芯针穿刺、钳取、切取或切除肿瘤后，制成病理切片进行组织学检查而作出的诊断称为组织病理学诊断。

上述 5 级诊断依据的可靠性依次递增，故组织病理学诊断为最理想的诊断依据。在手术和内镜检查时，如疑为肿瘤，均应取活组织检查，特殊情况下至少应做细胞学涂片检查。恶性肿瘤治疗前，除极少数情况下，均应取得明确的组织病理学诊断，否则无论临床上如何怀疑患者患有恶性肿瘤，都不能完全确立诊断和实施毁损性治疗。某些肿瘤如肺癌可以通过痰涂片查找癌细胞而确诊，白血病可以通过骨髓穿刺活检和外周血涂片检查作出诊断和分型。对于院外已确诊的肿瘤患者，尚需复查全部病理切片和（或）涂片，以保证肿瘤病史资料的完整性和可靠性，纠正可能产生的诊断失误。

二、肿瘤常用诊断术语

（一）肿瘤

机体在各种致病因子作用下，引起细胞遗传物质改变导致基因表达异常、细胞异常增殖而形成的新生物。肿瘤细胞失去正常调控功能，具有自主或相对自主生长能力，当致病因子消失后仍能继续生长。

(二)良性肿瘤

良性肿瘤为无浸润和转移能力的肿瘤。肿瘤通常有包膜或边界清楚,呈膨胀性生长,生长速度缓慢,瘤细胞分化程度高,对机体危害小。

(三)恶性肿瘤

恶性肿瘤为具有浸润和转移能力的肿瘤。肿瘤通常无包膜,边界不清,向周围组织浸润性生长,生长迅速,瘤细胞分化不成熟,有不同程度异型性,对机体危害大,常可因复发、转移而导致死亡。依据肿瘤细胞异型性、浸润和转移能力的大小,又可将恶性肿瘤分为低度、中度和高度恶性肿瘤。

(四)交界性肿瘤

组织形态和生物学行为介于良性和恶性之间的肿瘤,也可称为中间性肿瘤。在肿瘤临床实践中,良、恶性难以区分的肿瘤并不少见,这类肿瘤的诊断标准往往不易明确地界定。因此,在作交界性肿瘤诊断时,常需附以描述和说明。交界性肿瘤还可分为局部侵袭性和偶有转移性两类。前者常局部复发,伴有浸润性和局部破坏性生长,但无转移性潜能;后者除常有局部复发外,还偶可发生远处转移,转移的概率<2%。

(五)乳头状瘤

良性上皮性肿瘤,大体检查或在显微镜下表现为指状突起的乳头状结构,如鳞状上皮或尿路上皮的乳头状瘤。

(六)腺瘤

腺瘤通常指腺上皮或分泌性上皮的良性上皮性肿瘤,如结肠或甲状腺的良性肿瘤。

(七)癌

癌为上皮性恶性肿瘤。包括鳞状细胞癌、尿路上皮癌、腺癌、基底细胞癌等。需注意的是癌症泛指一切恶性肿瘤。有时被用作癌的同义词;当恶性肿瘤广泛播散,称作癌病。在病理学诊断术语中,不使用"癌症"和"癌病"这些名称。

(八)肉瘤

肉瘤为间叶组织来源的恶性肿瘤,通常包括纤维组织、脂肪、平滑肌、横纹肌、脉管、间皮、滑膜、骨和软骨等间叶组织的恶性肿瘤。

(九)淋巴瘤

淋巴瘤又称为恶性淋巴瘤,是一种在造血和淋巴组织中主要累及淋巴结和(或)结外组织或器官,通常形成明显肿块的淋巴细胞恶性肿瘤。淋巴瘤包括非霍奇金淋巴瘤和霍奇金淋巴瘤。非霍奇金淋巴瘤可依据细胞起源分为 B 细胞肿瘤以及 T 细胞和 NK 细胞肿瘤；依据细胞分化阶段还可分为前体细胞和成熟细胞肿瘤。

(十)白血病

白血病是一种在造血和淋巴组织中主要累及骨髓和周围血液，不形成肿块的骨髓细胞或淋巴细胞及其前体的恶性肿瘤。有时白血病和淋巴瘤可同时存在。

(十一)母细胞瘤

母细胞瘤通常指组织学相似于器官胚基组织形成的恶性肿瘤，如起自视网膜胚基的视网膜母细胞瘤。偶尔，母细胞瘤可以是起自某些幼稚细胞的良性肿瘤，如脂肪母细胞瘤。

(十二)畸胎瘤

畸胎瘤是发生在性腺(卵巢、睾丸)和性腺外中线部位(纵隔、骶尾部、松果体等)，由内、中、外 3 个胚层的不同组织类型或成分所形成的肿瘤。依据组成不同组织类型细胞的成熟程度分为未成熟畸胎瘤(不成熟胚胎型组织)和成熟畸胎瘤(成熟成人型组织)。成熟畸胎瘤常呈囊性，由类似表皮及其附属器的成熟组织衬覆囊肿时，称为皮样囊肿。偶尔，成熟畸胎瘤某种成分恶变为癌或肉瘤，称为成熟畸胎瘤恶变。少数畸胎瘤可由 2 个胚层，甚至一个胚层(外胚层或内胚层)的组织类型组成，后者称为单胚层畸胎瘤，如卵巢甲状腺肿是最常见的单胚层畸胎瘤。

(十三)混合瘤

混合瘤是由多种细胞类型的结合所形成的肿瘤，如涎腺多形性腺瘤、乳腺纤维腺瘤、子宫恶性中胚叶混合瘤。

(十四)间叶瘤

间叶瘤是由除纤维组织以外的两种或两种以上间叶成分(脂肪、平滑肌、横纹肌、骨和软骨等)所形成的肿瘤。依据间叶成分的良、恶性，可分为良性间叶瘤和恶性间叶瘤。在诊断间叶瘤时，应注明各种不同类型的间叶成分。

(十五)癌肉瘤

癌肉瘤是由癌和肉瘤两种不同成分密切混合所形成的肿瘤。

(十六)碰撞瘤

碰撞瘤是两种不同类型的肿瘤发生在同一部位而形成的肿瘤。

(十七)瘤样病变

瘤样病变是非肿瘤性增生所形成的瘤样肿块，如瘢痕疙瘩、骨化性肌炎、结节性肝细胞增生、男性乳腺增生等。瘤样病变与真性肿瘤的区别在于前者缺乏自主性生长能力,有自限性。过去曾经认为是瘤样病变的一些疾病现已认为是真性肿瘤,如韧带样型纤维瘤病,是一种呈浸润性生长,常易局部复发但不转移的成纤维细胞克隆性增生,而不是瘤样病变。

(十八)错构瘤

正常器官原有的两种或两种以上细胞增生且排列紊乱所形成的肿块,如肾脏血管平滑肌脂肪瘤、肺错构瘤等。

(十九)迷离瘤

胚胎发育过程中,某些组织异位到正常部位增生而形成的肿块。

(二十)囊肿

一种衬覆上皮、充满液体和腔隙所形成的肿块。囊肿可为肿瘤性(如囊腺瘤)、先天性(如甲状腺舌管囊肿)、寄生虫性(如包虫囊肿)、潴留性或种植性囊肿。当囊肿仅为纤维性囊壁而无内衬上皮时,称为假性囊肿。

(二十一)增生

组织中正常排列的细胞数目增多称为增生。增生的细胞形态正常,无异型性。引起增生的刺激因子可为生理性(如妊娠和哺乳期乳腺)或病理性(物理性、化学性或生物性),当引起增生的刺激因子一旦去除,组织可以恢复到正常状态。

(二十二)化生

一种终末分化的细胞转变成另一种成熟的细胞称为化生。现已知化生的细胞实际上来自正常细胞中的储备细胞,并非是终末分化的正常细胞。在化生过程中,化生细胞可异常增生,进展成恶性肿瘤。例如,宫颈鳞状细胞癌常由颈管柱状上皮化生为鳞状上皮,在此基础上发生异常增生,最终进展为恶性肿瘤。

(二十三)分化

从胚胎到发育成熟过程中,原始的幼稚细胞能向各种方向演化为成熟的细胞、组织和器官,这一过程称为分化。肿瘤可以看成是细胞异常分化的结果,不同肿瘤中瘤细胞分化的水平不同。良性肿瘤细胞分化成熟,而恶性肿瘤细胞分化不成熟。按照恶性肿瘤的细胞分化程度可分为高分化、中分化和低分化。少数肿瘤分化太差,以至于无法确定分化方向时,称为未分化肿瘤。偶然,分化好的恶性肿瘤,在发展过程中出现分化差的高度恶性区域,称为去分化肿瘤。

(二十四)间变

恶性肿瘤细胞失去分化称为间变,相当于未分化。间变性肿瘤通常用来指瘤细胞异型性非常显著的未分化肿瘤。

(二十五)癌前病变

癌前病变是恶性肿瘤发生前的一个特殊阶段。所有恶性肿瘤都有癌前病变，但并非所有癌前病变都会发展成恶性肿瘤。当致癌因素去除，可以恢复到正常状态；如致癌因素持续存在，可演变成恶性肿瘤。癌前病变不同于癌前疾病，前者不是一个独立疾病，如黏膜白斑、宫颈鳞状化生上皮；后者则是一个独立疾病，如结肠多发性腺瘤性息肉病，着色性干皮病等，这些疾病在某些致癌因素作用下，可以变成恶性肿瘤。

(二十六)增殖

细胞以相同的方式复制和增加称为增殖。在肿瘤病理诊断中其含义与增生相当，当增生细胞在细胞学上有异常时，称为非典型增生。增殖的细胞如果没有数量变化，而仅为细胞体积增大，致使组织和器官增大，称为肥大。

(二十七)非典型细胞学上的异常

非典型细胞学上的异常表现为细胞，尤其细胞核的不规则性，称为非典型。炎症或修复性增生细胞以及肿瘤细胞，在形态学上都可出现不同程度非典型，但炎症和修复性增生细胞的非典型轻微，缺乏真正的异型性。

(二十八)异型增生

异型增生也称非典型增生。异型增生是一种以细胞学和结构异常为特征的癌前病变。细胞学异常包括细胞核增大、不规则、核仁明显、核浆比例增大、核分裂象增多；结构异常包括细胞排列紊乱、极向消失。依据细胞学和结构异常的程度通常可分为轻度、中度和重度异型增生。

(二十九)原位癌

原位癌又称为上皮内癌或浸润前癌，是指细胞学上具有所有恶性特点，但尚未突破上皮基膜的肿瘤。

(三十)瘤形成

从字义上讲，瘤形成是指肿瘤形成的过程，瘤形成所产生的病变则为肿瘤。在临床使用上，两者常混用，未严加区分。

(三十一)上皮内瘤形成、上皮内瘤变

上皮性恶性肿瘤浸润前的肿瘤性改变，包括细胞学和结构两方面的异常。上皮内瘤变与异型增生的含义非常近似，有时可互用，但前者更强调肿瘤形成的过程，而后者则更强调形态学的改变。上皮内瘤变涵盖的范围也比异型增生广，还包括原位癌。过去，上皮内瘤变与异型增生一样，分为Ⅰ、Ⅱ、Ⅲ级，现趋向分为低级别和高级别两级。低级别上皮内瘤变的细胞学和结构异常较轻,仅累及上皮层的一半;高级别上皮内瘤变的细胞学和结构异常均非常显著,累及上皮质大部分或全部。高级别上皮内瘤变常与浸润癌同时存在,活检时病理报告为高级别上皮内瘤变并不表示患者无同时存在的浸润癌。

(三十二)浸润癌

突破基膜侵犯间质的上皮性恶性肿瘤,依据浸润深度分为早期癌、中期癌和进展期(晚期)癌。早期浸润癌如果浸润范围很小,可诊断为微小浸润癌,其预后很好,类似于原位癌。此外,在结直肠这一特殊部位,形态学符合腺癌特征的肿瘤仅侵犯黏膜层内,而未穿透黏膜肌层侵犯黏膜下层,仍应诊断为高级别上皮内瘤变,而不诊断为黏膜内癌。

三、病理诊断的局限性

在各种肿瘤诊断技术中,病理学诊断至今仍被誉为"金标准"。然而,无论哪一种肿瘤诊断方法都有一定的局限性,病理学诊断也不例外,临床医师和病理医师对此必须有清醒认识。病理医师作病理学诊断时,在大多数情况下能作出明确诊断,但也可能难以作出肯定诊断,甚至无法作出诊断,有时还可发生诊断不足或诊断过头。其原因涉及多方面,包括临床医师获取标本或病理医师取材是否适当,病理技术人员制片质量是否符合诊断要求,病理医师的经验和业务水平是否足以保证作出正确诊断等。

癌症不是单一疾病,现已知不同类型的肿瘤至少300多种,每一种肿瘤都有其特有的发展过程和生物学特征。临床医师在取活组织时,肿瘤患者可处于疾病发展过程中的任何一个阶段,当肿瘤尚未显示其特征性形态学改变阶段,就不可能作出明确诊断。病理医师接受标本后,需取材并制作成切片后才能在光镜下作出诊断,故这种检查属于抽样检查,最终在光镜下见到的病变仅是其一小部分,有时不能代表整个病变,尤其是小块组织活检标本。

除了上述客观原因外,临床医师在获取标本和病理医师取材时,也可由于技术上原因而造成病理诊断困难或无法作出明确诊断。例如,病变小,位置深,活检时仅取到肿瘤旁组织或退变坏死组织;获取组织过少或挤压严重。又如,切除标本中的病变微小(如甲状腺乳头状微癌),病理医师在巨检和取材时可能漏取病变组织而导致诊断不足(漏诊)。病理标本处理过程中,如组织固定不及时、脱水不净、切片过厚、刀痕和折叠、染色不良等,也可直接影响病理诊断的准确性。

病理诊断常需依据临床表现、手术所见、肉眼变化和光镜形态等特征综合判断后作出的。对于一些疑难病例或少见肿瘤的病理诊断,尚需结合免疫组织化学、超微结构、细胞和分子遗传学特征,甚至随访结果才能确诊。因此,从某种意义上说,肿瘤病理诊断是一门依赖经验积累的诊断学科。需要病理医师不断实践,积累经验,才能逐步提高诊断水平。病理医师在诊断时和临床医师在阅读病理报告时,如发现病理诊断结果与临床不相符合,必须及时互相沟通,以免误诊误治。要作出完整而准确的诊断,临床医师和病理医师必须紧密合作。临床医师应该给病理医师提供患者详细病史和相关临床资料。例如,鼻咽癌患者放射治疗后,局部活检时可出现非典型细胞,病理医师如不了解病史很可能误认为恶性细胞,实际上很可能是成纤维细胞非典型增生。又如,肺腺癌可以是原发性,也可以是继发性,病史中是否有其他恶性肿瘤以及组织学类型,可能影响最终的病理诊断。肺腺癌在形态学上有时不易与胸膜恶性间皮瘤鉴别,如患者年龄大,男性,有石棉接触史,影像学上病变位于胸膜,则更可能是恶性间皮瘤。有些显著增生或重度炎症性良性病变(如结节性筋膜炎、病毒相关淋巴结炎)非常类似恶性肿瘤,易误诊肉瘤和恶性淋巴瘤。反之,有些生长缓慢,分化好的癌或肉瘤(如甲状腺滤泡性癌和低度恶性纤维黏液样肉瘤)又可误诊为良性肿瘤。此外,有些肿瘤的生物学行为具有中间性或交界性特点,也会造成诊断上的困难。对于病情复杂的疑难病例,可举办由临床医师、影像诊断医师、病理医师和其他相关人员共同参与的临床病理讨论会,共同商讨后妥善处理。

第二节　肿瘤的组织病理学诊断

一、常用方法

(一)标本的获取

1.针芯穿刺活检

针芯穿刺活检又称针切活检或钻取活检。用带针芯的粗针穿入病变部位,抽取所获得的组织比细针穿刺的大,制成的病理组织切片有较完整的组织结构,可供组织病理学诊断,如乳腺肿瘤的针芯穿刺活检。

2.咬取活检

用活检钳通过内镜或其他器械,咬取或钳取病变组织作组织病理学诊断,如鼻咽部、胃和宫颈等处的活组织检查。

3.切取活检

切取小块病变组织,如邻近正常表现的组织供组织病理学诊断。此法常用于病变太大,手术无法完全切除或手术切除可引起功能障碍或毁容时,为进一步治疗提供确切的依据。

4.切除活检

将整个病变全部切除后供组织病理学诊断。此法本身能达到对良性肿瘤或某些体积较大的早期恶性肿瘤(如乳腺癌、甲状腺癌)的外科治疗目的。切除活检可仅为肿块本身或包括肿块边缘正常组织和区域淋巴结的各种类型广泛切除术和根治术标本。

(二)大体标本的处理

针芯穿刺、咬取和切取活检小标本的处理较简单,切除活检标本,尤其恶性肿瘤根治标本需按各类标本的要求作出恰当的处理。

在大体标本处理前,病理医师必须了解临床病史、实验室检查和影像学检查等结果,以确定如何取材,是否需要做特殊研究。外科医师应对标本作适当标记,以提供病变解剖方向、切缘等信息,并记载于病理申请单上。

活检标本送达病理科时,通常已固定在 4‰甲醛(10‰福马林)或其他固定液中,此时已不宜再做一些特殊研究(如细菌培养、某些免疫组织化学染色、理想的电镜检查和遗传学检测),病理医师应在术前会诊,确定是否需留取新鲜组织供特殊研究,避免标本处理不当而再次活检。小块组织活检的目的常用于确定病变的良、恶性,如为恶性肿瘤,则可等待根治性切除标本后再做其他检查。

大体标本,尤其根治性标本应详细描述肿瘤的外形、大小、切面、颜色、质地、病变距切缘最近的距离,所有淋巴结都应分组,并注明部位。恶性肿瘤标本的切缘应涂布专用墨水,以便于在光镜下正确判断肿瘤是否累及切缘。所有病变及可疑处、切缘和淋巴结均应取材镜检。

(三)制片的类型

1.常规石蜡切片

常规石蜡切片是病理学中最常用的制片方法。各种病理标本固定后,经取材、脱水、浸蜡、包埋、切片、染色和封片后光镜下观察。全部制片过程一般 1 天左右可完成,3 天内就可发出病理诊断报告。石蜡切片的优点是取材广泛而全面,制片质量较稳定,组织结构清晰,便于阅片。适用于针芯穿刺、咬取、切取和切除等各种标本的组织学检查。有时还可根据诊断或研究工作的需要,做成大切片,把部分或整个病变的切面制成一张切片,长达 2～5 cm 或更大,以观察病变的全貌。

2.快速石蜡切片

将上述常规制片过程简化,在加温下进行,依次用甲醛溶液固定,丙酮脱水和软石蜡浸蜡后包埋,切片和染色。整个制片过程需 20 分钟左右,约 30 分钟即可作出病理诊断。此法优点是设备简单,制片快速,只要有石蜡切片机的基层医院均可进行。切片质量近似常规石蜡切片,可适用于各种标本的快速诊断,尤其适用于宫颈锥形切除和软组织肿瘤标本。本法的缺点是耗费人力和试剂较多,取材不宜过大,制片质量有时不易掌握,现多已被冷冻切片取代。

3.冷冻切片

整个切片过程均在恒冷切片机的恒冷箱内进行,制片质量良好且稳定,接近于常规石蜡切片,出片速度快,从组织冷冻、切片到观察,仅需 15 分钟左右即可作出病理诊断。此法还可用于不适宜固定、脱水和浸蜡等方法处理的某些组织化学和免疫组织化学检查的制片。

4.印片

将巨检所见可疑组织与玻片接触,制成印片染色后观察,作出快速诊断,此法虽属细胞学诊断,但常与冷冻切片同时应用,以提高术中诊断的确诊率,也可作为无法进行冷冻切片时的应急措施。

二、应用范围

(一)常规组织病理学检查

所有活组织标本均应送病理学检查,绝对不允许把标本随意丢弃,以免延误病情而影响诊治。如本院或本地无病理科时,应将标本及时送到邻近有条件的病理科(室)作病理学检查。在病理学检查中,80％～90％病例采用常规石蜡切片,苏木精-伊红染色法(HE 染色)后作病理学诊断。

(二)手术中快速组织病理学检查

这是临床医师在实施手术中,就与手术方案有关的疾病诊断问题请求病理医师进行紧急会诊的一种快速组织病理学检查,病理医师要在很短的时间内(通常 15～30 分钟)向手术医师提供参考性病理学诊断意见。现大多采用快速冷冻切片技术,少数情况采用快速石蜡切片技术。

与常规石蜡切片的病理学诊断相比,快速冷冻切片会诊具有更多的局限性和误诊的可能性。因此,临床各科如需要做冷冻切片协助诊断,应事先向病理科提出申请,手术前一天向病理科递交快速活检申请单,填写患者的病史、重要的影像学、实验室检查等资料以及提请病理医师特别关注的问题,尽可能不要在手术进行过程中临时申请。负责冷冻切片诊断的主检病理医师应了解患者的相关临床情况,必要的术前检查结果和既往有关的病理学检查情况等。

1.冷冻切片指征

由于冷冻切片有一定的局限性和延迟诊断率,术后仍需采用常规石蜡切片方能作出最后诊断,故冷冻切片主要用于手术中病理会诊,必须严格掌握应用指征。

(1)需要确定病变性质,如肿瘤或非肿瘤,若为肿瘤,需确定为良性、恶性或交界性,以决定手术方案。

(2)了解恶性肿瘤的播散情况,包括肿瘤是否侵犯邻近组织、有无区域淋巴结转移。

(3)确定手术切缘情况,有无肿瘤浸润,以判断手术范围是否合适。

(4)帮助识别手术中某些意想不到的发现以及确定可疑的微小组织,如甲状旁腺、输卵管、输精管或交感神经节等。

(5)取新鲜组织供特殊研究的需要,如组织化学和免疫组织化学检测、电镜取材、微生物培养、细胞或分子遗传学分析以及肿瘤药物敏感试验等。

2.确诊率

冷冻切片诊断由于取材少而局限、时间紧迫、技术要求高,确诊率比常规石蜡切片低,有一定的误诊率和延迟诊断率。冷冻切片的确诊率一般为92%~97%,误诊率为1%~2%,延迟诊断率为2%~6%。冷冻切片诊断对手术治疗有重大帮助和指导意义,有学者指出"冷冻切片的唯一目的,在于作出治疗上的决策"。除在手术前外科医师需与病理医师沟通外,在手术中如遇到疑难问题,病理医师应及时与手术医师联系或亲临手术室了解术中情况和取材部位。当冷冻切片诊断与临床不符或手术医师对冷冻标本诊断有疑问时,应立即与病理医师联系,共同商讨处理办法。

三、诊断报告书

(一)基本内容

1.患者基本情况

包括病理号、姓名、性别、年龄、送检医院或科室、住院号、门诊号、送检和收验日期。

2.巨检和镜检要点描述

包括标本类型、大体表现、肿瘤的组织学类型、亚型或变型、病理分级(分化程度)、浸润深度、脉管和神经浸润情况、淋巴结转移情况、切除标本的切缘有无肿瘤浸润以及有无继发性病变或伴发性病变等。对于罕见或特殊的肿瘤、交界性肿瘤或生物学行为不明确的肿瘤,应在备注栏内注明意见或参考文献,以供临床参考。

3.与病理学诊断相关特殊检查

与病理学诊断相关特殊检查包括免疫组织化学、电镜、细胞和分子遗传学等特殊检查的结果和解释。

4.恶性肿瘤的病理学报告

应尽可能提供预后指标(癌基因、抑癌基因和增殖活性等)以及进一步治疗选择的指标(如雌、孕激素受体,CD20、CD117 和 HER2 表达情况)。

(二)诊断表述基本类型

1.Ⅰ类

检材部位、疾病名称、病变性质明确和基本明确的病理学诊断。

2.Ⅱ类

不能完全肯定疾病名称、病变性质,或是对于拟诊的疾病名称、病变性质有所保留的病理学诊断意向,可在拟诊疾病/病变名称之前冠以诸如病变"符合为"、"考虑为"、"倾向为"、"提示为"、"可能为"、"疑为"、"不能排除(除外)"之类词语。

3.Ⅲ类

检材切片所显示的病变不足以诊断为某种疾病(即不能作出Ⅰ类或Ⅱ类病理学诊断),只能进行病变的形态描述。

4.Ⅳ类

送检标本因过于细小、破碎、固定不当、自溶、严重受挤压变形、被烧灼、干涸等,无法作出病理诊断。

对于Ⅱ、Ⅲ类病理学诊断的病例,可酌情就病理学诊断及其相关问题附加建议、注释和讨论。Ⅳ类病理学诊断的病例,通常要求临床医师重取活组织检查。

第三节　肿瘤的细胞病理学诊断

一、常用方法

正确采集肿瘤细胞是细胞病理学诊断的先决条件,也是提高确诊率的关键。

采集样本要尽可能从病变处直接取样方能代表主要病变。采集方法应安全、简便,患者不适感小,且要防止引起严重并发症或促使肿瘤播散。

(一)脱落细胞学检查

对体表、体腔或与体表相通的管腔内肿瘤,利用肿瘤细胞易于脱落的特点,取其自然脱落或分泌排出物,或用特殊器具吸取、刮取、刷取表面细胞进行涂片检查,亦可在冲洗后取冲洗液或抽取胸腔积液、腹水离心沉淀物进行涂片检查。

(二)穿刺细胞学检查

用直径<1 mm 的细针刺入实体瘤内吸取细胞进行涂片检查。对浅表肿瘤可用手固定肿块后直接穿刺,对深部肿瘤则需在 B 型超声波、X 线或 CT 引导下进行穿刺。

(三)涂片制作

取材后应立即涂片,操作应轻巧,避免损伤细胞,涂片须厚薄均匀。涂片后应在干燥前立即置于 95%乙醇或乙醇乙醚(各半)混合液固定 15 分钟,以保持良好的细胞形态,避免自溶。常用的染色方法有 HE 染色法、巴氏法,吉姆萨法和瑞氏法等。传统的涂片用手推,近年来新的细胞学技术-液基细胞学已被广泛应用。该技术利用细胞保存液,将各类标本及时固定,并转化为液态标本,然后采用密度梯度离心或滤膜过滤等不同的核心技术,去除标本中可能掩盖有诊断意义细胞的物质,如红细胞、炎症细胞、黏液或坏死碎屑等,进而利用自动机械装置涂片,使细胞均匀薄层分布于直径 1~2 cm 的较小区域内进行阅片。该技术可获得背景清晰的高质量涂片,可大大减少阅片时间,提高阳性诊断率。此外,细胞保存液延长了标本保存期,便于标本转运,并可重复制片,还能保护细胞中的 RNA、DNA 和蛋白质免受降解,有利于分子生物学和遗传学等技术的开展。除此之外,薄层涂片技术使计算机自动细胞图像分析筛选成为可能。

二、应用范围

(一)脱落细胞学检查

1.阴道脱落细胞学

吸取或刮取子宫颈或阴道穹隆的细胞制备涂片,通常用巴氏或 HE 染色。最常用于子宫颈鳞状细胞癌的诊断和普查,诊断正确率可达 90%以上。此外,还可用来观察女性内分泌激素水平的变化。

2.痰涂片和支气管刷片细胞学

可用于肺癌的诊断和组织学分型,如鳞状细胞癌、小细胞癌或腺癌。

3.胸腔积液、腹水脱落细胞学

抽取胸腔积液、腹水,经离心后吸取沉淀物制备涂片,可用于肺癌、胃肠道癌、卵巢癌和恶性间皮瘤等诊断和鉴别诊断。

4.尿液脱落细胞学

收集尿液,经离心后吸取沉淀物制备涂片,常用于膀胱肿瘤的诊断。

5.乳房乳头溢液细胞学

可用于诊断乳腺炎症性疾病、导管上皮增生、非典型增生和乳腺癌。

6.其他

食管拉网涂片检查常用于食管鳞状细胞癌和其他病变的诊断;胃灌洗液涂片可用于胃腺癌的诊断;脑脊液和心包积液抽取后离心沉淀,制备涂片,分别用于神经系统炎症和肿瘤以及心包转移性肿瘤和恶性间皮瘤的诊断。

(二)穿刺细胞学检查

某些器官或组织既无自然脱落细胞,内镜又不能达到,需用穿刺细胞学检查。最常用于浅表可触及的肿块,如淋巴结、乳腺、涎腺、甲状腺、前列腺和体表软组织,也可在超声引导、X线或CT定位下穿刺深部组织的肿块,如肝、肺、胰腺、肾脏、卵巢、腹膜后、软组织和骨等。

1.淋巴结

淋巴结是穿刺细胞学最常见的部位,可用于诊断淋巴结转移性癌,也可用于区分恶性淋巴瘤和反应性增生,结合免疫组化技术还可对某些类型恶性淋巴瘤进行组织学分型。对疑为恶性淋巴瘤者,为确保正确分型,最好作组织病理学检查。

2.涎腺

主要用于大涎腺(腮腺、颌下腺和舌下腺)的穿刺细胞学检查,以确定肿块性质和肿瘤的良、恶性。由于涎腺肿瘤的上皮和间质成分变化多,而良性肿瘤大多有包膜,有些学者认为应谨慎应用。

3.甲状腺

穿刺细胞学检查对甲状腺炎、结节性甲状腺肿、乳头状癌、髓样癌和间变性癌的诊断有帮助,但在滤泡性腺瘤和滤泡性癌的鉴别诊断中作用有限。

4.胸、腹腔脏器

在超声、X线或CT引导下的细针穿刺细胞学检查可用于肝、肺、胰腺、肾脏和卵巢等实质脏器肿块的诊断,诊断正确率达80%～90%。

5.其他

纵隔、腹膜后、软组织和骨等部位也可用细针穿刺做细胞学检查,但诊断较困难,常难以正确区分肿瘤的良恶性或作出明确的组织学分型。

三、诊断报告书

(一)基本内容

填写患者基本情况同组织病理学诊断报告书,包括病理号、姓名、性别、年龄、送检医院或科室、住院号、门诊号、送检日期和收验日期。

(二)诊断表述基本类型

1.直接表述性诊断

适用于穿刺细胞学标本的诊断报告。根据形态学观察的实际情况,对于某种疾病或病变作出肯定性(Ⅰ类)、不同程度意向性(Ⅱ类)细胞学诊断,或是提供形态描述性(Ⅲ类)细胞学诊断,或是告知无法作出(Ⅳ类)细胞学诊断。

2.间接分级性诊断

用于查找恶性肿瘤细胞的细胞学诊断。

(1)三级法:分阳性、可疑和阴性。阳性为找见肯定的恶性细胞,临床医师可依据细胞学诊断报告行手术切除、化学治疗或放射治疗;可疑为找见难以确诊的异型细胞,临床医师应重复细胞学检查或做活组织检查,如临床和影像学等检查强烈提示恶性,也可进行治疗;阴性为仅找见正常或炎症变性细胞。

(2)四级法:分为阳性、可疑、非典型性和阴性。非典型性细胞属于狭义的癌前病变中见到的细胞,还可能包括异型显著的炎症变性细胞,甚或数量很少而形态不典型的癌细胞。非典型性细胞的临床意义不明确,需进一步检查,不能单独依据此结果进行治疗。

(3)五级法:Ⅰ级为无异型或正常细胞;Ⅱ级为细胞学有异型(核异质细胞),但无恶性证据;Ⅲ级为细胞学怀疑为恶性;Ⅳ级为细胞学高度怀疑为恶性;Ⅴ级为细胞学确定恶性。

(4)Bethesda系统分级法:用于宫颈和阴道涂片细胞学检查,采用巴氏染色法。为两级法,即低级别鳞状上皮内病变(LGSIL)和高级别鳞状上皮内病变(HGSIL)。

世界卫生组织(WHO)不推荐用数字式分级诊断,建议细胞学报告应采用诊断性名称,如有可能还应说明类型(鳞状细胞癌、腺癌、小细胞癌等)。

四、优点和局限性

(一)优点

细胞学检查取材方便,所需设备较简单,操作、制片和检查过程快速,给患者造成的痛苦很小,易于推广和重复检查,是一种较理性的肿瘤诊断方法。细胞学检查还适用于宫颈癌和食管癌等肿瘤的普查。

(二)局限性

细胞学检查有较高的假阴性率,一般为 10%。因此,阴性结果并不能否定恶性肿瘤的存在;深部肿瘤如肝癌、肺癌、胰腺癌和肾癌等,常难以取得较理想的标本;早期食管癌、贲门癌和肺癌,尽管拉网或痰液细胞学检查为阳性,影像学检查往往不能显示出肿瘤的确切部位,难以精确定位而影响治疗,还需进一步做内镜检查来确定肿瘤的部位。细胞学检查结果如与临床不符或有争议的病例,应设法取活组织作组织病理学检查,明确诊断。

第四章

肿瘤的外科治疗

第一节 概 述

良性肿瘤与恶性肿瘤在生长方式、生物学特性及预后等多个方面存在区别，因此在治疗原则上也存在很大差别。

一、良性肿瘤的外科治疗原则

良性肿瘤主要呈膨胀性生长，一般边界较为清楚，多数有完整的包膜，没有明显侵袭，除生长巨大对周围器官产生压迫外，一般很少出现症状，不会发生淋巴和血行转移，治疗上主要以外科切除为主。外科治疗的原则是完整切除肿瘤，包括切除肿瘤包膜或肿瘤周围少量正常组织。除非肿瘤巨大无法完整切除，一般情况禁忌作肿瘤部分切除术。例如，软组织纤维瘤应完整切除带有包膜的瘤体；卵巢囊肿则作单侧卵巢切除，并避免术中囊肿破裂；有些生长在特殊部位的良性肿瘤如神经鞘瘤、垂体瘤等，不允许大范围切除，只能剥离肿瘤或行肿瘤大部分切除。肿瘤切除后必须送病理检查，有条件应做术中冰冻病理检查，当病理明确肿瘤为良性后方可结束手术。一旦经病理证实所切除的"良性肿瘤"实则为恶性肿瘤，则应立即按恶性肿瘤原则处理。对某些良性但有可能发生恶性变或交界性肿瘤，例如成人声带乳头状瘤、膀胱乳头状瘤、胃肠腺瘤、卵巢皮样囊肿等，其切除范围应相应扩大。

二、恶性肿瘤的外科治疗原则

恶性肿瘤生长较迅速，浸润破坏器官的结构和功能，并可通过淋巴道与血管发生远处转移，因而对机体的影响严重。恶性肿瘤的治疗除遵循外科的基本原则外，还应遵循以下原则。

（一）术前取得明确诊断的原则

术前通过各种手段对肿瘤进行准确诊断，在明确诊断（包括分期）的基础上制定外科治疗方案。

病理诊断（包括病理分期）是肿瘤确诊的金标准，不同的病理组织学类型的肿瘤治疗原则往往不同。如小细胞肺癌容易血行播散，因而多以全身化疗为主；而非小细胞肺癌远处转移出现较晚，病变相对局限，因而多以外科手术为主。由于恶性肿瘤的外科治疗通常创伤大、致残率高，因而术前须获得明确的病理诊断，根据病理诊断制订手术切除方式、切除范围极为关键。否则会因误诊误治而给患者带来不良后果。如喉癌行全喉切除术后发音障碍且终生气管造口、直肠癌 Mile 手术后失去肛门需终身肠造瘘、肢体的骨肉瘤手术后终生肢体残疾。术前有时难以取得明确病理诊断时，可在术中活检通过冰冻病理检查明确肿瘤性质后作进一步处理。有些肿瘤术前怀疑远处转移，可通过穿刺获得病理诊断与病理分期。如肺癌锁骨上淋巴结肿大，通过穿刺可确定是否转移，若为转移，则病理分期较晚，不能手术。目前最为常用的病理分期标准是国际抗癌联盟制订的 TNM 国际分期法。现代肿瘤外科越来越重视准确的术前分期并根据分期制订合理的治疗方案。而术后病理分期更加准确，是术后辅助治疗及预后评估的依据。

有时由于肿瘤位置特殊，术前难以获得病理诊断，此时可根据临床表现及检查结果作出临床诊断（包括临床分期）。例如临床拟诊肺癌的患者，若通过 CT、MR、PET-CT、骨扫描或 B 超等检查发现远处转移（如脑、骨、肝等转移），临床诊断为Ⅳ期，则禁忌手术。

（二）正确认识外科的作用，注重综合治疗的原则

肿瘤的治疗提倡多学科综合治疗，外科治疗只是综合治疗的一部分。肿瘤综合治疗方案的确立直接影响到患者的治疗效果及预后。肿瘤治疗曾经有过度依赖外科治疗，或为提高外科疗效而盲目扩大手术切除范围，但最终并未达到预期效果。外科在肿瘤综合治疗中的一般原则是：针对较早期病变，通过手术切除以达根治目的；对于术后病理证实有淋巴结转移或是局部有癌残留的病例则需辅助治疗；局部较晚的病变，通常行术前放疗、化疗或联合放化疗，即新辅助治疗，待肿瘤降期或缩小后再考虑手术切除。常见包含外科治疗的综合治疗模式有以下四种。

1.手术与放疗的结合

某些肿瘤病变局部外侵严重，无法行根治性切除，且对放疗敏感者，可考虑先行放疗,控制好局部病变后再行根治性切除,例如食管癌、直肠癌等;有些病变在手术切除之后发现局部有残存或存在广泛淋巴结转移,可考虑术后在肿瘤残存局部或区域淋巴结转移处行术后放疗,以减少局部复发。

2.手术与化疗的结合

有些肿瘤行术前辅助化疗可以达到缩小瘤体、降低分期,杀灭微小转移灶的作用,有利于手术达到根治性切除;有些肿瘤通过术后辅助化疗,可减少术后复发和远处转移,提高远期生存。

3.手术与放化疗的结合

包括术前放化疗与术后放化疗。如中心型肺鳞癌术前考虑淋巴结转移,通过同步放化疗降期后,可使根治性切除概率提高。又如局部晚期食管癌,术前同步放化疗可以提高手术切除率,已被多数学者认可并列入美国国立综合癌症网络(NCCN)指南。

4.手术与其他治疗的结合

近年来,分子靶向治疗、生物治疗进展迅速,手术与这些治疗手段的结合也是当前研究的热点之一。目前已有研究指出在晚期肝细胞癌的治疗中,外科手术结合分子靶向治疗可以有效延长患者的总生存时间和疾病进展时间。

(三)全面考虑,合理选择术式的原则

对可手术患者制订手术方案时还应考虑到以下情况:患者的全身情况、所患肿瘤的生物学特性和病理特征、肿瘤的部位与分级、肿瘤治愈和缓解的可能性等。如何选择手术术式需遵循以下原则。

1.依据肿瘤的病理及生物学特性选择术式

不同组织来源的肿瘤其生物学特性不同。上皮来源的癌常发生淋巴道转移,手术时常需清扫相应区域的淋巴结;间质来源的肉瘤,肿瘤切除后容易复发,却较少出现淋巴转移,所以手术需行扩大切除术兼行淋巴结清扫;肉瘤或软组织肉瘤侵犯肌肉时,肿瘤易沿肌间隙扩散,应将肌肉连同筋膜从起点到止点全部切除;有些肿瘤常出现多中心的病灶,如食管、胃肠道肿瘤等,手术切除范围应保证切缘干净;皮肤基底细胞癌以局部浸润为主,很少出现淋巴道转移,所以手术以局部切除为主;皮肤恶性黑色素瘤需要做局部较广泛切除,同时需根据肿瘤浸润深度决定是否做淋巴结清扫。

2.依据患者年龄、全身情况和伴随疾病选择术式

肿瘤患者以中老年人群居多,其全身各个器官功能状态及储备能力相对较差,手术风险明显增大,因此不宜施行创伤过大手术而尽可能选择微创手术。但

高龄并非手术禁忌,关键要看患者的综合评分情况。对合并有其他器官功能障碍的患者,术前需积极控制并发症,待情况好转后再手术,术中和术后加强监护和抢救措施。原则上年龄过大、身体状况过差的患者不适合较大手术,恶病质的患者则是手术禁忌。临床常见肿瘤患者合并高血压、冠心病、糖尿病等情况,术前通过治疗,多数不影响手术治疗。临床也有患者虽然全身情况较差(如肺癌患者合并全肺不张、食管癌患者不能进食、肠道肿瘤患者合并大出血等),但经手术治疗后病情反而好转,这类患者手术适应证可以适当放宽。此外,选择手术术式时还应考虑到术者自身的经验技巧、麻醉以及手术室配置等情况综合考虑,不具备相应条件时决不勉强施行手术。

3.最大限度切除肿瘤、最大限度保留正常组织

在手术切除恶性肿瘤时,要广泛整块切除肿瘤,连同周围软组织、筋膜及肌肉,同时清扫区域性淋巴结。乳腺癌根治术就是一个典型的肿瘤根治术。但是肿瘤的切除范围并非越大越好,肿瘤切除范围遵循"两个最大",即最大限度地切除肿瘤和最大限度地保留正常组织。例如,非小细胞肺癌,肺叶切除与全肺切除均能达到根治要求时,首选能够保存更多正常肺组织和更多肺功能的肺叶切除术。临床对肿瘤局限于原发灶及区域淋巴结、未发现其他部位远处转移且患者自身情况能耐受者,均适合行肿瘤根治术。值得注意的是,许多肿瘤外科的手术需根据术中探查的情况来决定具体的手术方式。比如肿瘤侵犯的范围、是否存在转移、术中快速冰冻病理切片结果等。

(四)防止肿瘤医源性播散的无瘤原则

医源性播散是指医护人员在为肿瘤患者诊治的过程中,由于检查或操作不当而造成的肿瘤细胞的播散。无瘤技术是指在肿瘤治疗过程中,为减少或防止癌细胞脱落、种植和播散而采取的一系列措施,对于防止医源性播散至关重要。无瘤操作直接影响手术的疗效,对于改善患者的预后,延长生存时间意义重大。肿瘤外科除了要遵循一般外科所要求的无菌原则、最大限度减少损伤和保留的正常组织功能等原则外,还必须遵循无瘤操作的原则。另外,肿瘤的播散转移还与肿瘤自身的生物学特性、患者的机体免疫功能状况等均有关系。因此,在肿瘤诊治的操作过程中,既要防止肿瘤细胞的直接播散,还要注意维护患者机体本身的免疫功能。无瘤原则的操作技术包括以下内容。

(1)术前检查要轻柔,防止粗暴的检查,减少检查次数,如肢体肿瘤就需要尽量减少肢体的活动。

(2)穿刺活检与切取活检均有导致肿瘤播散的可能,因此肿瘤活检术与根治

术间隔时间越短越好,在有条件的单位能一次性完成活检与治疗则更为理想。切除活检由于不切入肿瘤,造成肿瘤播散的概率相对较小。切下肿瘤后快速送冰冻病理检查,由于能在短时间内获得病理诊断,因此非常适合乳腺、甲状腺等可切除肿瘤,一次性完成诊断与治疗。

(3)尽量减少局部麻醉,因为局麻后可造成局部组织水肿,影响到解剖层次。另外,局麻可使局部组织压力增高,增加肿瘤细胞播散的风险。除此以外,除抗癌药物外不应向肿瘤内注射其他药物。

(4)术中探查的顺序应由远及近,注意动作要轻柔。例如,腹腔内肿瘤的探查需要从远隔器官开始,按照由远及近的顺序,最后探查肿瘤及转移灶。手套接触肿瘤或转移灶后应及时更换,防止成为传播癌细胞的媒介。

(5)"不暴露、不接触"的隔离技术。1954年有国外学者在结肠癌手术治疗中首先提出,是最初的无瘤技术。这一技术要求手术创面及切缘应用纱布垫保护,对于伴有溃疡已破溃的以及浸透胃肠道浆膜者,术中应用纱布或无菌薄膜覆盖,肠道肿瘤离断后的远、近两端肠管应用橡胶套或是手套予以包裹,以期减少术中肿瘤细胞的脱落、种植。

(6)手术时应多采用锐性分离,少用钝性分离。锐性分离解剖较为清楚,特别是用电刀可使小的淋巴管或血管封闭,减少癌细胞进入脉管的机会,同时具有杀灭癌细胞的功能。而钝性分离挤压肿瘤可能增加播散的机会。

(7)处理血管时应尽量先结扎静脉,再结扎动脉,这样可以减少术中瘤细胞进入血液循环的概率,减少肿瘤血行转移的机会。

(8)手术操作也应从肿瘤周围的正常组织向中央区解剖,切忌切入肿瘤内部。淋巴结的清扫也应由远及近,这样可以减少因术中挤压而导致肿瘤细胞沿淋巴管向更远的淋巴结转移,并且尽量做到肿瘤和淋巴结整块切除。

(9)切除范围要充分,可适当切除病变周围一定范围的正常组织。

(10)肿瘤切除取出后,应更换手套、器械,创面或体腔内用大量无菌生理盐水冲洗。对胸腔或腹腔转移者可直接注入抗癌药物,以杀伤局部癌细胞。

(11)肿瘤手术后,创面或体腔内搁置引流管引流也能减少肿瘤细胞种植或复发的机会。

(五)记录及术后随访的原则

手术后术者必须针对原发肿瘤的部位、形状、大小、质地、侵犯范围以及区域淋巴结清扫情况,如淋巴结数目、部位、大小、颜色、质地等,做好详细的记录。这些内容将会对患者以后的疗效评估及后续治疗提供重要的依据。

此外,恶性肿瘤的治疗不能以患者手术后顺利恢复而告终,应对患者进行定期的随访调查,其主要目的一是为了督促身体情况允许的患者术后进行必要的综合治疗,二是及时发现肿瘤的复发或转移,采取积极的治疗对策,三是通过了解患者的生存情况评定各种治疗的疗效,为进一步改进治疗方法提供依据。术后随访在最初的两年内应每 3 个月进行一次,之后两年可以每 6 个月一次,再之后每 1 年一次,肿瘤患者的随访应持续终生。

第二节　肿瘤外科的手术分类及应用

肿瘤外科手术可用于肿瘤的预防、诊断与治疗,有时用于根治性切除为目的,有时仅用于诊断或缓解症状、解除生命威胁等。例如,对于呼吸、消化、泌尿等系统的早期肿瘤一般手术切除以达根治目的;对于淋巴瘤等全身性疾病,外科手术一般是以诊断为目的。临床应根据患者病情选择最适合的手术类别。以下分别予以介绍。

一、预防性手术

预防性手术是指通过切除异常组织或器官达到预防肿瘤发生的手术。一些先天性或遗传性疾病,发展到一定程度时,可能会恶变,如能提早手术,就可以防止向恶性发展。例如,隐睾症是睾丸癌相关的危险因素,在幼年行睾丸复位术可使睾丸癌发生的可能性减小;家族性结肠息肉病的患者,到 40 岁时有一半将发展成结肠癌,而 70 岁以后几乎 100％发展成结肠癌,行预防性结肠切除,可有效地防止结肠癌的发生;多发性内分泌增生症常伴有发生甲状腺髓样癌的风险,对这些患者定期检测血清降钙素水平,如血清降钙素水平增高,应作预防性甲状腺切除,以防甲状腺髓样癌的发生;易受摩擦部位的黑痣,如位于指甲下、足底、外阴等部位的黑痣,尤其是交界痣,有发展成为恶性黑色素瘤的危险,应行手术切除;此外,为包茎者及早做包皮环切术也是预防阴茎癌的有效措施。临床较常见的预防性手术还有:溃疡性结肠炎的患者做结肠切除术;口腔、外阴白斑者行白斑切除术;重度乳腺囊性增生且有多项乳腺癌高危因素者做乳房切除术。此外,成年人的声带乳头状瘤、膀胱乳头状瘤、卵巢皮样囊肿、结直肠腺瘤等均有潜在的恶性趋势或已属低度恶性肿瘤,都需做预防性切除。

二、诊断性手术

为获得病理诊断需要的组织样品而进行的手术称为诊断性手术。诊断性手术能为病理诊断（包括分期）提供可靠依据，进而制定合理的治疗方案。诊断性手术的主要目的在于诊断，所以应尽量选择创伤和风险较小的术式。近年来腔镜技术较多用于肿瘤诊断。例如，电视胸腔镜下胸膜病变活检术、纵隔镜下纵隔淋巴结活检术等。但是，无论选择何种术式，如需第二次手术，则两次手术时间的间隔越短越好。常用的诊断性手术方法有细针吸取、针穿活检、咬取活检、切取活检及切除活检等。

（一）细针吸取活检术

对于体表一些肿块，通过用细针头对可疑肿块进行穿刺吸取来做细胞学检查。此种方法简单易行，但由于取材有限，故存在一定的假阳性或假阴性。

（二）针穿活检术

局麻下应用较粗针头或特殊的穿刺针头，对可疑肿块穿刺并获得少许组织作病理切片检查。针穿活检可以取出细条状组织，活检的准确性较高。但由于粗针穿刺可引起创伤出血，甚至引起癌细胞播散、针道转移等，因此务必严格掌握适应证。除体表肿瘤可直接穿刺外，对于较深的肿瘤组织或淋巴结，临床常在B超或是CT定位引导下进行穿刺活检。

（三）咬取活检

用活检钳通过内镜或其他器械来咬取或钳取病变组织作组织病理学诊断，如鼻咽、食管、支气管、胃、宫颈等处的活体组织检查。

（四）切取活检

切取活检指在病变部位切取一小块组织作病理组织学检查以明确诊断。切取活检可用于体表肿瘤，也可用于内脏肿瘤。对体表肿瘤如骨肿瘤行活检时应注意在止血带的远端进行。而在一些内脏肿瘤的手术中，因肿瘤较大或切除困难时可通常先切取部分肿瘤组织以明确诊断，然后根据术中快速冰冻病理决定下一步手术方案。切取时应注意保护周围组织和脏器，以避免发生肿瘤的转移和播散。同时应注意活检部位最好能选在肿瘤的实质部位以提高诊断准确性。做切取活检时必须注意手术的切口和进入途径，要考虑到活检切口即进入的间隙必须在以后手术时能一并切除，不要造成肿瘤的播散。

（五）切除活检

切除活检指将肿瘤完整切除进行病理组织学检查。通过切除活检不仅能够明确肿瘤性质，同时，对良性肿瘤可以达到治疗目的，而对恶性肿瘤也不至于引起太多播散,是肿瘤活检的首选方式。切除活检对患者创伤稍大,因此术前要对麻醉、手术切口、手术入路选择及必要时的扩大切除做好全盘考虑。

三、探查性手术

探查性手术目的一是明确诊断;二是了解肿瘤范围并争取切除肿瘤;三是早期发现复发以便及时二次手术。探查性手术不同于上述的诊断性手术。探查性手术往往需要做好进一步手术的准备,一旦探查明确诊断而又能彻底切除时,应即时作肿瘤的治愈性手术,所以术前准备要充分,术中必须备有冰冻切片病理检查。随着诊断技术的进步,探查性手术比例越来越少。

四、治愈性手术

治愈性手术是以彻底切除肿瘤为目的,是实体肿瘤的主要治疗方式。其最低要求是切缘在肉眼和显微镜下均未见肿瘤。治愈性手术对上皮来源恶性肿瘤而言是为根治术,对间叶来源恶性肿瘤而言称为广泛切除术。临床对肿瘤局限于原发部位及区域淋巴结,或虽已侵犯邻近脏器但尚能与原发灶整块切除者,在患者全身状况允许的情况下,均可施行治愈性手术。

原发灶的切除主要是切除原发病灶及可能受累的周围组织,并且保证足够的切除范围。例如胃癌侵及肝左叶需联合切除部分肝左叶、胸腺癌侵及肺需行部分肺叶切除、腹膜后肿瘤侵及结肠需联合切除部分结肠等。当然,手术切除的范围还需要考虑到肿瘤的生物学特性及病理组织学类型等因素。例如,皮肤基底细胞癌主要表现为局部浸润,很少发生淋巴道转移及血行转移,局部切除即可;而皮肤恶性黑色素瘤则必需考虑到淋巴结清扫。又如肢体横纹肌肉瘤,应将受累的肌肉起止点及深层筋膜一并切除,有时甚至须将一组肌肉全部切除,以免肿瘤沿肌间隙扩散。

区域淋巴结清扫在恶性肿瘤治疗过程中的目的主要是:①清除转移的淋巴结,避免残留,以提高治疗的效果;②清扫下来的淋巴结术后做病理可帮助明确分期,为下一步治疗提供依据。淋巴结的清扫范围一般依据肿瘤类型、病变部位和淋巴引流情况而定。由于淋巴结转移与预后密切相关,因此肿瘤外科对区域淋巴结的清扫极为重视。近年来有人主张通过"前哨淋巴结活检"从而缩小清扫范围,在乳腺癌中已具有实际应用价值。但由于许多肿瘤存在跳跃性淋巴结转移,前哨淋巴结活检尚未作为判断淋巴结转移的常规检查手段。

自20世纪50年代,随着外科手术技术和器械的发展以及肿瘤综合治疗水平的提高,某些肿瘤的手术范围有所缩小,在不影响肿瘤根治原则的基础上,保存了器官功能,提高了生活质量,这类手术称之为功能保全性肿瘤根治术。如乳腺癌以往根治手术将全乳腺、胸大肌、胸小肌切除,加上腋下淋巴结清扫术,现在已常规行乳腺癌改良根治术,不用再切除胸大肌及胸小肌,对整个胸部外形和功能的保留都有了很大的提高。针对单一病灶的早期乳腺癌(肿瘤直径≤3 cm,术前临床检查腋窝淋巴结无转移),可行局部区域性切除,然后再加上放疗和化疗,既保留了乳房又达到了根治的目的,并且与经典根治术的预后基本相同。肝癌的不规则切除替代了以往的肝规则切除;喉癌的喉部分切除替代全喉切除术;低位直肠癌的保留肛门手术随着低位吻合技术的提高也逐渐替代了一些腹壁人工肛门的术式;四肢肉瘤的局部切除结合放化疗,既保全了肢体又提高了疗效。

五、姑息性手术

姑息性手术是指已失去治愈性手术机会,临床为缓解患者无法耐受的症状、防止可能发生的严重并发症,或为其他非手术治疗手段(如放化疗等)创造条件,通过造瘘、改道、转流或对原发灶进行全部或部分切除的手术。姑息性手术后患者体内虽然仍有肿瘤残留,但患者生活质量明显提高,部分患者生存期得以延长。例如消化道恶性肿瘤引起消化道或胆道梗阻时,常采用食管胃吻合、胃空肠吻合或胆肠吻合术来缓解患者症状。因此此类手术也称之为减状术。有些恶性肿瘤体积巨大、外侵严重,可以采用对原发灶或其转移灶做部分或大部分切除,以减少肿瘤负荷,为进一步放疗及化疗创造条件,这类手术也称为减瘤手术。见于巨大的卵巢癌、软组织肉瘤、高度恶性脑胶质瘤等无法完整切除时。减瘤性手术有时也见于肺癌、食管癌、上颌窦癌等,术后必须辅以放化疗。

六、复发或转移病变的外科治疗

转移性肿瘤病期较晚,难以手术治愈,但转移性肿瘤并非手术治疗的绝对禁忌证,转移瘤是否行手术治疗需要根据原发性肿瘤的生物学特征以及原发肿瘤经手术或其他治疗后的效果来决定。一般来说,转移性肿瘤的手术适应证包括:①原发灶控制良好;②肿瘤转移灶为单发;③无其他转移灶;④除手术外无其他有效的治疗方法;⑤患者一般状况良好,能耐受手术。临床上常见的孤立性肺、肝、脑、骨转移,施行切除术后可获得良好效果。肺的孤立性转移病灶应用手术切除效果较为肯定,且肺转移出现越晚效果越好,此外肿瘤生长越缓慢、倍增时间越长手术效果越好;肝脏的转移瘤对生命威胁较大,其中以消化道肿瘤来源最多,原发灶最常见的是结肠或直肠癌。若肝转移与原发灶同时发现,可在切除原发灶的同时局部切除肝转移灶,若在原发灶切除后发现肝转移,只要转移灶为单发或局限在一叶内也可考虑手术切除;脑转移的风险最大,严重威胁生命,单发转移是手术指征,最常见的原发灶来源于肺。在原发灶控制较好的情况下,肺转移癌术后 5 年生存率 15%～44%,肝转移癌术后 5 年生存率 20%～30%,肺癌脑转移术后 5 年生存率 13%。有时转移灶多达 2～3 处,如果局限在同一器官功能区如同一肺叶或是同一肝叶上也可考虑手术切除。

复发性肿瘤的治疗效果较差,手术切除配合其他治疗也能达到一定的治疗效果。例如,食管癌术后吻合口复发可根据病变的位置行空肠或结肠代食管术;胸壁的纤维肉瘤术后常反复复发,可反复手术切除;直肠癌保肛手术后局部复发可考虑行 Miles 手术。

总之,转移性和复发性肿瘤均属晚期肿瘤,预后较差,手术效果欠佳,需配合其他治疗进行。

七、重建与康复性手术

重建与康复性手术的目的是最大限度的恢复患者的器官形态和功能,并能满足根治性手术对肿瘤及周围组织大范围切除的需要,提高手术治疗效果。近年来,显微外科和整形外科技术不断进步,重建和修复性手术对于肿瘤根治术所造成的局部解剖缺陷的修复能力越来越强。例如口腔部肿瘤侵犯下颌骨后,使用游离腓骨肌皮瓣修补;舌癌切除术后,应用带状肌肌皮瓣行舌再造术;部分放疗或外科手术导致的肌肉损伤通过肌肉挛缩松解术来恢复肌肉功能等。

八、激素依赖性肿瘤内分泌器官切除术

某些肿瘤的发生、发展与体内激素水平明显相关,称之为激素依赖性肿瘤。最为常见的激素依赖性恶性肿瘤为乳腺癌及前列腺癌。可以通过切除内分泌器官,减少激素的分泌,达到抑制肿瘤生长,起到治疗作用。临床上可采用卵巢切除术治疗绝经前的晚期乳腺癌,该法也可作为术后辅助治疗。前列腺癌可采用双侧睾丸切除术进行治疗。近年来随着激素拮抗药物的发展和应用,此类手术较前减少。

九、肿瘤急症外科治疗

肿瘤本身或其转移灶可引起出血、空腔脏器穿孔、梗阻、严重感染等急症,因其可导致病情急剧恶化,甚至危及患者生命,需要外科手术紧急处理,以缓解危及情况。例如肺癌合并大咯血,胃肠道肿瘤合并穿孔、出血,气管肿瘤堵塞导致呼吸困难等均需要行急诊手术治疗。还有一些颅内肿瘤或脑转移瘤引起颅内压增高威胁生命时,可考虑急诊行颅骨开窗减压术以解除紧急状况。

第三节　肿瘤外科的展望

近半个世纪以来,随着肿瘤相关生物学、免疫学、分子生物学等学科的发展,人类对肿瘤的认识已经从过去的细胞水平深入到分子水平。分子诊断、基因治疗已初具规模,一些新的检测手段、预测模型不断应用于肿瘤外科,分子分型、分子分期等概念相继出现,且已具有临床实用意义。例如通过分子检测,对病理类型、病理分期完全相同的患者,可根据分子检测结果进一步区分术后哪些患者为高危个体,并进而指导相应治疗。今后,分子生物学等学科将更多用于肿瘤患者的疗效预测及预后评估,肿瘤外科将更加向个体化外科治疗方向发展。现代肿瘤外科的进展主要体现在以下方面。

一、更加注重功能保全

肿瘤外科的发展经历了肿瘤单纯切除、肿瘤扩大切除、肿瘤适度切除(功能保全)3 个阶段。传统的肿瘤外科治疗理念是:如果手术切除不彻底,将会导致肿瘤残存、复发、转移,进而影响生存。因此,手术范围宁大勿小,这种不断扩大手术范围的手术方式,严重影响了患者的术后生理功能、生活质量和心理健康。随着医学的进步以及肿瘤治疗理念的更新,以人为本的治疗理念深入人心,单纯通过外科广泛切除提高疗效的观念已经改变,而在保证治疗效果不变基础上,更加追求功能保全、提高生活质量的治疗理念得到认可。

二、更加注重综合治疗

两个多世纪以来,大多数实体肿瘤的治疗模式已由单纯外科手术发展成为以外科手术为主的多学科综合治疗。根据肿瘤的生物学特征、临床病理特点、患者的身心状况等制订的以循证医学证据为基础的综合治疗方案,效果显著,而靶向治疗的加入,将使综合治疗得到更大发展。

三、微创肿瘤外科的兴起

微创治疗是近些年来发展起来的技术,目的在于确保手术安全和保障疗效的前提下,最大限度减小创伤。内腔镜技术已从单纯的肿瘤诊断扩展到筛查、早期干预、分期以及手术治疗等诸多领域。通过内镜可以完成消化道、泌尿道等早期病变的切除,也可在晚期恶性肿瘤的姑息治疗中起到一定作用,许多常规的肿瘤外科手术也可以通过腔镜技术完成,其安全性和有效性已得到证实。腔镜设备及技术的应用,使微创外科逐渐成熟。

四、组织修复、器官移植外科的应用

随着新型手术材料的出现、显微外科手术技术的成熟和分子免疫学理论的发展,近年来组织修复、器官移植外科取得了突破性进展,在肿瘤外科中也发挥了重要作用。胸部肿瘤切除术后采用人工材料修复胸壁缺损、重建大血管,头颈部肿瘤切除术后采用自体肌皮瓣、自体骨骼修复缺损,都取得了良好的效果。肝脏、肾脏等器官的移植在肿瘤外科中也取得了初步的成效。

五、更加注重个体化外科治疗

肿瘤内科经历了经验医学、循证医学、个体化医学3个时代,肿瘤外科其实也在经历相似的发展历程。由于外科手术在切除肿瘤病变的同时,也对机体组织和免疫系统造成创伤,因此,根据术前机体情况和肿瘤生物学行为进行综合评估以确定手术方案,成为肿瘤外科个体化治疗的"萌芽阶段"。而随着分子技术的发展,"分子分期""分子病理""分子预后"等概念不断介入,将使肿瘤外科的个体化治疗进入崭新阶段。

六、机器人手术

计算机辅助的手术系统俗称机器人手术,也是一种腔镜手术,外科医师离开了传统意义上的手术台,使用专门的操作控制台或远程控制系统对腔内手术器械发出指令以完成手术操作。这种新颖的手术系统可能会引起肿瘤外科的进一步转变,但因设备和维修费用昂贵,其普及还需一段时间。

第五章

肿瘤的内科治疗

第一节　肿瘤化疗药物应用的基本原则和毒副作用

化疗要取得良好的疗效,必须要有合理的治疗方案,包括用药的时机、药物的选择与配伍、剂量、疗程、间隔等。如何合理使用抗癌药物,牵涉到药物的药效、药代动力学与肿瘤的生物学特征,包括肿瘤在体内分布的情况以及肿瘤细胞增殖动力学,如增殖周期时间的长短,增殖比率的大小等。抗肿瘤药物的化疗方案,是从大量病例的临床实践中通过科学的方法总结出来的。

一、明确肿瘤化学治疗的基本目标

对于积极治疗有治愈可能的肿瘤患者,如急性白血病尤其是小儿急淋白血病、绒癌及恶性葡萄胎、霍奇金淋巴瘤、睾丸癌等,应该尽早给予正规、有效、足量的化疗,进行根治性化疗。强烈的化疗常常伴有严重的不良反应,应向患者充分说明,取得患者的积极配合,在这种情况下,为了争取患者的治愈机会,在医患双方做好充分准备的前提下,即使冒严重不良反应的风险也是值得的。与上述情况不同,有不少肿瘤,目前的化疗并不能达到治愈的目的,只能产生减轻症状,延长存活期的姑息性疗效。因此,对于姑息性化疗应认真权衡化疗可能带来的好处与其毒副作用可能给患者带来的痛苦与风险,决定治疗方案。例如,非小细胞肺癌现有化疗方案的有效率并不高,化疗后的中位生存期只能延长 3～4 个月,一般主张不宜超过 4～6 个周期的化疗。不恰当的过分积极的姑息化疗,有可能缩短患者的生存期、降低其生活质量。不少实体瘤,临床上似乎还是局部性的,有可能用外科手术作根治切除,但事实上已有亚临床的微转移灶存在,因此单用手术或局部放疗并不能治愈,远处的转移灶终将表现出来。例如进展期乳腺癌做"根治性"切除后,在10年内出现远处转移灶者可高达50％～80％。骨肉瘤在截肢治疗后,在一年内约有85％患者出现肺转移。在这些病例,微转移灶实际上早已存在,对于这些患者,在手术后配合化疗的目的在于清除亚临床的微转移灶,称之为辅助化疗。在进展期乳腺癌、骨肉瘤、软组织瘤以及小儿Wilm瘤等,辅助化疗均已取得改善疗效的肯定结果,对胃癌术后的辅助化疗也有一定效果。但并非所有肿瘤均已证明术后加辅助化疗能改善预后。例如,迄今为止,Ⅰ、Ⅱ期非小细胞肺癌尚未被证实术后化疗是否有肯定的价值。因此,肿瘤手术后是否需要辅助化疗应视具体情况而定,对效果尚不肯定者,还有待随机对照的临床试验加以验证。

二、选用敏感的化疗药物,使用可耐受的足够剂量

抗肿瘤药物化疗的标准治疗方案,是从大样本的临床试验中总结出来的。但肿瘤患者对化疗效果的个体差异很大。同一化疗方案对同一种病理类型的肿瘤,有些患者可获得明显疗效,另外一些患者则可能完全无效。

能否像治疗感染性疾病那样,通过药敏试验结果来选用敏感的药物呢？研究人员试图利用患者手术切除的肿瘤标本,从中分离出肿瘤细胞进行抗肿瘤药物的体外或动物体内药敏试验,筛选出对该患者有效的药物,以提高化疗的疗效。多年来各国学者设计了许多体外、体内抗肿瘤药物敏感性试验方法。例如将分离自患者新鲜肿瘤标本的肿瘤细胞接种在软琼脂平皿中培养,其中的每个肿瘤干细胞将不断增殖形成集落。如果患者的肿瘤细胞对加入培养皿中的药物敏感,则集落形成将受到抑制,以此可评价药物对该患者肿瘤细胞的敏感性。或者将取自患者的新鲜肿瘤组织接种于无胸腺的裸鼠皮下,可在裸鼠体内成瘤,再选择可能有效的药物进行人肿瘤裸鼠移植瘤的体内药敏试验,筛选敏感的药物。这些方法尽管可在一定程度上反映药物的敏感性,但是由于取材困难,加上采集的肿瘤标本中所含的肿瘤干细胞数量往往较少,因此成功率很低,限制了临床应用。如何更科学地选用敏感的药物,避免盲目性,仍然是有待进一步研究的课题。目前对于分子靶向抗肿瘤药物,为了达到个体化治疗的目的,在选择治疗方案前,对患者的肿瘤相关靶点进行检测,以便针对靶点的表达情况,选用针对性的分子靶向抗肿瘤药物进行特异性的个体化治疗,以提高疗效。

由于细胞毒类抗肿瘤药物对癌细胞的杀伤强度与药物的剂量相关,20世纪80年代提出了剂量强度的概念。不论给药途径与用药方案如何,疗程中单位时间内所给的药物剂量,通常以mg/m^2/周来表示,即为剂量强度。相对剂量强度则是指实际给药剂量强度与人为的标准剂量强度之比。如系联合化疗,则可计

算出几种药物的剂量强度及平均相对剂量强度。由于剂量强度系整个疗程中平均每周所接受的剂量,故在临床化疗中,不论是减少每次给药剂量还是延长给药间隔时间,均可降低剂量强度。临床上化疗剂量强度与治疗效果的相关性已在卵巢癌、乳癌、大肠癌及淋巴瘤的治疗经验中得到证实。因此对有治愈可能的患者,应尽可能使用可耐受的最大剂量强度的药物进行化疗以保证疗效。近年来,粒细胞集落刺激因子(G-CSF)、自体骨髓移植或外周血造血干细胞移植的应用,为使用高剂量强度的化疗提供了有力的支持,明显提高了化疗的效果。

三、了解化疗药物联合应用的基本原则

在肿瘤组织中,细胞分别处于不同的周期时相,对药物的敏感性各有差异,单用一种药物很难达到完全杀灭。如将作用于不同时相的药物联合使用,则可望一次杀灭处于不同时相的癌细胞,这样又可促使 G_0 期细胞进入增殖周期,有助于提高化疗敏感性从而增强疗效。大量的临床资料证明,联合化疗能明显提高疗效。

在肿瘤的临床化疗中,除按照药物临床研究管理规范的要求进行临床试验的病例外,应选用标准治疗方案,因其安全性与有效性往往经过了较大样本的多中心临床试验的验证,并为国内外肿瘤化疗界的同行所公认,因此最有希望取得尽可能好的疗效。不应该无依据地随意选择几种化疗药物拼凑成自拟的联合化疗方案给患者进行治疗。当然,我们可能设想某些药物的组合可能具有优越性,但对这种设想必须通过大量的基础研究证明其合理性、安全性与有效性,在此基础上,周密设计随机对照的临床研究,并认真组织实施,客观评价其结果,才能说明新拟的方案是否优于原有的标准化疗方案。联合化疗方案的组成,应考虑以下几项原则。

(1)构成联合化疗方案的各药,单独使用时应该对该种肿瘤有效。

(2)应尽量选择几种作用机制不同、细胞周期时相选择性不同的药物组成联合化疗方案,以便更好地发挥协同作用。

(3)应尽量选择毒性类型不同的药物联合,以免各药的毒性相加使患者难以耐受。

(4)所设计的联合化疗方案应经严密的临床试验证明其临床价值。

四、妥善处理化疗药物的毒副作用

在有效的肿瘤化疗中,毒副反应几乎是不可避免的。毒性反应与疗效一样,通常是剂量依赖性的,增加剂量强度,可能提高疗效,但毒性也随之增加。化疗

的成功与否,在很大程度上决定于如何解决好疗效与毒性之间的关系。在通过调整剂量、疗程与疗程间隔,使患者在取得最大疗效的同时,对药物的毒性尽可能限制在可恢复与可耐受的程度。但是,由于不同的个体,其药物的吸收、分布、代谢、排泄可有差异,故在治疗过程中还要密切观察和监测疗效与毒性的出现,必要时还需监测血药浓度,并据此调整药物剂量,以便获得最佳的效益与风险比。

五、减少肿瘤细胞对化疗药物产生耐药性

肿瘤细胞对抗癌药物适应性的固有差异或受环境诱导而发生变化,使之对药物产生了耐药性,是化疗失败的重要原因之一。耐药性可以是固有的,也可以是在化疗过程中获得的。例如大肠癌细胞对药物可能存在固有的耐药性,在治疗一开始就表现对药物的高度耐药性。另一些肿瘤如乳腺癌、小细胞肺癌,在化疗开始时可能有效,久用则出现获得性耐药性。在肿瘤组织中不同的细胞群体,对药物的固有敏感性可有明显的差异,那些耐药的细胞群,起初比例可能很小,但经过药物治疗的选择,敏感的细胞群被杀灭,不敏感的细胞很快可发展成优势群体,从而获得耐药性,成为临床治愈的障碍。许多抗癌药物本身就是致突变剂,用药后可能使细胞发生点突变、基因激活、基因扩增等,从而获得耐药性。抗肿瘤药物治疗效果不佳,还可能是由于细胞增殖状态不同或由于药物进入组织的能力差异而造成的。

一般而言,对一种抗肿瘤药物产生耐药性,对同一类型的其他药物可能产生交叉耐药性,而对非同类药物则仍然敏感。然而,研究发现中国仓鼠卵巢细胞(CHO)对秋水仙碱产生耐药性,同时对许多不同类型的抗肿瘤药物包括蒽环类药物如多柔比星(阿霉素)、长春碱类如长春碱及鬼臼毒素等亦产生交叉耐药性。肿瘤细胞对这些多数来自天然产物、化学结构完全不同、作用机理各异的不同类型药物产生交叉耐药的现象称之为多药耐药性(mutiple drug resistance,MDR)。多药耐药细胞一般对抗代谢药或除了美法仑以外的多数烷化剂不产生交叉耐药,对某些药物如环磷酰胺还能增强疗效。但是近年发现,肿瘤细胞某些抗代谢药物如甲氨蝶呤和某些烷化剂也可产生 MDR,引起人们的重视。

肿瘤细胞产生耐药性的机理主要有细胞药效学与细胞药动学两方面。细胞药效学的耐药机理涉及细胞内药物靶点相关的效应机制的改变,使药物在细胞内不能产生原有的杀伤效应。例如药物受体或靶酶的含量增高或与药物的亲和力改变、凋亡途径受阻、DNA 修复增强、替代信号通路的建立等。细胞药动学的耐药机理涉及细胞内不能达到有效的药物浓度,因而不能产生原有的杀伤效应。

例如细胞对抗癌药物的摄取减少或外排增加、药物活化酶的含量或活性减低、药物解毒酶含量或活性增加等。

最近研究发现,肿瘤干细胞(tumor stem cell,TSC)具有耐药、耐辐射的特性。TSC多处于静止期,具有较强的DNA损伤修复功能、高表达多药耐药相关蛋白(multi drug resistance associated protein,MRP)、P-糖蛋白(P-glycoprotein,P-gp)及ABCG2等ABC转运蛋白超家族,对药物具有固有的耐药性。化疗后部分TSC存活下来,然后增殖导致肿瘤复发,或者由于TSC长期暴露于化疗药物,通过点突变、基因激活、基因扩增等而出现新的耐药性。抗肿瘤药物一般作用于处在细胞周期中的肿瘤细胞,TSC多处于静止期,常常不受药物影响,是疾病复发的根源,加上TSC具有耐药特性,更难彻底将它清除。TSC表达ABC转运蛋白对化疗药物产生耐药,这一特性为抗肿瘤药物的研究提供了新的靶点。从耐药的角度探寻杀伤TSC的策略,可能为肿瘤的根除带来新的希望。

克服肿瘤耐药性的主要策略有以下内容。

(1)在肿瘤负荷低时,短期内尽快使用多种有效足量的抗癌药,及时充分杀灭对药物敏感性不同的各类癌细胞,防止耐药癌细胞增殖形成优势群体。

(2)合并应用一切手段(包括手术、放疗等)减少肿瘤负荷。因为肿瘤负荷愈大增殖比率愈低,G_0细胞所占比率就愈高,通过综合治疗,减少肿瘤负荷,就减少了G_0细胞所占比率,另外,肿瘤体积减小,药物也更容易进入肿瘤组织,均可提高药物的敏感性。

(3)设计合理的化疗方案,从多个靶点或信号通路打击肿瘤细胞。

(4)开发肿瘤细胞耐药逆转剂。这方面的突破有望解决肿瘤的耐药问题,但是目前还没有高效的耐药逆转剂用于临床。

(5)开发作用于新靶点的抗肿瘤药。

六、抗肿瘤药物的毒副作用

抗肿瘤药物的毒副作用以发生的时间快慢可分为立即反应(局部刺激、恶心、呕吐、发热、过敏)、近期反应(骨髓抑制、脱发、口腔炎、腹泻、脏器功能损伤等)、远期反应(诱发肿瘤、免疫功能抑制、不孕症)等。立即反应与近期反应出现的较早,除局部刺激性外,大多发生于增殖迅速的组织,如骨髓、胃肠道、毛囊等。远期反应主要见于长期生存的患者。

(一)骨髓抑制

大多数抗癌药物可抑制骨髓及淋巴组织的细胞分裂。药物对迅速增殖较幼稚的造血干细胞作用强,对较成熟的非增殖细胞和缓慢增殖的多能干细胞作用弱。当较成熟的细胞继续分化时,外周血细胞数仍可保持在正常范围内,以后由于那些较幼稚细胞已被药物杀伤,外周血细胞数即迅速下降。成熟细胞的减少,常见于白细胞尤其是粒细胞,因其寿命只有 1～2 天;血小板减少较少出现(寿命为几天);红细胞减少罕见(平均寿命 120 天)。

外周粒细胞减少,可通过反馈机制刺激干细胞增殖,使血象恢复。一些药物,如环磷酰胺和多柔比星,治疗后 3～4 周血象可恢复正常,进一步治疗则对骨髓的损伤相对较小。美法仑和亚硝脲类所致粒细胞和血小板的减少恢复较慢,一般需要 6 周,对下次治疗的耐受较差。产生延迟性骨髓抑制的药物如白消安和卡莫司汀对造血干细胞呈持续性损伤,影响了干细胞库的重建,在干细胞数量减少的情况下,血象难以恢复。博来霉素和长春新碱对骨髓毒性很小,在血象已经低下的情况,可采用这类药物。

粒细胞减少的主要后果为严重感染的危险性增加。如果白细胞数在 $1 \times 10^9/L$ 以下持续 7～10 天,尤其是粒细胞绝对数低于 $5 \times 10^5/L$ 持续 5 天以上,发生严重细菌感染的机会将明显增加。此时患者如果有寒战和体温高于 38.5 ℃,应做血培养和可疑感染部位的培养,并尽快用有效的广谱抗菌药物治疗。粒细胞-单核细胞集落刺激因子(GM-CSF)或粒细胞集落刺激因子(G-CSF)能促进骨髓干细胞的分化和粒细胞的增殖,减轻化疗引起的粒细胞降低程度及缩短粒细胞减少持续的时间。

对于化疗引起的短期血小板显著降低,可用低剂量皮质激素治疗(泼尼松 5～10 mg 每天用 2 次)。严重血小板减少的患者出现出血症状或血小板数低于 $15 \times 10^9/L$ 时,通常需要输血小板。

(二)胃肠道反应

恶心和呕吐是化疗药物引起的最常见的早期毒性反应,严重的呕吐可导致脱水、电解质失调、衰弱和体质量减轻,可能使患者拒绝有效的化疗。除了化疗药物直接刺激胃肠道引起呕吐外,血液中的化疗药可引起肠壁嗜铬细胞释放 5-羟色胺(5-HT),后者作用于小肠的 5-HT$_3$ 受体,被激活后通过迷走神经传至位于第四脑室后区的化学感受区(CTZ),5-HT 也可直接激活 CTZ 的 5-HT 受体,CTZ 激活位于延脑的呕吐中枢,从而引起呕吐。因此在常用的止吐药中 5-HT$_3$ 受体拮抗剂止吐疗效最好,不良反应最轻,目前以昂丹司琼和格雷司琼应用较为广泛。

化疗药物会影响增殖活跃的黏膜组织,对消化道黏膜的损害表现为口腔炎、咽喉炎、口腔溃疡和食管炎,导致疼痛和进食减少;胃肠黏膜水肿及炎症可导致腹泻甚至血便,严重者有生命危险。最常引起黏膜炎的药物包括甲氨蝶呤(MTX)、抗癌抗生素(尤其是 Act-D)、米托蒽醌和 5-氟尿嘧啶(5-FU)等。静脉应用大剂量 5-FU 所引起的黏膜炎可并发血性腹泻,危及生命。5-FU 每周给药1 次对黏膜的毒性比连续 5 天给药的毒性轻。最常引起腹泻的化疗药包括阿糖胞苷(Ara-C)、Act-D、氮杂胞苷、5-FU、羟基脲(HU)、MTX、米托蒽醌和亚硝脲类药。长春碱类药尤其是长春新碱可影响肠道的运动功能而产生便秘和麻痹性肠梗阻,老年人和长春新碱用量高的患者较易发生。

黏膜炎的治疗以对症为主,口腔炎或口腔溃疡疼痛可用局麻药止痛。如果合并念珠菌感染,可用制霉菌素悬液含漱及口服。持续腹泻需要治疗,以减少脱水、电解质失调、衰弱、热量摄取不足和体质量减轻等并发症的发生。应避免刺激性饮食,进食少渣,含蛋白质、钾和热量高的食物,补充水分。根据病情使用止泻药。

(三)肺毒性

博来霉素的肺毒性是博来霉素最严重的不良反应,发作隐匿和迟缓,可于停药后 1 个月以上发生。临床表现为干咳和呼吸急促,X 线片表现为肺弥漫性间质性病变及肺部片状浸润。肺活检可发现肺泡非典型的细胞、纤维性渗出和透明膜等急性期病变,这些改变可发展成为广泛的间质纤维化和肺泡纤维化。博来霉素引起的肺改变属于非特异性。早期诊断比较困难,要与肺部机会性感染或肿瘤发展相鉴别。肺毒性的发生率与博来霉素的剂量和患者的年龄有关,70岁以上患者较容易发生,以往接受过胸部放疗的患者也容易发生。治疗措施包括停用博来霉素,给予皮质类固醇药物。一半轻度或中度肺病变的患者在治疗结束后 9 个月内肺部改变恢复正常。

白消安是第一个被发现可引起肺毒性的化疗药物,肺毒性的临床病理特征与其他化疗药的肺毒性相似,但潜伏期可较长,可在治疗开始 8 个月至 10 年后才发生,平均时间为 4 年。白消安肺毒性的发生率约 4%。毒性产生与药物剂量无直接关系。治疗措施包括停用白消安,给予皮质类固醇治疗,但是预后较差。

卡莫司汀(BCNU)的肺毒性与累积剂量有关,肺毒性发生的时间可在用药后 5 天至 5 年。肺毒性的临床病理特征与其他化疗药的肺毒性相似。皮质类固醇与 BCNU 同时应用不能预防肺毒性产生,用皮质类固醇治疗也无效,因此,要早期发现肺毒性,及时停药。其他亚硝脲类药由于蓄积量较低,很少引起肺毒性。

丝裂霉素肺毒性的发生率差别较大,为 3%~36%,毒性发生与剂量无关,环磷酰胺、放疗和氧治疗等可增加丝裂霉素的肺毒性。丝裂霉素肺毒性的病理特征和临床特征与博来霉素等其他化疗药相似,它通常发生于治疗后的 6～12 个月,但是也可于停药后短期内发生。丝裂霉素可引起胸腔积液和毛细血管渗漏肺水肿综合征,后者可合并发生其他全身性临床表现,例如溶血性尿毒症综合征。一旦发现有可疑的肺毒性,应及早停用丝裂霉素,尽快应用皮质类固醇,后者可产生显著疗效。

(四)心脏毒性

抗肿瘤药物诱发的心脏毒性包括可导致充血性心力衰竭的心肌病心电图改变、严重心律失常、心包炎、心肌缺血和心肌梗死。抗肿瘤药物除了本身可引起心脏病变外,在临床上对患者原有心脏病变的加重要引起高度重视,既要防止过早终止有效的抗肿瘤治疗,也要避免出现与治疗有关的严重并发症。

蒽环类药物是最常引起心脏毒性的化疗药物之一。有约 11% 接受多柔比星治疗的患者会发生短暂性的心电图改变,包括室性心动过速、ST 段低下、T 波变平和偶发性室性期前收缩,这些急性异常与多柔比星总剂量无关,在静脉给药期间或刚给药时发生,停药后心电图改变通常恢复正常,无远期后遗症。充血性心力衰竭是一种与剂量有关的心脏毒性,经常于用药结束后 1～6 个月后发生,也可发生于停药 2 周后,其发作与双侧心室心力衰竭的典型症状和体征相似,心脏组织学和超微结构研究显示,存在局灶性心肌损伤和变性。心衰的发生与多柔比星的总剂量有关,虽然剂量达到 550 mg/m² 时心力衰竭的发生率增加,但是多柔比星诱发的充血性心力衰竭可发生于所有剂量水平。为了预防出现严重的心脏毒性,目前推荐多柔比星的累积总剂量不超过 500 mg/m²。心脏毒性增加的危险因素包括老年人,15 岁以下儿童,有心脏病病史的患者。纵隔放疗或左侧乳腺放疗可增加蒽环类药的心脏毒性,如果这些部位过去接受过放疗,多柔比星的总剂量不应超过 350 mg/m²。虽然心力衰竭有时候是不可逆的,但是用洋地黄和利尿剂治疗通常有效。早期发现和治疗可减轻病情,降低死亡率。可用心电图、左心室射血分数和内膜活检等监测心脏毒性,其中经皮心腔内心肌活检监测心脏毒性最为敏感和准确。

(五)肝脏毒性

肝细胞功能障碍通常由药物或其代谢物引起,是一个急性过程,常见血清转氨酶升高,随着病情发展可产生脂肪浸润和胆汁淤积。容易引起转氨酶异常的药物有左门冬酰胺酶(L-ASP)、6-巯基嘌呤(6-MP)大剂量卡莫司汀、硫唑嘌呤(azathioprine,AZ)、大剂量 MTX、放线菌素 D 和链脲霉素等。所有这些药物都可引起血清谷丙转氨酶和谷草转氨酶升高以及血清胆红素升高,其中 AZ 和 6-MP 常引起胆汁淤积性黄疸,L-ASP 肝毒性的发生率最高,可引起较广泛的肝功能异常,包括酶改变和蛋白质合成障碍,导致血浆白蛋白和脂蛋白及凝血因子降低,凝血时间延长,肝脂肪变性也较常见。肝毒性一般在停药后可恢复。对肝功能较差的患者应注意观察肝功能的变化,对已存在严重肝功能异常的患者禁用化疗;对轻微肝功能异常,如病毒性肝炎血清标志物阳性、脂肪肝或轻度肝硬化等,如确需要化疗,必须同时用保肝药物;对化疗过程中出现的轻度单项谷丙转氨酶升高者,也应同时用保肝药物;对严重肝损害,尤其是发生药物性黄疸者应停用化疗药,积极进行保肝排毒治疗。

(六)肾脏毒性与膀胱炎

抗肿瘤药物引起的泌尿系统反应主要有泌尿道刺激反应和肾实质的损害。引起氮质血症的药物有 MTX、顺铂(DDP)、亚硝脲类、丝裂霉素(MMC)等。引起肾小管损伤的药物有 DDP 和环磷酰胺(CTX)等。CTX 的活性代谢物从尿中排出,刺激性大,可引起化学性膀胱炎。对于肾脏毒性主要是以预防为主。应用 MTX 可配合大量输液和尿液碱化;应用 DDP 可配合利尿剂加水化,增加尿量,降低肾小管中 DDP 的浓度,减轻肾损伤;应用 CTX 需大量摄取水分;应用亚硝脲类应注意药物剂量,一旦出现肾毒性应停药。发现尿素氮轻度增高时,可用尿素氮吸附剂包醛氧淀粉,每次 5～10 g,一日 2～3 次。重度尿毒症则需作血液透析。肾功能异常者应及时减量或停药。一旦出现膀胱炎,应立即停药,通常停药几天后膀胱炎消失。水化和利尿可稀释尿中的药物代谢产物,降低毒性。应用大剂量 CTX 时,还需给予泌尿道保护剂,常用美司钠,后者与药物代谢产物形成对泌尿道无毒性的复合物,从而发挥保护作用。

(七)神经毒性

化疗药物在杀伤肿瘤细胞的同时,所引起的不同程度的神经毒性是临床常见的药物剂量限制性不良反应。长春新碱具有严重的神经毒性,慢性神经毒性是长春新碱的剂量限制毒副作用,主要表现为较轻的可逆性损伤,以外周神经损伤为主,最常见的症状为跟腱反射受抑制,由于不易通过血-脑屏障,脑神经障碍较少见,但可见复视、角膜反射消失、眼睑下垂等。铂类药物的神经毒性主要表现在外周神经系统和背根神经节,而对大脑的损伤较小。对外周神经系统的影响,主要表现为感觉神经传导速度下降,而运动神经传导速度不受影响,甚至出现运动神经的高度兴奋。紫杉醇的神经毒性是外周性的,最常见的是累及感觉神经纤维的周围神经病变,主要表现为双手和足麻木疼痛、腱反射消失;感觉神经病变与紫杉醇的剂量成正比,运动神经病变主要影响近端肌肉;其临床特征是肢端呈手套-袜子状的麻木、灼热感,振动感下降,深腱反射消失,进一步发展则可产生运动神经受损。L-ASP可致大脑功能失常,可见抑郁、昏睡、精神错乱、谵妄、痴呆等。治疗抗神经毒性药物主要是神经营养药物,如维生素类、核苷酸类、钙剂、镁剂、还原型谷胱甘肽等。三磷酸胞苷二钠对草酸铂的神经毒性有明显的预防和治疗作用;葡萄糖酸钙和硫酸镁为草酸盐螯合剂,可避免或减轻草酸铂对神经膜通道的影响;硫酸镁能抑制中枢神经系统的突触传递,并能抑制神经纤维的应激性,还能使镁依赖的ATP酶恢复功能有利于钠泵的运转;化疗药物诱发的急性神经病变与钠离子通道改变有关,多项临床研究认为钠离子通道阻滞剂可以减轻神经毒性,卡马西平具有阻断钠离子通道的作用。但总体来讲,目前尚缺乏非常有效地减少或治疗神经毒性的药物。

(八)毛发脱落

毛发脱落系药物对毛囊中增殖细胞的毒性所致。用药后两周开始出现症状,停药后可以完全恢复,表明毛囊中存在对药物较耐受的慢增殖细胞。有的患者再次使用曾经引起毛发脱落的同一药物时,毛发仍可再生。通过头皮止血带或冰帽局部降温减少药物循环到毛囊,对脱发可能起预防作用。

(九)抑制生育

男性精子生成和女性卵泡形成均可受CTX、苯丁酸氮芥、氮芥等抗癌药物的抑制,生殖毒性可以是暂时性的,但也可以造成永久性不育。累积剂量大,用药持续时间长,往往影响更大。选用适当的药物和适当的联合治疗方案是目前主要的防治措施,预存精子备用也是一种办法。如果女性患者停止化疗后月经开始恢复正常,一般仍可怀孕,不过,对于乳腺癌患者,生育有可能不利于病情控制和稳定,应当避免。

(十)致癌作用

许多抗癌药物与致癌物相似可引起细胞染色体损伤和突变,因此,对于化疗后长期生存的患者,常见于对化疗较敏感的肿瘤,如淋巴瘤、骨髓瘤和卵巢癌等,发生二次肿瘤的风险增加。二次肿瘤多为急性白血病,常发生在化疗后2～4年。烷化剂和丙卡巴肼引发二次肿瘤的报道较多,与放疗合用时,发生率则更高。很难鉴别二次发生的肿瘤是新发的原发肿瘤还是继发于化疗。药物引起的二次肿瘤可能与药物对DNA的损伤和免疫抑制有关。但是,对有可能治愈的肿瘤患者,如霍奇金病等,即使存在引发二次肿瘤的风险,争取化疗依然是值得的。

第二节 造血干细胞移植

多数有效的抗肿瘤化疗药物对正常的骨髓造血细胞都有破坏作用,骨髓抑制是化疗药物的主要剂量限制性毒性之一。造血干细胞移植,是在给予骨髓毁损性的高剂量化疗/放疗剂量后,通过移植自体或异基因的造血干细胞,重新挽救和恢复患者骨髓造血功能的治疗方法。细胞冻存技术和人类白细胞抗原(humanleukocyte antigen,HLA)的发现,为造血干细胞移植的实现提供了重要的技术支持。

造血干细胞移植可以分为自体移植和异基因移植两大类。异基因移植的造血干细胞可来源于 HLA 完全相合的孪生兄弟姐妹、HLA 部分相合的家庭成员、HLA 部分相合的非血缘相关供者以及血缘相关或非相关的脐带血供者等。自体移植是指造血干细胞来源于患者自身。造血干细胞可以通过在全麻下从骨盆骨中多次抽吸骨髓的方法获得(骨髓移植),也可以通过白细胞分离法从外周血中获得(外周血干细胞移植)。

造血干细胞移植的过程可以分为干细胞采集、高剂量化/放疗和造血干细胞回输/骨髓功能重建 3 个主要阶段。高剂量化/放疗方案,又称为预处理方案,可以是单纯化疗、化疗/全身放疗联合或化疗/全淋巴结放疗联合,因含放疗的预处理方案毒副作用大,疗效并未证实有显著优势,现多采用单纯化疗的预处理方案,药物剂量可以是常规剂量的数倍至十数倍不等。高剂量治疗的主要作用包括:①杀伤残存的肿瘤细胞;②使机体处于严重免疫抑制状态,以利于移植造血干细胞的存活;③为移植的造血干细胞提供骨髓内的栖息空间。仅有少数药物符合预处理方案的组成标准,这些药物的相似点是,在高剂量水平下药物的骨髓毒性远远大于其他毒性,如卡莫司汀、环磷酰胺、依托泊苷、阿糖胞苷、美法仑。相反,如蒽环类药物,因有明确的心脏累积毒性,不宜作为高剂量治疗的药物。

自体造血干细胞移植是应用患者自身的造血干细胞,在高剂量治疗后重建造血功能的治疗方法。与异基因移植相比,主要的优势包括:解决了供者问题,使更多患者适合接受移植;不存在移植物抗宿主效应,因而更加安全。不利之处包括:患者自身的造血干细胞可能受到肿瘤细胞的污染;因不存在移植物抗肿瘤效应,复发率高于异基因移植。自体外周血干细胞移植是 1990 年代发展起来的新技术,采用从患者自身的外周血中富集造血干细胞的方法。通常情况下,外周血中的造血干细胞数量很少,但化疗药物和粒细胞/粒细胞-单核细胞集落刺激因子、干细胞因子等,可以促使骨髓中的造血干细胞释放并进入外周血液循环,这一过程称为外周血干细胞动员。成功的动员造血干细胞进入外周血后,就可以通过血细胞分离机,对外周血中造血干细胞进行富集和采集。与传统的自体骨髓移植相比,外周血干细胞移植的主要优势包括采集干细胞的方式更加简单、采集的创伤小,可获得更多数量的造血干细胞和移植后造血功能恢复快等优点,所以外周血干细胞移植在临床上得到了广泛的应用。

自体或异基因造血干细胞移植的选择,主要取决于肿瘤的病理类型和患者自身的特点。目前自体造血干细胞移植主要应用于非霍奇金淋巴瘤、霍奇金淋巴瘤和多发性骨髓瘤,异基因移植主要适用于急性、慢性髓细胞白血病,急性、慢性淋巴细胞白血病等血液系统肿瘤。

第三节 分子靶向治疗

几十年来,随着分子生物学技术和细胞遗传学等领域的发展,对肿瘤发生发展的分子机制,包括染色体异常、癌基因扩增、生长因子及其受体的过表达、肿瘤相关信号转导通路的激活等的认识不断深入,越来越多的针对不同靶点的分子靶向药物用于肿瘤治疗,迅速扩展着肿瘤药物治疗的领域,推进着肿瘤治疗观念和理论的发展。进入 21 世纪是分子靶向药物在临床上获得重大突破、开始取得丰硕成果的时期。分子靶向治疗的研究目前已成为临床肿瘤学中最重要的热点领域。

一、分子靶向治疗的定义和特点

分子靶向治疗,是指"针对参与肿瘤发生发展过程的细胞信号转导和其他生物学途径的治疗手段"。广义的分子靶点包括了参与肿瘤细胞分化、增殖、周期调控、凋亡、迁移、侵袭、全身转移等多个过程的,从 DNA 到蛋白/酶水平的任何亚细胞分子。细胞毒类药物虽然能有效的杀灭肿瘤细胞,但由于针对性不强,会同时损伤机体正常新陈代谢的细胞,由此产生一系列毒性反应。而分子靶向治疗可以相对选择性的作用于与肿瘤细胞相关的分子,相应减少了毒性反应的程度,提高了疗效。而且由于作用机制不同,对一些传统化疗效果不佳的肿瘤,也有可能获得明显疗效。

二、分子靶向药物的作用机制

靶向药物可以通过多种机制干扰肿瘤细胞的增殖和播散,主要有:①干扰或阻断与细胞分裂、迁移和细胞外信号转导等参与细胞基本功能调控的信号转导分子,抑制细胞增殖或诱导凋亡;②直接作用于与凋亡相关的分子,诱导肿瘤细胞的凋亡;③通过刺激或激活免疫系统,直接识别和杀伤肿瘤细胞或通过携带毒性物质杀伤肿瘤细胞;④抑制肿瘤血管新生,破坏肿瘤生长微环境。

乳腺癌的内分泌治疗应该是最早的靶向治疗,作用的分子靶点就是雌激素受体(estrogen receptor,ER)。正常的乳腺上皮细胞表达 ER,雌激素与 ER 结合后,可以促进乳腺上皮细胞的增殖和生长。对于 ER 阳性的乳腺癌细胞,雌激素与 ER 的结合可以促进肿瘤细胞的增殖,阻止这一信号通路的激活,可以抑制肿瘤的生长。目前已有多种不同作用机制的乳腺癌内分泌治疗药物,包括与 ER 竞争性结合的 ER 拮抗剂、抑制雌激素合成的芳香化酶抑制剂和破坏细胞内 ER 的 ER 降解剂等。如今内分泌治疗已经成为乳腺癌术后辅助治疗和晚期姑息治疗的主要治疗选择。

近年来,随着对肿瘤相关分子靶点认识的逐步深入,分子靶向药物有了迅猛的发展,新型分子靶向药物的主要作用靶点有以下。

(1)与信号转导相关的酶抑制剂,如针对 Bcr-Abl 融合蛋白和 c-Kit 激酶的抑制剂伊马替尼、达沙替尼;表皮生长因子受体(EGFR)酪氨酸激酶的抑制剂吉非替尼、厄洛替尼、埃克替尼;原癌基因人类表皮生长因子受体 2(Her-2)酪氨酸激酶的抑制剂拉帕替尼、RAF-MERK-ERK 信号转导通路抑制剂索拉非尼;间变性淋巴瘤激酶(ALK)抑制剂克唑替尼;对 c-kit、血管内皮生长因子受体(VEGFR)、血小板衍生生长因子受体(PDGFR)等双靶点或多靶点起作用的药物舒尼替尼、索拉非尼;mTOR 抑制剂依维莫司等。

(2)抗新生血管生成的药物如抗 VEGF 抗体贝伐单抗、VEGFR 酪氨酸激酶抑制剂和血管内皮抑素等。

(3)作用于细胞表面抗原或受体的单克隆抗体,如针对 B 淋巴细胞表面 CD20 抗原的利妥昔单抗、上皮肿瘤细胞表面 Her-2 抗原的曲妥珠单抗和 EGFR 的西妥昔单抗等。还有针对免疫耐受机制起作用的细胞毒 T 细胞抗原-4(CTLA4)单抗,阻断活化 T 细胞表面的程序性死亡受体(PD-1)或其配体(PD-L1)的单抗等。

(4)泛素-蛋白酶体抑制剂如硼替佐米。

(5)作用于细胞周期的药物如周期素依赖性激酶(cycling kinase CDK)抑制剂和有丝分裂激酶的抑制剂等。

(6)其他,如蛋白激酶C抑制剂、组蛋白去乙酰化酶抑制剂、法尼基转移酶抑制剂和金属蛋白酶抑制剂等。

上述分子靶点的分类只是暂时的,随着新靶点的不断发现,必将有更多种类的靶向治疗药物出现。一些靶向药物不仅是单一的作用靶点,而是多靶点同时阻断。如一些多靶点的酪氨酸激酶抑制剂如舒尼替尼、索拉非尼,能够同时抑制PDGFR、VEGFR 和 FMS 样酪氨酸激酶 3(FLT3)等,既能抑制肿瘤细胞的增生,又能对抗新生血管形成,很难将其简单的归为哪一类靶向药物。

三、分子靶向药物的分类

(一)按照分子靶向药物靶点的空间定位分类

1.作用于细胞膜的药物

此类药物主要是针对跨膜生长因子受体,例如作用于 EGFR 的小分子酪氨酸激酶抑制剂吉非替尼、厄洛替尼和埃克替尼,作用于 EGFR 的单克隆抗体西妥昔单抗,作用于 Her-2 受体的单克隆抗体曲妥珠单抗等。

2.作用于细胞质的药物

此类药物靶向于细胞内信号转导过程,如磷脂酰肌醇 3-激酶(PI3K)抑制剂、哺乳动物雷帕霉素靶蛋白(mTOR)抑制剂替西罗莫司和依维莫司等。

3.作用于细胞核的药物

此类药物靶向于 DNA 或 RNA,例如组蛋白去乙酰化酶抑制剂和西达本胺等。

4.作用于癌细胞外环境的药物

靶向于肿瘤相关血管的药物,如血管内皮生长因子单克隆抗体贝伐单抗、重组人内皮抑制素等。

(二)按照分子靶向药物的结构分类

1.小干扰 RNA(small interfering RNA)

小干扰 RNA 此类药物作用于 RNA。

2.反义寡核苷酸

反义寡核苷酸此类药物作用于 RNA、DNA 和蛋白。

3.经修饰的肽

可作用于生长因子受体、细胞表面抗原、细胞外和细胞内蛋白(例如酶类和信号转导分子)。

4.核酶

作用于肿瘤细胞的 RNA 和 DNA。

5.单克隆抗体

作用于生长因子受体、细胞表面抗原和其他细胞蛋白。

6.小分子

可以作用于细胞结构中几乎所有靶点。

其中最主要的是小分子药物和单克隆抗体类。小分子药物可以穿透细胞膜,通过与细胞内的靶分子结合发挥作用。单克隆抗体类药物不能穿透细胞膜,而是作用于细胞外或细胞表面的分子,如 VEGF 抗体和 B 细胞膜表面抗原 CD20 的单克隆抗体等。

小分子和抗体类药物的研究与开发过程各不相同。小分子药物的研发过程主要是对大量化合物的筛选和优化,首先需要在成千上万种化合物中筛选出与靶分子作用最有效的一种,之后还需要对筛选出的化合物进行化学修饰和再次筛选,最后才有可能进入临床前研究。抗体类药物的诞生是免疫技术和基因工程技术综合发展的结果。最初的抗体是通过用靶分子蛋白免疫动物(通常是小鼠)获得的,但这时的抗体因为是动物源性的,应用于人体后具有较强的免疫原性,容易被人体的免疫机制清除,所以还需要对抗体进行"人源化"以降低其免疫原性。"人源化"是通过基因工程技术,尽可能地将非人类抗体的分子结构部分,替换成人类的抗体分子结构的过程。

四、分子靶向药物的疗效

分子靶向药物的疗效是否可以准确地识别与肿瘤细胞增殖和生存相关的重要靶点分子密切相关。例如多数慢性粒细胞白血病(chronic myeloid leukemia, CML)的发生与 t(9;22)染色体异位有关,该染色体异位使得位于 9 号染色体上的部分 *ABL* 基因与 22 号染色体上的 *BCR* 基因融合。*ABL* 基因编码的 Abl 蛋白是一个调控细胞增殖的重要信号分子,*BCR-ABL* 的基因融合使得具有酪氨酸激酶活性的 Abl 分子处于持续的激活状态,因而导致了粒细胞的持续增殖和 CML 的发生。*Bcr-Abl* 是关键的细胞癌变分子,小分子靶向药物甲磺酸伊马替尼可以特异性抑制 Bcr-Abl 分子的酪氨酸激酶活性,对 CML 具有显著的疗效,可以使 90% 以上的 CML 患者获得临床上的血液学缓解,60% 达到细胞遗传学缓解。

分子靶向药物的疗效与肿瘤细胞是否具有适应的靶点有关。例如 EGFR 的酪氨酸激酶抑制剂吉非替尼,目前已经成为晚期非小细胞肺癌的主要治疗选择之一。但吉非替尼在存在 EGFR 突变患者中的有效率可达近 80%，而在无突变患者中则几乎无效。抗血管生成类药物，在血供丰富的肾透明细胞癌、肝细胞癌中的疗效更好。

分子靶向药物是针对靶点的治疗，即使是不同病理类型的肿瘤，只要存在相应的靶点，均可能有效。比如抗 EGFR 的单克隆抗体，已证实在部分头颈鳞癌、结直肠癌和非小细胞肺癌中均有效，因为 EGFR 在多数上皮来源的肿瘤中均有强弱不同的表达。再例如 Bcr-Abl 酪氨酸激酶抑制剂伊马替尼，因同时具有特异性的抑制 c-Kit 激酶活性的作用，对于 c-Kit 基因突变所致的 c-Kit 激酶异常激活的胃肠间质瘤，治疗有效率可达 80% 以上，而传统的细胞毒类药物对于这类肿瘤基本无效。由此可见，靶向治疗已经使得祖国传统医学所说的"异病同治、同病异治、辨证施治"的理论在现代肿瘤治疗学中成为可能，针对特异性靶点的个体化治疗成为未来肿瘤内科治疗的发展方向。

由于目前在临床应用的小分子靶向药物很多，处于临床研究阶段的更多，不能一一介绍，这里仅举出几种作为范例。

(一)伊马替尼治疗费城染色体阳性的慢性髓系白血病

费城染色体(bcr-abl 基因异位)存在于约 95% 的慢性髓系白血病。伊马替尼是一种小分子酪氨酸激酶抑制剂，可以抑制 bcr-abl 基因。此药治疗 bcr-abl 阳性的慢性髓系白血病患者，血液学缓解率接近 90%，而细胞遗传学缓解率约 50%。伊马替尼的成功之处是能够作用于特定病种中足够常见并且非常重要的靶点。

(二)吉非替尼和厄洛替尼治疗 EGFR 敏感突变阳性的非小细胞肺癌

与伊马替尼不同，吉非替尼和厄洛替尼的最佳适用范围是在临床应用后才发现的。早期的临床试验中已经发现此类药物对部分患者有效，此类患者多为腺癌、非吸烟者、女性、亚裔。此后学者们发现 EGFR 基因突变才是此类药物的疗效预测指标。采用 EGFR 突变作为筛选标准的多个前瞻性对照研究一致表明在 EGFR 基因突变的患者中，EGFR-TKI 的疗效优于化疗，不良反应较化疗轻。而吉非替尼曾经的一项关键性试验未按临床特征富集患者，也未按 EGFR 突变筛选患者，直接导致了此试验的失败，并造成此药在欧美国家的退市。吉非替尼坎坷的研发经历生动而雄辩地说明了分子靶点的发现、确证、检测和适应证把握在分子靶向治疗中的重要性。

(三)索拉非尼治疗肝癌

索拉非尼是多靶点的小分子酪氨酸激酶抑制剂，可以延长晚期肝癌和肾癌患者的生存期。而此前肝癌一直缺少有效的内科治疗药物。索拉非尼的成功说明多靶点分子靶向药物也是可行的,并且分子靶向药物有能力在传统化疗难治的肿瘤领域取得突破。

五、分子靶向治疗面临的挑战

分子靶向治疗作为一种新的治疗手段,使肿瘤的内科治疗有了更多的选择,越来越多的患者从中获益,更使人类对肿瘤的认识上升到了一个新的高度。但是分子靶向治疗进入临床的时间还较短暂,有很多问题尚待解决。

大多数肿瘤的发生机制复杂,其调控系统是一个复合的、多因素交叉的复杂网络,仅仅应用针对一两个靶点的药物很难达到根治肿瘤的目的。另外,肿瘤在发生、发展的初期可能源于单一基因突变,随着肿瘤细胞的不断增殖,可能发生新的基因突变并出现耐药。如在伊马替尼治疗胃肠间质瘤 2 年后,大多数患者都会发生耐药,耐药机制可能与 $c\text{-}Kit$ 或 $PDGFRa$ 基因的继发性突变有关。

分子靶向药物的研究和开发也存在巨大风险。除去临床前筛选的大量失败研究,10 个进入临床试验的药物中大约只有 1 个能最终获得成功。大量的新药终止于 Ⅰ/Ⅱ 期,甚至 Ⅲ 期临床研究。这就要求进行更充分的临床前和转化性研究,寻找出更有效的生物标记物来预测可能获益的特定人群,减少研发的风险。由于分子靶向药物在很多方面与传统化疗药物不同,相应的临床研究设计思路,疗效及毒性评价都需要建立新的标准和规范。上市后的分子靶向药物还需要在临床实践中不断积累应用经验,发现新的问题,提供进一步的研究线索,例如新适应证的探索、不良反应的处理、与传统治疗方法的配合、分子靶向药物之间的配合等等。非常重要的是,分子靶向治疗也要遵循循证医学的原则,需要大量的临床研究数据来形成新的诊疗规范和指导原则,以保障分子靶向药物能够得到正确合理的应用,切实造福患者。

分子靶向治疗推动了肿瘤的个体化治疗,也向人们提出了新的问题,相当部分患者对分子靶向治疗不敏感,如何选择合适的患者群是目前研究的热点。例如 EGFR 基因突变,尤其是 19 和 21 外显子突变,与吉非替尼的疗效密切相关。而抗 EGFR 的单克隆抗体对于无 ras 基因突变的晚期结肠癌才有效等,充分显示出个体化治疗在分子靶向治疗中的重要性并不亚于靶向治疗药物的研发。这就要求人们在寻找有效的生物标记物、揭示药物确切作用机制的同时,迅速地把这些已经发现的研究成果应用到临床实践之中,让那些真正能够获益的患者接受治疗,不合适的患者接受其他治疗,提高整体治疗水平、合理使用医疗资源。为达到这一目标,建立与之相配套的转化性研究和临床分子生物学研究实验室是必需的支撑和保障。在开始治疗前通过各种高敏感性的分子检测技术确定分子靶点状态,是实现对于肿瘤患者的个体化靶向治疗的桥梁。所幸的是,分子靶点的检测技术也在不断取得进步。例如,直接测序法是检测 *EGFR* 基因突变的"金标准",但操作繁琐,灵敏度低,需要较多的组织标本,而新兴的 ARMS 法灵敏性高,能检测到 1% 的突变,正在得到更多应用。肿瘤基因扩增靶点的检测方法目前主要有免疫组织化学(IHC)、荧光原位杂交(FISH)、比色原位杂交(CISH)等,肿瘤基因融合靶点(如非小细胞肺癌的 ALK 融合基因)的检测方法主要有反转录-聚合酶链反应,荧光原位杂交技术和免疫组织化学。这些方法各有优势和缺点,合理利用各种检测方法也是需要认真研究与实践的重要领域。

与传统的细胞毒药物相同,分子靶向药物同样存在耐药,需要不断研究克服继发耐药的策略。多靶点药物的使用、靶向治疗药的联合、靶向药物与化疗药物的联合等都有助于克服耐药。靶向药物与化疗药物联合的例子很多,尤其是在单克隆抗体中,而靶向药物自身联合的研究近年来也逐渐增加。如在肾细胞癌中联合应用贝伐单抗和厄洛替尼的有效率达到 25%,中位至疾病进展时间超过 12 个月,是一个比较成功的联合方案。在乳腺癌中曲妥珠单抗联合拉帕替尼也被证实有不错的疗效。

与传统细胞毒药物相比,分子靶向药物的毒性明显减少,表现的方式也不尽相同,但是仍然需要给予高度重视。EGFR 酪氨酸激酶抑制剂、mTOR 抑制剂等都有出现间质性肺炎的报道。其他的不良反应也不容忽视,如高血压、静脉血栓、心脑血管病变、心脏电生理改变和电解质紊乱等。因为靶向治疗的历史不长,对其他尚未发现的潜在和长期毒性的了解甚少,但随着疗效的改善,患者生存时间的延长,对长期毒性的研究也势在必行。

第四节　肿瘤的抗体治疗

肿瘤的抗体治疗广义上是指利用单克隆抗体进行的治疗,主要是指以肿瘤细胞及其生长微环境中某特定抗原为靶点,利用医药生物技术合成的单抗药物进行的靶向治疗。与传统的抗肿瘤治疗相比,肿瘤的抗体治疗具有特异性强,其安全性和患者的耐受性较好等特点。随着对肿瘤关键靶点认识的深入及抗体制备技术的飞速发展,肿瘤的抗体治疗已经成为肿瘤治疗的重要组成部分,抗体药物正在发挥越来越重要的作用。

一、肿瘤抗体治疗的发展

1891 年德国科学家提出了"神奇子弹"——抗体的概念。1895 年,有学者用人肿瘤细胞免疫后的动物血清进行肿瘤治疗,开辟了肿瘤抗体治疗的先河。1975 年杂交瘤技术问世,使基因工程生产单克隆抗体成为可能,之后嵌合型、人源化、全人源化抗体相继出现,极大地促进了抗体药物在临床上的应用。1997 年,美国 FDA 批准第一个治疗 CD20 阳性 B 细胞淋巴瘤的药物利妥昔单抗上市。1998 年第一个治疗 HER2 阳性乳腺癌的药物曲妥珠单抗被 FDA 批准应用于临床。自此,肿瘤治疗性抗体药物的研发进入了一个快速阶段。目前已有多个肿瘤治疗性抗体药物在临床上应用,成为肿瘤治疗领域最值得期待、最受关注的治疗药物。

二、肿瘤抗体药物的分类

用于肿瘤治疗的抗体药物根据抗体结构可分 3 类:①单克隆抗体;②抗体偶联物(由抗体与"弹头"构成,弹头主要包括细胞毒药物、放射性核素和毒素);③抗体融合蛋白(由抗体片段和活性蛋白构成)。其中单克隆抗体根据其来源又可分为鼠源性、嵌合型、人源化及全人源化抗体。鼠源性抗体因可产生严重免疫反应,限制了其临床应用;人源化和全人源化抗体是目前市场上抗体药物的主流;在人源化抗体的基础上进行改造产生的新一代抗体,其免疫原性更低而亲和性更强,目前大多处于研究阶段。

肿瘤抗体药物根据其作用靶点可分为两大类:一是针对肿瘤细胞本身的抗体,包括针对细胞膜上生长因子受体(如 EGFR、HER-2)和细胞膜分化抗原(如 CD20、CD52);二是针对肿瘤生长微环境,目前临床上研究最多的是抗肿瘤血管和新生血管。

三、肿瘤抗体治疗的作用机制

肿瘤抗体药物的抗肿瘤机制主要如下。

(一)免疫应答

免疫应答是抗体药物杀伤肿瘤细胞的最主要方式,包括抗体依赖的细胞介导的细胞毒性作用(ADCC)和补体依赖的细胞毒性作用(CDC)。

(二)靶点封闭

作为拮抗剂封闭抗原的功能表位,阻断其功能效应。

(三)抗体中和

抗体与靶抗原结合阻断其功能效应的发挥。

(四)信号转导

抗体作用于靶抗原,阻断其下游信号转导,从而影响靶细胞的生存。

(五)免疫调节

抗体作用于免疫细胞,起到免疫调节作用。

(六)靶向载体

利用抗体的高度特异性,以抗体为载体携带抑制肿瘤的效应因子。

四、抗体靶向药物的临床应用

(一)作用于细胞生长因子受体的单克隆抗体

生长因子是一类针对细胞生长有高效调节作用的多肽物质,通过与细胞膜上特异性受体结合而产生生物效应。生长因子及其受体发生基因突变将导致细胞生长增殖失控,引起肿瘤。单克隆抗体与相应生长因子受体结合,阻断细胞增殖信号传导,抑制肿瘤细胞生长,同时也能通过诱导免疫应答杀伤肿瘤细胞。目前针对细胞因子及其受体的单克隆抗体主要有 EGFR 单克隆抗体、HER-2 单克隆抗体、VEGFR 单克隆抗体、IGFR 单克隆抗体等。目前临床应用的主要有如下内容。

1.西妥昔单抗

西妥昔单抗是 EGFR(HER-1)人鼠嵌合型单克隆抗体,2004 年被美国 FDA 批准与伊立替康联合用药治疗 k-RAS 基因野生型、复发或转移性结直肠癌;或单药用于不能耐受化疗的晚期结直肠癌。西妥昔单抗与化疗联合还可用于晚期非小细胞肺癌的一线治疗。西妥昔单抗同时还具有放疗增敏作用,可联合放疗一线治疗局部晚期头颈部肿瘤。

2.尼妥珠单抗

尼妥珠单抗是我国研发的第一个人源化单克隆抗体,作用于 EGFR(HER-1),用于治疗鼻咽癌、头颈部鳞癌和胰腺癌。

3.帕尼单抗

帕尼单抗是全人源化 EGFR(HER-1)单克隆抗体,美国 FDA 批准应用于 RAS 基因为野生型的转移性结直肠癌的治疗。

4.曲妥珠单抗

曲妥珠单抗是 IgG1 的人源化 HER-2 单克隆抗体。曲妥珠单抗可与化疗联合或单药治疗 HER-2 过度表达的转移性乳腺癌;曲妥珠单抗与化疗联合用于

HER-2过度表达乳腺癌的术后辅助治疗和术前新辅助治疗。另外,曲妥珠单抗还可与顺铂或卡培他滨/氟尿嘧啶联合治疗HER-2过度表达的晚期胃癌或胃食管结合部腺癌。

5.帕妥珠单抗

帕妥珠单抗被称作"HER二聚化抑制剂",是罗氏公司开发的另一种重组人源化单克隆抗体。除ADCC、CDC作用外,帕妥珠单抗可通过阻滞HER2与其他HER受体形成杂二聚体,进而抑制肿瘤的生长。帕妥珠单抗已被美国FDA批准用于HER2阳性转移性乳腺癌的治疗,与曲妥珠单抗和杉醇类化疗药联合用于HER2阳性乳腺癌术后的辅助治疗。

6.恩美曲妥珠单抗(T-DM1)

T-DM1由曲妥珠单抗与DM1(细胞毒药物美坦辛)连接而成的全新靶向药物。T-DM1与HER2结合后,发生受体介导的细胞内吞作用,只在肿瘤细胞内释放细胞毒药物进而杀伤肿瘤细胞。2013年,美国FDA批准T-DM1用于HER2阳性转移性乳腺癌的治疗,作为HER2阳性的转移性乳腺癌患者二线治疗药物,T-DM1可以显著延长患者的无疾病进展生存和总生存时间。

7.芬妥木单抗(figitumumab,CP-751,871)

芬妥木单抗是全人源IGF1R单克隆抗体。胰岛素样生长因子(IGFs)是一类具有广泛生物学功能的细胞因子,可促进细胞增殖、分化,抑制凋亡,还具有胰岛素样的生物学活性,分为IGF1和IGF2两种。IGF1受体(IGF1R)具有促肿瘤活性,抗IGF1R单克隆抗体能够封闭肿瘤细胞表面过表达的IGF1R,使其不能与IGF1结合,从而促进肿瘤细胞凋亡。目前正在进行尤文肉瘤、肾上腺肿瘤的Ⅱ期临床试验。

(二)针对细胞膜分化抗原的单克隆抗体

细胞膜分化抗原是指在细胞分化、成熟及活化过程中出现或消失的表面标记,通常以分化抗原簇(clusterof differentiation,CD)来代表。血细胞表面的分化抗原通常称之为白细胞分化抗原,在一些血液系统恶性肿瘤中会出现高表达。单克隆抗体与白细胞分化抗原结合后通过CDC和ADCC效应杀伤肿瘤细胞,还可以直接诱导肿瘤细胞凋亡。CD单抗可与化学药物、放射性核素构成单克隆抗体偶联物,特异性杀伤肿瘤细胞。目前临床主要有以下几种。

1.利妥昔单抗

利妥昔单抗是以CD20为靶点的人鼠嵌合型单克隆抗体,95%以上的B细胞非霍奇金淋巴瘤细胞表达CD20,利妥昔单抗与B淋巴细胞上的CD20

结合,通过 CDC 和 ADCC 作用启动介导 B 细胞溶解的免疫反应。用于治疗 CD20 表达阳性的 B 细胞淋巴瘤、慢性淋巴细胞白血病等。在化疗的基础上联合利妥昔单抗治疗弥漫大 B 细胞及滤泡性非霍奇金淋巴瘤,可显著提高治疗效果。

2.奥滨尤妥珠单抗(obinutuzumab,GA101)

奥滨尤妥珠单抗是新一代的全人源化的 CD20 单克隆抗体,较之前的利妥昔单抗抗肿瘤活性更强,主要用于弥漫大 B 细胞淋巴瘤、滤泡性淋巴瘤和慢性淋巴细胞白血病/小淋巴细胞淋巴瘤(CLL/SLL)的治疗。

3.替伊莫单抗

替伊莫单抗由放射性核素钇与鼠抗 CD20 单克隆抗体构成。托西莫单抗由放射性碘与鼠抗 CD20 单克隆抗体构成,两者均可用于标准化疗及利妥昔单抗治疗无效的B细胞非霍奇金淋巴瘤患者。

4.阿仑单抗

重组人源化抗 CD52 单克隆抗体,CD52 表达于正常及恶性 B 淋巴细胞、T 淋巴细胞、NK 细胞、单核细胞及巨噬细胞表面,但在造血干细胞及成熟浆细胞均无表达,用于治疗进展期慢性淋巴细胞白血病和 T 细胞淋巴瘤。

5.本妥昔单抗

本妥昔单抗是抗 CD30 单克隆抗体与抗肿瘤药—甲基澳瑞他汀 E(MMAE)的偶联药物,于 2011 年被美国 FDA 批准用于复发耐药的霍奇金淋巴瘤及间变大细胞淋巴瘤的治疗。

6.达利珠单抗

达利珠单抗是一种靶向 CD25 的嵌合型单克隆抗体,主要用于治疗皮肤 T 细胞淋巴瘤。

(三)抗肿瘤血管和新生血管生成的靶向药物

肿瘤的生长、浸润和转移与血管的生成密切相关,通过抑制血管内皮细胞的增殖和活性从而抑制肿瘤的血管生成,可以抑制肿瘤的生长和转移而不影响其他宿主细胞。VEGF 是作用最强的血管生成因子,VEGF 和 VEGFR 在肿瘤细胞及肿瘤血管内皮中均呈高表达,是抗肿瘤血管生成最理想的靶点。目前主要药物有以下几种。

1.贝伐单抗

贝伐单抗是人源化的抗 VEGF 单克隆抗体,目前指南批准贝伐单抗用于联合以氟尿嘧啶为基础的化疗治疗转移性结直肠癌及联合化疗(紫杉醇＋卡铂)一线治疗局部进展、复发或转移的非鳞型非小细胞肺癌。

2.阿柏西普

阿柏西普是一种含抗体片段的重组融合蛋白,由 VEGFR1 和 VEGFR2 的胞外区与 IgG1 的可结晶片段融合而成,同样与血管内皮细胞竞争性结合 VEGF,作用机制及疗效与贝伐珠单抗类似。2012 年 8 月,美国 FDA 批准阿柏西普用于治疗转移性结直肠癌。

(四)其他单抗

1.尼诺单抗

尼诺单抗是一种抗程序性死亡受体 1(PD-1)全人源化抗体,T 细胞表面的 PD-1 与肿瘤细胞表面的 PD-1 配体(PD-L1)结合,导致 T 细胞杀伤肿瘤细胞的活性受抑制。抗 PD-1 单克隆抗体竞争性结合 PD-1,从而解除肿瘤细胞对 T 细胞的抑制,使 T 细胞重新获得抗肿瘤活性。尼诺单抗在日本已被获准用于治疗不能手术切除的黑色素瘤。

2.地诺单抗

地诺单抗是第一个靶向核因子 κB 受体活化因子配体(RANKL)的全人源化单克隆抗体,通过结合 RANKL 抑制破骨细胞成熟,预防骨溶解。2010 年一项随机临床试验显示地诺单抗在预防乳腺癌骨转移患者骨相关事件方面优于唑来膦酸。

五、展望

肿瘤抗体治疗以其靶向性高、疗效可靠、毒副作用小等独特的优势,成为肿瘤治疗领域最有发展前途的治疗手段,但是,由于肿瘤的发生机制复杂,针对某一靶点的药物很难达到理想的疗效,因此常常需要联合用药或联合其他治疗手段,靶向相同或不同靶点,肿瘤抗体治疗与抗肿瘤药物的合理结合,开发靶向肿瘤关键靶点的抗体药物,研究设计更安全有效的抗体药物,寻找生物标记指导治疗,是未来抗体治疗的发展趋势。

第五节　肿瘤内分泌治疗

肿瘤内分泌治疗又称肿瘤激素治疗,是指通过调节和改变机体内分泌环境及激素水平,治疗肿瘤的方法。肿瘤内分泌治疗始于乳腺癌。1896 年,一位外科医师报道了双侧卵巢切除治疗局部复发和晚期乳腺癌,取得了良好的效果,拉开了肿瘤内分泌治疗的序幕。此后,有学者于 1939 年描述了雄激素对转移性乳腺癌的治疗作用;Huggins 等人于 1941 年发现睾丸切除术和口服己烯雌酚对晚期前列腺癌具有显著的治疗效果。这些研究是肿瘤内分泌治疗的良好开端,使人们逐渐认识到一些肿瘤的发生、发展与激素失调有关,治疗中可应用一些激素或抗激素类物质使肿瘤生长环境条件发生变化,从而有效控制肿瘤。

随着研究的不断深入,内分泌治疗机制日臻清晰,新的内分泌治疗药物不断涌现,使得治疗效果大大提高,由于内分泌治疗的毒性低,患者的耐受性好,常常作为某些患者的首选治疗。目前,内分泌治疗已经成为肿瘤治疗的重要手段,尤其对激素依赖性肿瘤,如乳腺癌、前列腺癌等,内分泌治疗的疗效甚至超过化疗,在肿瘤的综合治疗中起到不可或缺的作用。

一、肿瘤内分泌治疗作用机制

肿瘤内分泌治疗属于全身治疗,是肿瘤综合治疗的重要组成部分,它通过改变机体内分泌环境达到治疗肿瘤的目的。一些肿瘤细胞可表达激素受体,其生长和分裂受激素水平的影响,称为激素依赖性肿瘤,给予相应的激素或抗激素治疗,可产生抗肿瘤作用。激素依赖性肿瘤主要来源于激素靶器官,如乳腺癌、子宫内膜癌、卵巢癌、宫颈癌、前列腺癌等;还可来源于非激素靶器官,如部分胃癌、肝癌、大肠癌、黑色素瘤等肿瘤组织中可检测到激素受体,内分泌治疗对这些肿瘤也有一定效果。肿瘤内分泌治疗机制主要包括降低激素水平和阻断激素与受体的结合两个重要的环节。

(一)降低激素水平

体内激素产生及调节机制:下丘脑、垂体、靶腺体分别合成和分泌不同功能的激素,彼此间互相调节,形成下丘脑-垂体-靶腺体轴,确保人体生理功能的正常发挥。因此,降低激素水平可以通过两个途径实现,一是中枢水平抑制下丘脑调节肽的产生,致使下游激素合成和分泌减少;二是在外周水平抑制激素产生。

1.中枢水平抑制激素产生

(1)通过促性腺激素释放激素类似物和拮抗剂减少激素的产生:促性腺激素释放激素类似物(GnRHa)和 GnRH 拮抗剂可与 GnRH 竞争性结合垂体 GnRH 受体,减少黄体生成素(luteinizing hormone,LH)和促卵泡激素(follicule-stimulating hormone,FSH)的分泌,从而降低雌激素、孕激素和雄激素的水平,这种方法也称为药物去势。GnRHa 是乳腺癌和前列腺癌内分泌治疗中最常用的一类去势药物,具有可逆、不良反应小的优点。GnRH 拮抗剂目前仅用于晚期前列腺癌的治疗。

(2)通过负反馈调节机制减少激素的产生：在下丘脑-垂体-靶腺体轴中，下游激素水平增加，可以负反馈抑制上游激素水平，从而降低下游激素水平。①雌激素和雄激素：雌激素是前列腺癌内分泌治疗的常用药物，可通过负反馈抑制 GnRH 的分泌，减少雄激素的产生，而达到治疗肿瘤的目的；雄激素可通过负反馈减少雌激素的产生，对乳腺癌有一定的治疗作用，然而由于其不良反应较大，目前在乳腺癌治疗中的应用越来越少。②甲状腺素：在甲状腺癌的治疗中，补充甲状腺素不仅可以维持机体内甲状腺素水平，而且可以通过负反馈抑制下丘脑-垂体-甲状腺轴，降低促甲状腺激素(thyroid stimulating hormone，TSH)的水平，抑制 TSH 引起甲状腺组织的生长，从而治疗甲状腺癌。

2.外周水平抑制激素的产生

(1)手术去势：通过手术切除腺体达到抑制腺体的功能，如双侧卵巢切除术和双侧睾丸切除术，分别是乳腺癌和前列腺癌治疗中常用的方法，特点是能够迅速、有效地降低激素水平。

(2)放射去势：通过射线破坏腺体的功能，如乳腺癌可采用卵巢放射去势，但由于可造成毗邻器官的放射损伤及可能卵巢功能阻断不完全而较少应用。

(3)抑制雄激素向雌激素转化：绝经后女性卵巢功能已经衰退，雌激素主要来源是肾上腺产生的雄激素经芳香化酶作用转化而成，很多外周组织如脂肪、肌肉、肝脏及乳腺组织中存在芳香化酶。芳香化酶抑制剂(aromatase inhibitors，AI)能抑制芳香化酶的活性，从而阻止雄激素向雌激素转化。AI 可分为：①类固醇类芳香化酶灭活剂，代表药物为依西美坦，与雄激素竞争性占领芳香化酶的活性位点，并以共价键形式与酶不可逆结合，引起永久性酶灭活；②非类固醇芳香化酶抑制剂，代表药物为阿那曲唑和来曲唑，与雄激素竞争芳香化酶活性位点，并以离子键与酶可逆性结合。

(二)阻断激素与受体结合

雌激素、孕激素和雄激素均属于类固醇类激素，脂溶性，易穿过细胞膜进入细胞内，与受体结合，形成活性复合物，进入细胞核，激活 DNA 转录，刺激细胞增殖。因此，通过阻断这些激素与其受体的结合，可以抑制肿瘤细胞的生长。常用的受体拮抗药物包括：①选择性雌激素受体调节剂(selective estrogen receptor modulator，SERM)：通过与雌激素竞争性结合 ER，阻断雌激素的促增殖作用，主要用于乳腺癌的治疗，是目前应用最为广泛的乳腺癌内分泌治疗药物；②雄激素受体拮抗剂：与 AR 竞争性结合，抑制雄激素进入细胞核，阻断雄激素对前列腺癌的作用。由于单用此药,可加速 LH 和 FSH 的生成,使血浆中睾酮和雌二醇水平增加,常常需与 GnRHa 联用治疗前列腺癌。

二、肿瘤内分泌治疗药物分类

药物治疗是肿瘤内分泌治疗的主要手段。根据作用机制不同,将内分泌药物分为以下 3 类:①减少激素产生药物;②阻断激素与受体结合药物;③其他(表 5-1)。

表 5-1 肿瘤内分泌治疗药物分类

	药物分类	代表药物	药理作用
减少激素产生药物	中枢水平抑制激素产生 GnRHa 和 GnRH	戈舍瑞林 亮丙瑞林 地加瑞克	竞争性与 GnRH 受体结合,拮抗 GnRH 受体,减少 LH 和 FSH 的分泌,进而减少雌激素和雄激素的产生
阻断激素与受体结合药物	外周水平抑制激素产生	阿那曲唑 来曲唑 依西美坦	与芳香化酶可逆性结合或不可逆结合,抑制酶活性,阻断雄激素转化为雌激素
	SERM	他莫昔芬 托瑞米芬 氟维司群	与雌激素竞争性与 ER 结合,抑制雌激素作用;氟维可群还可以降解 ER 受体
	雄激素受体结合剂	氟他胺 比卡鲁胺	竞争性结合雄激素受体,抑制雄激素作用
其他	激素类	己烯雌酚 甲地孕酮 丙酸睾酮	与相应受体结合拮抗其他性激素,反馈抑制 GnRH 的产生。进而减少外周性激素合成与分泌
		甲状腺素	抑制 TSH 分泌
	生长抑素类似物	奥曲肽	

三、内分泌治疗在肿瘤治疗中的应用

内分泌治疗是激素依赖性肿瘤重要的全身治疗手段,在肿瘤的治疗中发挥着重要作用。下面重点介绍几种常见肿瘤的内分泌治疗。

(一)乳腺癌的内分泌治疗

乳腺癌的内分泌治疗,不仅能够降低术后患者的复发风险,提高无病生存率和总生存率,而且能够延长复发转移患者的无进展生存期,改善患者生活质量和延长总生存时间。

1.乳腺癌内分泌治疗的生物学基础

乳腺是一个激素反应器官,正常乳腺上皮细胞含有多种激素受体,如 ER 和 PR,其生长发育有赖于多种激素的协调作用。乳腺发生癌变后,部分癌细胞可以保留全部或部分激素受体,生长发育仍受激素环境影响,即为激素依赖性肿瘤,占乳腺癌的 50%~60%,而有些细胞在癌变过程中,受体保留很少或完全丧失,生长不再受激素的调控,则属非激素依赖性肿瘤。雌激素主要通过 ER 介导的基因转录促使乳腺癌细胞增殖,此外尚可促进癌细胞自分泌和旁分泌多种生长因子如胰岛素样生长因子(IGF)、表皮生长因子(EGF)等,进一步促进乳腺癌细胞(包括非激素依赖性癌细胞)增殖,并对乳腺癌恶性表型的维持起重要作用。

2.乳腺癌内分泌治疗的指征和影响因素

激素依赖性乳腺癌是内分泌治疗的适应证。对于辅助治疗的患者,只要 ER 或 PR 阳性(免疫组化方法显示阳性细胞比例≥1%为阳性界值),不论其年龄、月经状况、肿瘤大小和区域淋巴结是否转移,术后都应该接受辅助性内分泌治疗。对于晚期乳腺癌患者,ER 或 PR 阳性是内分泌治疗的指征;而少数 ER 和 PR 阴性者也有因内分泌治疗获益的机会。若患者符合以下条件:年龄>35 岁,辅助内分泌治疗后无复发生存(DFS)>2 年,病情进展缓慢,骨和软组织转移及无症状的内脏转移,均可尝试给以内分泌治疗。

乳腺癌内分泌治疗的疗效受肿瘤细胞 ER 或 PR 表达强度和百分比影响,ER 或 PR 表达强度越强,百分比越高,从内分泌治疗获益的可能性越高。此外还受以下因素影响:①乳腺癌的分子分型;②患者年龄(是否绝经);③肿瘤转移部位;④其他生物学指标(如 EGFR、cerbB-2)等。

3.乳腺癌内分泌治疗的方法

(1)手术及放射去势:由于具有创伤性和不可逆性,常常被药物去势所取代。

(2)药物治疗:内分泌药物治疗具有毒副反应小,治疗期间患者生存质量较高等特点,是治疗乳腺癌的主要的方法。根据药物不同的作用机制,大致可以分为以下几类。①为雌激素竞争性抑制剂,代表药物为他莫昔芬,此外还有雷洛昔芬、托瑞米芬等,适用于任何年龄。②为 AI,目前临床中常用第三代 AI,代表药物为来曲唑、阿那曲唑、依西美坦。对于卵巢仍有功能的尚未绝经的乳腺癌患者,AI 不仅无法有效降低体内高水平的雌激素,而且还会诱发异常排卵,并导致严重内分泌失调。因此绝经前患者禁用 AI 类药物,除非双侧卵巢切除或同时采用药物性卵巢去势。③为药物性卵巢去势,代表药物戈舍瑞林及亮丙瑞林。其最大优势是停药后月经有可能恢复。④为 ER 拮抗剂(又称 ER 下调剂),代表药物是氟维司群。由于氟维司群问世不久,对它的研究还有待深入。⑤为孕激素类,代表药物是甲地孕酮和甲羟孕酮。由于孕激素具有增强食欲的作用,因此还被用于晚期伴恶病质患者的支持治疗。

4.乳腺癌内分泌治疗的应用

新辅助内分泌治疗:是指术前进行的内分泌治疗,其目的是使乳腺癌原发病灶和区域淋巴结降期,从而提高乳腺癌的局部控制率,并为可能需要行乳房切除术的患者提供保留乳房的机会。

辅助内分泌治疗:对于 ER 和(或)PR 阳性的乳腺癌患者,术后都应该接受辅助内分泌治疗,尤其适用于不能耐受化疗的老年患者和一般情况较差且伴有较多并发症的患者。辅助内分泌治疗不仅可以降低局部和远处复发风险,还可以提高总生存率。未绝经或围绝经期的患者可以选择的内分泌治疗方法包括:他莫昔芬;单用卵巢去势(手术或药物);卵巢去势＋他莫昔芬。建议在完成辅助化疗后开始。绝经后的内分泌治疗方法包括:第三代 AI;他莫昔芬;或他莫昔芬与 AI 交替应用。辅助内分泌治疗的时限推荐为 5～10 年。

解救内分泌治疗:晚期转移性乳腺癌治疗的主要目的是缓解症状、提高生活质量和延长生存期。由于内分泌药使用方便、疗效确切且毒性小,故特别适合于晚期乳腺癌的治疗。晚期乳腺癌内分泌治疗的决策更需要个体化,总体原则是对于激素依赖型乳腺癌,除非有明显症状的内脏转移急需化疗救治,否则应首选内分泌治疗;每一种内分泌治疗措施都应尽可能长期应用,而不应过分苛求肿瘤的退缩,只要没有明确的证据显示肿瘤进展,切忌随意停药或换药。

(二)前列腺癌的内分泌治疗

内分泌治疗是晚期前列腺癌的主要治疗方式,对大多数患者都有一定疗效。在 70％～80％ 的患者中内分泌治疗可以阻止和延缓肿瘤的生长。而对于淋巴结阳性前列腺癌患者行根治性前列腺切除和盆腔淋巴结清扫术后给予内分泌治疗,可改善生存,降低局部复发风险。

1.前列腺癌内分泌治疗的生物学基础

前列腺是雄激素依赖性器官,大多数前列腺癌生长依赖于雄激素(睾酮),减少或拮抗体内雄激素可使癌变的前列腺上皮细胞凋亡,抑制癌细胞生长。90％～95％ 的雄激素在睾丸内产生,通过下丘脑-垂体-睾丸轴的反馈机制进行调控;不足 5％ 的雄激素则由肾上腺皮质分泌,对前列腺最多可提供 40％ 的活性雄激素。内分泌治疗是指消除雄激素的活性作用，可通过以下途径：①抑制垂体的促性腺激素释放，抑制睾酮的产生；②双侧睾丸切除术，去除睾酮的产生来源；③直接抑制类固醇的产生；④抑制靶组织中雄激素的作用。

2.前列腺癌内分泌治疗方法

手术治疗主要指双侧睾丸切除术，是去势治疗的金标准，但由于手术对患者的生活质量和心理状态会造成严重影响，使患者很难接受。药物治疗是前列腺癌内分泌治疗的主要手段，包括促性腺激素释放激素类似物、雄激素受体拮抗剂、雌激素类药物、孕激素类药物、抗肾上腺药物等。

从治疗方式上可分为四类，即单纯去势治疗、单纯抗雄激素治疗、最大限度雄激素阻断治疗以及间歇性内分泌治疗。

（1）单纯去势治疗：药物去势和手术去势疗效相当。GnRHa 是目前使用最广泛的去势药物，常用的有亮丙瑞林、戈舍瑞林，适用于各期前列腺癌，但约10％患者注射 GnRHa 后睾酮无法达到去势水平，这部分患者仍需行手术去势。

（2）单纯抗雄激素治疗：抗雄激素药物分为类固醇类和非类固醇类。类固醇类药物不良反应显著，目前临床应用以非类固醇类药物为主。非类固醇类代表性药物是氟他胺、比卡鲁胺，该类药物在竞争性结合 AR 的同时，抑制雄激素对下丘脑的负反馈，促使垂体 LH 及 GnRH 分泌增多，刺激睾丸睾酮分泌，所以能够保持患者的性欲和性功能但疗效也会降低。单纯抗雄激素治疗较药物或手术去势疗效差，只推荐用于治疗后复发的患者。

（3）最大限度雄激素阻断：最大限度雄激素阻断（maximal androgenic blockade，MAB）是指应用手术或药物同时去除或阻断睾丸和肾上腺来源的雄激素，常用的方法为去势与抗雄激素药物联合应用。但目前尚无证据显示多种方法的联合应用较单纯去势更有效。MAB 多用于单纯去势治疗（手术或药物）血清睾酮浓度≥50 ng/dL 的患者。值得注意的是减少循环雄激素很可能导致 AR 上调，从而使前列腺癌复发并进展为雄激素非依赖性前列腺癌，给治疗带来困难。

（4）间歇性内分泌治疗：间歇性内分泌治疗（intermittent hormonal therapy，IHT）是指患者接受内分泌治疗直到睾酮下降至去势水平、PSA 降到正常水平以下，此时停止治疗；而后根据肿瘤发展情况（如 PSA 升高等）再次开始内分泌治疗，如此循环反复，一般推荐每循环治疗时间为 8～9 个月。

前列腺癌内分泌治疗多采用 MAB 方法，也可单用药物去势。IHT 可延长雄激素非依赖性前列腺癌出现时间，保留患者性功能，提高生活质量，降低治疗费用。但 IHT 不可应用于症状明显、病变发展迅速的患者。IHT 能否延长患者的生存期尚未得出结论，能否代替长时期的雄激素阻断治疗还需进一步的临床研究。

3.前列腺癌内分泌治疗应用

（1）新辅助内分泌治疗：部分前列腺癌患者的临床分期可能被低估，前列腺癌新辅助内分泌治疗可以减少肿瘤体积，降低临床分期，减少淋巴结浸润。目前，新辅助内分泌治疗不推荐用于将要进行根治性前列腺切除术的患者，而在放疗前应用可延长患者的生存期。

（2）辅助内分泌治疗：辅助内分泌治疗即根治性前列腺切除术或放疗后给予的预防复发转移的内分泌治疗，适用于术后病理示淋巴结阳性及伴有高复发风险的放疗后前列腺癌患者。对于淋巴结阳性的患者，推荐术后立即持续应用辅助内分泌治疗。目前，前列腺癌辅助内分泌治疗疗程尚有争议，根据复发风险分级及其他联合治疗方案的不同，可以进行 4～6 个月或 2～3 年的辅助内分泌治疗。

（3）解救内分泌治疗：解救内分泌治疗能够有效缓解症状、提高生活质量和延长生存期，已被推荐为晚期前列腺癌的一线治疗方法。虽然内分泌治疗对大多数前列腺癌有明显的疗效，但几乎所有患者最终将转变为去势抵抗性前列腺癌。去势抵抗性前列腺癌的发生机制可能与性腺外雄激素产生增多、AR 变异或表达增加，导致癌细胞对雄激素更为敏感有关。此时雄激素受体信号通路仍然是重要治疗靶点，二线内分泌治疗对某些去势抵抗性前列腺癌患者仍有效。

（三）其他肿瘤的内分泌治疗

1.子宫内膜癌

子宫内膜癌分为激素依赖型肿瘤和非激素依赖型肿瘤两型。激素依赖型肿瘤占子宫内膜癌 80% 以上，多见于绝经前妇女，组织类型多为高分化腺癌，对孕激素等内分泌治疗敏感。孕激素通过与 PR 结合，进入细胞核，影响细胞内 DNA 的转录反应，延缓 DNA 和 RNA 的复制，抑制肿瘤细胞的生长。他莫西芬单药治疗子宫内膜癌有效率低，不推荐单独使用，与孕激素联用，可增加孕激素的作用。

2.甲状腺癌

甲状腺癌细胞表面存在 TSH 受体，TSH 通过与癌细胞表面的受体结合促进肿瘤细胞的增殖。通过补充甲状腺素，可以抑制垂体前叶 TSH 的分泌，从而抑制 TSH 对甲状腺组织的刺激,达到治疗肿瘤的目的。口服甲状腺素对生长缓慢、分化良好型甲状腺癌疗效较好,可用于治疗体质差不能手术切除或术后复发转移的晚期患者,也可以用于预防术后复发。

3.胰腺内分泌肿瘤

胰腺内分泌肿瘤又称胰腺 APUD 肿瘤,能分泌大量多肽激素,进入血液循环,与靶细胞膜上的特异受体结合,通过酶系统激活相应靶细胞的生理活性,产生相应症状。生长抑素能够抑制多种激素的作用,奥曲肽是一种人工合成的含有 8 个氨基酸的生长抑素类似物,它保留了生长抑素中发挥生物学活性的四肽序列,能够抑制生长激素、胰岛素、胰高血糖素、胃泌素等激素分泌,适用于姑息肿瘤的患者。

4.卵巢颗粒细胞瘤

卵巢颗粒细胞瘤可分泌雌激素且颗粒细胞瘤中存在孕激素受体,这些都是激素治疗颗粒细胞瘤的依据。对于一线化疗失败的颗粒细胞瘤,甲羟孕酮可诱导肿瘤缓解,甲羟孕酮的疗效与使用剂量有一定的关系,近年来发现促性腺激素释放激素激动剂也有一定的疗效。

5.消化道类癌

内分泌治疗是转移性不能手术的消化道类癌的治疗首选方法,最有效的内分泌治疗药物(生长抑素类似物)是长效的兰瑞肽和短效的奥曲肽。兰瑞肽和奥曲肽具有抑制生长激素、胰岛素、胰高血糖素、胃泌素及胃酸分泌的作用,因此除治疗作用外,还可以用于缓解多种消化道内分泌肿瘤患者的神经内分泌症状,如胃泌素瘤、血管活性肠肽(VIP)瘤、类癌综合征、胰岛素瘤、生长激素释放激素瘤、胰高血糖素瘤和胰源性异位库欣综合征等。

(四)结语与展望

内分泌治疗是肿瘤综合治疗的重要手段,其价值越来越受到重视。内分泌治疗虽然给患者带来了较高的临床获益率,但仍有许多问题亟待解决,比如副作用的避免和有效缓解,用药时间的合理确定,与分子靶向治疗联合的疗效等。目前内分泌治疗抵抗已成为临床常见问题,以乳腺癌为例约有 30% 受体阳性患者存在内分泌治疗原发耐药,并且几乎绝大部分初治有效的患者在应用内分泌药物一段时间后会出现继发耐药,内分泌治疗耐药机制及应对措施有待进一步研究。随着对肿瘤认识的深入及新的内分泌药物的出现,内分泌治疗的模式将不断完善,疗效也将会进一步提高。医生在综合考虑患者肿瘤的特点,患者的身体状况,评估肿瘤对治疗的反应性、治疗可能的获益情况等因素后制定个体化的治疗方案将是肿瘤内分泌治疗的发展方向。未来将不再局限于对器官或细胞水平上的激素生理、药理作用、激素释放调节的研究,而是深入到分子水平对激素的基因调控机制、激素与受体的相互作用机制及受体的信息转化和传递等一系列问题进行深入细致的研究。从而推动新药的研发,提高个体化治疗水平、降低药物不良反应、克服激素耐药等。

第六章

肿瘤的放射治疗

第一节　放射物理学

　　肿瘤放射物理学是放射治疗的重要组成部分,是物理学的概念和原理在肿瘤放射治疗中的应用,放射肿瘤学的发展和取得的成就与放射物理学的发展密不可分。放射物理研究的内容包括放射治疗设备的特性、治疗射线的性质和特点、各种射线的剂量学、放射治疗实施过程以及质量控制和保证等。

一、射线与物质的相互作用

　　电离辐射是一切能引起物质电离的辐射总称。根据是否带电荷可将辐射源分为带电粒子和非带电粒子。带电粒子包括 α 粒子、β 粒子和质子等,具有足够动能的带电粒子与原子中的电子碰撞引起物质电离称为直接电离。非带电粒子包括 X 线,γ 线和中子,它们本身不能使物质电离,但能与原子的壳层电子或原子核作用产生次级粒子,如电子、反冲核等,次级粒子再与物质中的原子作用,引起原子电离,称为间接电离。

(一)带电粒子与物质的相互作用

　　具有一定能量的带电粒子入射到靶物质中,与物质原子的核外电子或原子核发生碰撞作用。

1.电离和激发

　　带电粒子从靶物质原子旁经过时,入射粒子与壳层电子之间发生静电库仑力作用,壳层电子获得能量。如果壳层电子获得的能量足够大,能够克服原子核的束缚而脱离出来成为自由电子。这时,物质的原子便被分离成一个自由电子和一个正离子,它们合称离子对。这个过程就称为电离。脱离出来的自由电子通常具有较高的能量,它又可以引起其他原子或分子电离,称为次级电离。如果入射带电粒子给予靶物质原子的壳层电子能量较小,还不足以使它脱离原子的束缚而成为自由电子,但可由能量较低的轨道跃迁到较高的轨道上去,这个现象称为原子的激发。处于激发态的原子是不稳定的,它可以自发地回到原来的基态,其中多余的能量以可见光或紫外光的形式释放出来。

2.韧致辐射

带电粒子从靶物质原子旁经过时,在原子核库仑场的作用下运动方向和速度发生变化,带电粒子的一部分动能转化成具有连续能谱的 X 线辐射出来,这种辐射称为韧致辐射。

3.散射

带电粒子与靶物质原子核相互作用,带电粒子只改变运动方向,不改变能量,称为散射。散射一般发生在能量低、速度慢、质量轻的带电粒子,方向改变的大小与带电粒子的质量有关。

4.核反应

具有足够高能量的重带电粒子与原子核发生碰撞,被击中的核子在内部级联反应过程中离开原子核,失去核子的原子核处于高能量的激发态,将通过一些较低能量的核子和 γ 射线退激。

(二)X(γ)线与物质的相互作用

与带电粒子相比,X(γ)线与物质的相互作用表现出不同的特点:①X(γ)线不能直接引起物质原子电离或激发,而是首先将能量传递给带电粒子;②X(γ)线与物质的一次相互作用可以损失其能量的全部或很大一部分,而带电粒子则是通过多次相互作用逐渐损失能量;③X(γ)线入射到物体时,其强度随穿透物质厚度近似呈指数衰减,而带电粒子有确定的射程,射程之外观察不到带电粒子。X(γ)线与物质相互作用时可发生 3 种主要的效应有下列内容。

1.光电效应

X(γ)光子与介质的原子相互作用时,光子能量全部传递给原子中的一个电子,获得能量的电子离开原子成为自由电子(光电子)。原子的电子轨道出现一个空位而处于激发态,它将通过发射特征 X 线或俄歇电子的形式回到基态,这个过程称为光电效应。光电效应是低能(10～30 keV)X(γ)线与物质相互作用的主要方式。

2.康普顿效应

X(γ)光子与介质的原子相互作用时,光子将部分能量传递给原子中的一个电子,电子获得能量脱离原子,光子本身运动方向发生改变。这个过程称为康普顿效应。临床常用的高能 X(γ)线与物质相互作用方式主要是康普顿效应。

3.电子对效应

X(γ)光子从原子核旁经过时,在原子核库仑场的作用下形成一对正负电子,此过程称为电子对效应。发生电子对效应的光子能量至少>1.02 MeV,一般来讲能量>25 MeV 的光子与物质相互作用时以电子对效应为主。

二、放射治疗的实施方式

按射线源与人体的位置关系可将放射治疗分为两种基本照射方式:①外照射,放射源位于体外一定距离对人体进行照射,又称之为远距离照射,这是临床最常用、最主要的放射治疗方式;②内照射,即近距离治疗,将放射源直接置于被照射的组织内或放入人体天然的腔内,如乳腺癌、舌癌及前列腺癌插植治疗,鼻咽癌、宫颈癌腔内治疗。

外照射是临床最常用的治疗方式,其放射源可以是放射性核素,如 ^{60}Co 治疗机,也可以是产生不同能量 X 线的 X 线治疗机和加速器,还可以是产生电子束、质子束、中子束及其他重粒子束的各类加速器。与下述近距离治疗不同,外照射大部分射线被均整器、准直器、限束器等屏蔽,治疗只是利用其少部分射线。

近距离治疗的放射源是放射性核素,常用的放射源有 ^{60}Co、^{137}Cs、^{192}Ir、^{125}I,其放射源活度一般较小,治疗距离短,约在 5 mm 到 5 cm 之间,放射源周围组织剂量高,靶区剂量分布不均匀,而远隔组织由于距离平方反比定律的影响,剂量较低。利用近距离治疗物理学特性可以给予肿瘤局部高剂量而周围正常组织较低的剂量。现代后装近距离技术不仅可以优化剂量分布,布源更加精确合理,而且应用遥控技术大大减少了工作人员所受辐射剂量。

三、放射治疗设备

1950 年前放射治疗机器仅能产生千伏级 X 线,如接触 X 线(40～50 kV)、浅表 X 线(50～150 kV)和深部 X 线(150～500 kV)。千伏级 X 线穿透力低,仅适合浅表肿瘤治疗。1951 年加拿大生产出第一台 ^{60}Co 治疗机后,千伏级 X 线治疗机逐渐退出历史舞台,目前仅在少数单位用于治疗皮肤肿瘤。临床上现主要使用的外照射设备有直线加速器、^{60}Co 治疗机及部分重粒子装置。

(一)^{60}Co 治疗机

^{60}Co 治疗机是第一种兆伏级外照射治疗设备,它是将放射性核素 ^{60}Co 所产生的 γ 射线经准直系统准直后来照射肿瘤。^{60}Co 是一种人工放射性核素,核中能

量主要以 γ 射线形式释放,最终衰变成镍。^{60}Co 衰变释放的 γ 射线包括两种能量:1.33 MeV 和 1.17 MeV,平均能量 1.25 MeV。^{60}Co 半衰期为 5.27 年,即每月衰减约 1.1%,因此每 4～5 年需要更换一次放射源。与千伏级 X 线治疗机相比,^{60}Co 治疗机释放的 γ 射线能量较高,穿透能力强,可以用于治疗深部肿瘤,同时旁向散射小,周围剂量跌落快,有利于保护周围正常组织。千伏级 X 线最大剂量点在皮肤表面,而 ^{60}Co 最大剂量点在皮下 5 mm,因此皮肤反应较轻。千伏级 X 线以光电效应为主,骨吸收能量较软组织大得多,而在 ^{60}Coγ 射线中康普顿效应占优势,骨和软组织吸收剂量相近,因此,这两种射线在临床应用中对皮肤的反应和骨质的影响均有其不同的特征。

^{60}Co 治疗机虽然提高了能量,但其百分深度量仍不能满足胸、腹等深部肿瘤治疗需要,而且存在放射源污染问题,随着高能医用加速器的问世,^{60}Co 治疗机在临床应用逐年减少。

(二)直线加速器

第一台医用直线加速器于 1953 年在英国开始使用并逐渐成为放射治疗的主流设备。直线加速器是高频电磁波通过微波加速装置使普通电子(约 50 keV)加速到高能电子,高能电子直接引出照射肿瘤即电子束治疗,或高能电子打靶(钨、铂金)产生 X 线照射肿瘤即 X 线治疗。目前大多数直线加速器既能进行 X 线治疗也可以实行电子束治疗,按 X 线能量一般分为低能 X 线(4～6 MV)和高能X 线(15～18 MV),仅具有低能 X 线加速器称为低能单光子直线加速器,同时具有低能和高能的 X 线加速器称为双光子直线加速器。

现代直线加速器具有很多优点,其放射源可以沿着机臂中心轴旋转,在人体位置不改变的情况下完成各个不同方向的照射,即等中心治疗。现代直线加速器还装配有多叶准直器(multileaf collimator,MLC),MLC 是用来产生适形照射野的机械运动装置件,俗称多叶光栅,它可以替代射野挡块形成不规则照射野,避免熔铅和挡块加工过程中铅对工作人员健康的影响。MLC 一般由 20～120 对紧密排列的叶片组成,每一叶片通过计算机控制的微型电机独立驱动。叶片的宽度决定了多叶准直器所组成的不规则野与计划靶体积形状的几何适形度,叶片越窄,适形度越好,但加工较困难,造价高。叶片的厚度必须能使穿过的射线强度低于原射线的 5% 以下,即至少需 4～5 个半价层厚度。由于需保持叶片间低阻力的相对动态移动,叶片间常有一些漏射线,会降低叶片对原射线的屏蔽效果,所以叶片厚度需适当增加,一般需要 5 cm 厚的钨合金。如果将漏射线剂量降到 2% 以下,通常需钨合金的厚度达 7.5 cm。

除了宽度和厚度,叶片外形设计也非常重要,为了减少相邻叶片间的漏射,叶片的侧面多采用凹凸槽相互镶嵌的结构或台阶式结构。为了使叶片的底面和顶面在与运动方向垂直的平面内会聚到 X 线靶的位置,叶片的横截面应是梯形结构,即底面的宽度应大于顶面的宽度,使得任何一个叶片都与从源(靶)辐射出且通过此面的射线平行,以减少穿射半影。

多叶准直器提供了一种实用的适形治疗方法,它是在常规治疗准直器上的一种改进,使得射野形状能随靶区形状改变,多叶准直器的问世使适形调强放射治疗变得简单可行。

(三)重粒子治疗设备

重粒子指质量较大的粒子如快中子、质子、负介子以及氮、碳、氧、氖离子等,而电子质量小,称为轻粒子。重粒子一般在回旋加速器中产生。目前临床开始使用的重粒子治疗机有中子治疗机、质子治疗机和重离子治疗机等。重粒子治疗近几年受到广泛关注,主要是因为:①物理学优势,重粒子在体内形成 Bragg 峰,从物理学上优化了剂量分布;②生物学优势,高 LET 射线增加肿瘤对放射治疗的生物学效应。

带电粒子在介质中有一定的射程,当粒子束射入介质时,在介质表面能量损失较慢,随着深度的增加,粒子运动速度减慢,粒子能量损失率突然增加,形成电离吸收峰,即 Bragg 峰。Bragg 峰处组织吸收剂量很高,而之前和之后的正常组织受量很低。

线性能量传递(linear energy transfer,LET)指单位粒子径迹上的能量损失,其值大小与离子线密度成正比。光子、电子都是稀疏电离,属于低 LET 射线。中子、重离子和负 π 介子是密集电离,属于高 LET 射线。不同射线对肿瘤的杀伤效应与肿瘤细胞含氧量有关,氧增强比(oxygen enhancement ratio,OER)定义为细胞乏氧和细胞富氧时产生相同生物效应时所需物理剂量之比,低 LET 射线杀伤乏氧肿瘤细胞的作用较弱,即杀死乏氧细胞需要更高的剂量。乏氧对高 LET 射线杀死肿瘤细胞的影响较小,因此高 LET 射线可以通过降低对氧的依赖提高生物效应。

对于低 LET 射线,不同分裂周期的细胞其放射敏感性不同,M 期和 G2 期的细胞较敏感,S 期细胞最抗拒。细胞周期对高 LET 射线影响较小,因此高 LET 射线可以通过克服细胞周期的影响而提高肿瘤放射敏感性。

不同重粒子物理学和生物学特性不同,中子属高 LET 射线,具有高 LET 射线生物学特性,但中子不带电荷,不能产生 Bragg 峰,无物理学优势。质子带电荷,能产生 Bragg 峰,但 LET 仅比光子略高,无高 LET 射线的生物学特性。重离子(如碳离子)质量大,不易被散射,能够产生比质子更优的剂量分布,且具有高 LET 的生物学优势,因此近年来备受关注。

(四)放射治疗辅助设备

随着放射治疗技术的不断发展,放射治疗相关设备除上述主要治疗机器以外,还有传统 X 线模拟定位机、CT 模拟定位机、治疗计划系统、图像数据传输网络及质量控制和质量保证的相关仪器。

四、外照射 X(γ)线剂量学

X 线和 γ 射线本质都是光子,只是产生方式不同,X 线是高速电子流打靶(钨、铂金)产生,γ 射线是放射性核素核能级间的跃迁而产生。为阐明 X(γ)线在模体内剂量分布,通常用百分深度剂量、等剂量线来描述。

(一)X(γ)线百分深度剂量

吸收剂量是单位质量物质吸收电离辐射的平均能量,是研究辐射效应最基本、最重要的物理学要素,其单位是戈瑞(Gy)1 Gy=1 J/kg=100 cGy。百分深度剂量指射线中心轴某一深度的吸收剂量与最大吸收剂量比值,它反映了射线的穿透力。X(γ)线进入模体或人体,与物质相互作用产生次级电子,次级电子在运动轨迹上损失能量被物质吸收,吸收剂量随深度增加而增加直至最大,从体表至最大吸收剂量点称为剂量建成区。随着深度的继续增加,吸收剂量逐渐减少。高能 X(γ)线穿透力强,皮肤剂量低而深部剂量高,适合治疗深部肿瘤。

X(γ)线穿透能力随能量增加而增加,即能量越高,模体表面剂量减低,最大剂量点深度增加。百分深度剂量受照射野大小影响,体内某点的吸收剂量是原射线和散射线共同作用的结果,对某一特定能量的 X(γ)线,在一定范围内,照射野越大,照射野周围向射野中心轴提供的散射剂量越多,百分深度剂量越高。

源皮距(sourceskindistance,SSD)对 X(γ)线百分深度剂量也有影响。源皮距指放射源至人体表面的距离。由于平方反比定律,体内某点的绝对剂量随源皮距的增加而降低,但近源处百分深度剂量下降比远源处快得多,因此,百分深度剂量随源皮距的增加而增加。

(二)X(γ)线等剂量曲线

百分深度剂量仅反映了射野中心轴上的剂量分布,为描述射线束在模体中剂量的分布,通常用等剂量曲线。等剂量曲线指模体内剂量相同点的连线,它不仅可以反映不同深度处剂量的分布,还可以显示垂直于中心轴平面剂量分布的特点。等剂量曲线受射线束能量影响,随能量的增加,射线穿透力增强,某一特定等剂量曲线的深度随之增加。低能射线旁向散射较多，等剂量曲线较为弯曲，且低值等剂量曲线向外膨胀，而高能射线的散射线方向趋于向前，因此等剂量曲线逐渐平直。

为使等剂量曲线满足临床治疗需要，经常会使用楔形滤过板改造等剂量线，临床应用时还需要考虑人体曲面、人体内组织不均匀性等因素对等剂量线的影响。

除浅表病变（如颈部淋巴结）用单野外，临床上应用高能 X（γ）线时多采用多野照射技术，如两野对穿照射、两野夹角照射、三野照射、四野盒形照射、多野适形照射等，以使符合国际辐射剂量委员会规定的参考等剂量线（90%～95%）与治疗靶区高度吻合，同时降低周围正常组织受量。

五、电子线剂量学

与 X（γ）线不同，电子线穿透能力弱，与机体接触后能量迅速损失被机体吸收，因此皮肤剂量高，射程有限，达最大剂量点深度后剂量迅速跌落。高能电子线的特性决定它适合治疗表浅肿瘤如转移淋巴结、皮肤癌等。

（一）电子线百分深度剂量

高能电子线的百分深度剂量分布可分为剂量建成区、高剂量坪区、剂量跌落区和 X 线污染区 4 个部分。电子线皮肤剂量高，一般在 75% 以上，因此，剂量建成效应不明显，百分深度剂量很快达到最大点。由于电子线在其运动径迹上很容易被散射，在单位截面上电子注量增加，形成高剂量坪区，随之剂量迅速跌落。医用加速器产生的电子束都会有一定数量的 X 线，表现为百分深度剂量后一长长的拖尾，它是电子线与散射箔、准直器、电子线限光筒相互作用产生的 X 线污染。

电子线百分深度剂量随能量变化而变化的特点：随射线能量增加，表面剂量增加，高剂量坪区增宽，剂量梯度减小，X 线污染增加。过高能量的电子线剂量学优势消失，因此临床应用电子线能量范围在 4～25 MeV。

电子线百分深度剂量受照射野大小的影响，并随射线能量增加，这种影响越发明显。电子线旁向散射多，小野时，射野周围向射野中心轴提供散射电子较少，中心轴百分深度剂量低，随着照射野的扩大，照射野周围向射野中心轴提供散射电子增多，中心轴百分深度剂量增加。一旦射野直径大于电子束射程的1/2，百分深度剂量随照射野变化极微。

源皮距对电子线百分深度剂量也有影响。电子线照射时，医用加速器上常用限光筒装置限制电子线散射，避免电子与空气中的分子发生相互作用，同时要求限光筒与皮肤表面间距＜5 cm。当源皮距增加时,限光筒与皮肤表面距离增加,皮肤表面剂量降低,剂量梯度变陡,X线污染增加,因此临床上要求电子线治疗时保持源皮距不变。

(二)电子线的等剂量分布

高能电子线等剂量分布的特点为:随深度增加,低值等剂量线向外扩张,高值等剂量线向内收缩,这种特点在能量＞7 MeV 的高能电子线尤为突出,这主要是电子线易散射造成的,因此临床治疗时照射野大小应按靶区最大横径扩大,至少≥靶区横径的 1.18 倍,并根据靶区最深部分的宽度再放0.5～1.0 cm。

剂量迅速跌落是临床应用高能电子线的重要原因,这种特性有利于保护肿瘤后方的正常组织,因此电子线治疗时常用单野照射治疗浅表或偏侧的肿瘤。射线能量的选择主要根据靶区深度,电子线的有效治疗深度(cm)为电子线能量(MeV)的 1/4～1/3。

六、放射治疗计划与实施

现代放射治疗的计划和实施是一个多环节、多步骤的复杂完整过程(图 6-1 放射治疗计划与实施流程),每一个环节和步骤如串联电路一样连接,任一差错都会导致质量保证和质量控制的失败。

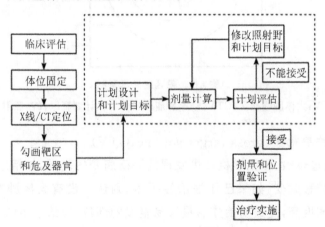

图 6-1　放射治疗计划与实施流程

(一)临床评估

在实施放射治疗前应详细了解患者的病史、体检、影像学资料、一般状况、并发症,评估患者对放射治疗的耐受性,确定放射治疗的目的,即根治性放射治疗或姑息性放射治疗。

(二)体位固定

为保证放射治疗准确实施,患者应尽量采取舒适、重复性好且能满足治疗需要的体位,尽可能使用一些体位固定装置如温塑面罩、真空垫、体架等。体位可重复性是放射治疗非常关键的环节。

(三)X 线/CT 定位

在模拟定位 X 线机透视下大致确定照射野的中心,标记激光线,在同一体位下行 CT 扫描。或直接在 CT 模拟定位机下扫描,标记激光线,再根据重建的影像确定照射野中心,治疗前重新标记激光线。

(四)勾画靶区和危及器官

这是放射治疗最复杂、最关键的步骤。医师在定位 CT 上逐层勾画患者轮廓、治疗靶区和正常组织。治疗靶区包括大体肿瘤靶区、临床靶区、计划靶区(图 6-2)。

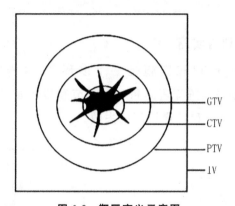

图 6-2　靶区定义示意图

GTV:大体肿瘤靶区;CTV:临床肿瘤靶区;PTV:计划靶区;IV:照射靶区

1.大体肿瘤靶区(gross target volume,GTV)

GTV 通过体检、影像学检查可发现的肿瘤病变的范围,包括原发灶、转移淋巴结和其他转移病变,如果已作根治性手术,则认为没有大体肿瘤靶区。GTV 内肿瘤细胞密度高,是放射治疗后最容易复发的部位,应给予足够高的剂量。

2.临床靶区(clinical target volume,CTV)

临床靶区指肿瘤可能侵犯的范围,它包括大体肿瘤靶区周围亚临床灶以及可能转移的局部淋巴结。临床靶区的确定主要依据外科病理学标本和临床观察到放射治疗或术后容易复发的部位。如病理学标本显示肺腺癌周围浸润范围 8 mm,肺鳞癌周围浸润范围 6 mm,鼻咽癌容易发生颈淋巴结转移,这些区域都属于临床靶区。

3.计划靶区(planning target volume,PTV)

PTV指考虑系统误差、日常摆位误差、器官运动引起肿瘤位置的移动等因素需要扩大的范围,以确保GTV和CTV得到规定的剂量。计划靶区包括两个部分:内在边界和摆位边界,内在边界指由于呼吸运动、膀胱充盈度、胃肠道蠕动等生理活动引起肿瘤形状、位置大小发生改变的范围,也称为内在靶区(internal target volume,ITV)。摆位边界考虑照射野-患者位置之间的不确定性,如不同设备引起的系统误差、每日摆位产生的随机误差等,故每个单位的放射治疗设备、体位固定装置、放射治疗技术等不同,其放射治疗精度会不一样,PTV大小随之会发生改变。因之各单位有必要测量本放射治疗系统不同照射部位的计划靶区。

危及器官(organatrisk,OAR):指可能受照射的重要组织或器官,如晶状体、视神经、脑干、脊髓、肝、肾、肺等,这些组织或器官受量一旦超过其耐受剂量,将导致严重的并发症甚至危及生命,因此,危及器官的耐受性影响了放射治疗计划的设计和处方剂量。危及器官同样要考虑本身的运动和摆位误差,其扩大后的范围称为计划危及器官区(planningorganatriskvolume,PORV)。

(五)计划设计和计划目标

通常有两种方式,即正向设计和逆向设计。正向设计是先给出照射野方向、大小和形状、各照射野权重、处方剂量等,剂量计算后评估肿瘤靶区受量是否满足预期目标,正常组织受量是否超过耐受剂量。逆向设计是先给出预期目标,如肿瘤各靶区处方剂量、正常组织剂量限制,然后在计算机辅助下计算出每个射野的最佳射束强度分布,使得实际在体内形成的剂量分布与医师的剂量处方接近。逆向运算是调强放射治疗计划系统的计算方式。

(六)计划评估

计划评估是为了了解肿瘤受照剂量是否满足临床要求,正常组织受量是否超过耐受剂量,主要有3种方法。

1.等剂量线

在横断位CT上逐层评估等剂量线(通常是95%)与PTV的吻合度和危及器官,有时剂量分布统计或剂量体积直方图均满足放射治疗计划,但可能在横断位CT上显示部分肿瘤在高剂量照射区外。还可以在CT重建三维图像的冠状位和矢状位上评估等剂量线与靶区的适形度。

2.剂量分布统计

包括靶区和正常组织最大剂量、最小剂量、平均剂量,95%的肿瘤靶区受照剂量和95％的处方剂量所照靶区的体积。

3.剂量体积直方图

常用计划评估的工具,它以剂量为横坐标,体积为纵坐标,显示剂量的三维分布。

(七)位置验证

在治疗计划执行过程中,射野挡块的位置和患者的摆位都会存在误差,因此位置验证是非常必要的。位置验证的方法有拍摄射野证实片、EPID影像、CT影像等,然后与X线模拟定位片或CT重建图像比较,测量两者间的误差,对较大误差应找出原因并及时纠正。

(八)剂量验证

剂量验证是确认患者实际受照剂量是否与计划给予剂量相同,通常用模体代替人体测量,测量内容主要包括绝对剂量测量和相对剂量测量。

七、常用的放射治疗技术

目前常用的放射治疗技术包括三维适形放射治疗和调强放射治疗技术、立体定向治疗、图像引导的放射治疗技术、呼吸门控技术、全身放射治疗技术等。理想的放射治疗技术应该使高剂量分布在三维方向上与肿瘤靶区形状一致。为达到剂量分布的三维适形,必须满足两个条件:①每个照射野形状与肿瘤靶区形状一致;②照射野内的剂量强度按一定要求进行调节,即根据肿瘤靶区形状和靶区周围重要器官对束流强度进行调节,以达到最佳剂量分布。满足条件1者称之为三维适形放射治疗,同时满足以上两个条件者称之为调强放射治疗。三维适形放射治疗通常采用正向计划设计,而调强放射治疗通常采用逆向计划设计。其中调强放射治疗技术已经发展成放射治疗技术的主流平台,因其能提高肿瘤受照剂量、增加肿瘤局部控制率、降低正常组织的并发症、改善患者生活质量,而广泛应用于头颈部、消化道等恶性肿瘤的治疗。

八、近距离治疗

近距离治疗是相对于远距离治疗而言,它是指将放射源直接置于患者肿瘤内或肿瘤周围进行治疗,其基本特征是放射源贴近肿瘤组织,肿瘤组织可以得到有效的杀伤剂量,而邻近的正常组织由于辐射剂量随距离增加而迅速跌落,受量较低。从居里夫妇发现镭后不久就开始了近距离治疗的研究,早期放射源强度低,治疗时间长,不利于防护。20世纪50～60年代开始了后装治疗,后装治疗指先将插植针、导管或腔内施源器置于患者体内的肿瘤部位,制订治疗计划,选择最佳方案,然后用遥控装置将放射源送入患者体内治疗。后装治疗技术很好地保护了医护工作人员。80年代末期,高强度、小体积^{192}Ir的出现和计算机技术的发展,使后装治疗进入了一个崭新阶段。

近距离放射治疗根据放射源治疗时剂量率可分为低剂量率(0.4~2.0 Gy/h)、中剂量率(2~12 Gy/h)和高剂量率(>12 Gy/h)放射治疗。目前后装治疗多采用高剂量率放射源。按放射源在人体内放置时间长短可分为暂时驻留和永久性植入,前者指治疗后将放射源回收(如瘤床插植),永久性植入则是将放射源永久保留在人体内,如前列腺癌粒子植入、胰腺癌粒子植入等。

近距离治疗剂量学最基本的特点是平方反比定律,即放射源周围的剂量与到放射源之间距离的平方成反比。因此,照射范围内剂量分布不均匀,近源处剂量非常高,到达一定距离后剂量急剧下降。近距离治疗常用的方式如下。

1.腔内照射

腔内照射应用最广泛的是妇科肿瘤,如宫颈癌、宫体癌和阴道癌,也常用于鼻咽癌、口腔癌、食管癌、直肠癌、肛管癌等。腔内照射往往需要和外照射联合,才能取得好的疗效。

2.组织间插植

组织间插植是将放射源直接植入人体肿瘤组织内进行照射,其应用范围广泛,一般与外照射联合应用,如头颈部肿瘤、直肠肛门肿瘤、乳腺癌、前列腺癌及部分体表的软组织肿瘤等。

3.敷贴治疗

敷贴治疗主要是将施源器固定在适当的模上,敷贴在肿瘤表面进行放射的一种方法,主要用于治疗非常表浅的病变,一般肿瘤浸润深度应小于5 mm为宜。也可作为放射治疗后残存肿瘤或术后腔内残存肿瘤的补充治疗手段。

4.术中置管放射治疗术

对于手术无法切除且比较局限的肿瘤,在术中预置治疗管,术后再将放射源通过治疗管送入肿瘤内进行照射,其优点是术后可进行多次照射。常用于胰腺癌、胆管癌、脑肿瘤以及膀胱癌、肝癌等。

第二节 放射生物学

放射生物学是从器官、组织细胞及分子水平研究不同性质电离辐射作用于机体的即时效应、远期效应及其机制,为提高放射治疗效果、降低正常组织损伤及改善放射防护提供理论依据。

放射生物学包括以下内容:射线对生物体的物理作用及生物作用,放射敏感性及其机制与应用,生物效应在分子、细胞、组织、器官水平的表现、修饰及其机制。通过放射生物学研究,提高对射线与机体相互作用的认识,优化放射治疗的剂量给予方式,合理使用修饰剂,达到既根治肿瘤又无严重并发症的放射治疗目的。

一、射线在组织中的能量沉积

(一)射线与物质相互作用的生物效应

射线与介质原子相互作用发生能量转移,但其效应并非单纯的物理能量转移所致,而是由于射线作用于介质产生的激发和电离,继而作用于生物大分子的继发效应。

1.电离辐射的直接作用

粒子或光子的能量被 DNA 或具有生物功能的其他分子直接吸收,使生物分子发生化学变化,并导致机体损伤的作用过程,称为直接效应。电离辐射的这种作用称为直接作用。电离辐射对核酸大分子的直接作用,主要引起碱基的破坏或脱落、单链或双链断裂、氢键破坏、螺旋结构中出现交联,或核酸之间、核酸与蛋白质之间出现交联。电离辐射对蛋白质的直接作用可引起蛋白质侧链发生变化,氢键、二硫键断裂,导致高度卷曲的肽链出现不同程度的伸展,空间结构改变。某些酶也可受辐射作用而降低或丧失其活性,辐射亦可直接破坏生物膜的分子结构,如线粒体膜、溶酶体膜、内质网膜、核膜和细胞膜,从而干扰细胞的正常功能。

关于直接作用的实验都是在干燥状态或含水量很少的大分子或细胞上进行的,并不是辐射后细胞内生物效应的全部,只有当物质含水量极低时辐射效应的发生才是直接作用,如引起烟草斑纹病毒的辐射效应,在干燥状态下所需剂量要比含水时高 100~1 000 倍。而在细胞正常生活状况下,生物大分子存在于大量水分子的环境中,因此,必须认识到直接作用不能解释活细胞内发生的全部生物效应。

2.电离辐射的间接作用

辐射的能量向生物分子传递时,通过扩散的离子及自由基起作用而产生的生物学效应称为间接效应或间接作用。在辐射与生物系统作用时,通过激发态分子分解、激发态分子与其他分子反应、离子及自由基与中性分子的反应等多种途径,形成大量具有高反应性的自由基。由于生物系统是一个含水系统,80%以上是水,生物分子的辐射损伤在很大程度上是由水电离产生的自由基作用的结果。产生的自由基如氢原子、羟基自由基、水合电子等活性粒子,与生物分子如蛋白质、核酸、酶等作用,致使生物体的功能、代谢与结构发生变化。因此,在辐射产生的总效应中,通常主要是间接作用。

(二)射线的生物效应时间标尺

射线对生物体的效应按发生时间分为以下阶段。

1.物理阶段

是指射线向介质传递能量并发生电离的过程,持续时间一般在 10^{-15} 秒内。电离事件包括直接电离和射线与介质作用后产生能量足够的次级电子引起的次级电离。一个直径约 10 微米的细胞每吸收 1 Gy 的光子照射剂量将产生约 10^5 次电离。电离的生物效应将取决于后续的化学阶段和生物阶段。

2.化学阶段

这一阶段指电离和激发导致化学键断裂和自由基形成,参与一系列化学反应,包括损伤反应和清除反应。自由基反应一般在照射后 1 毫秒内完成。

3.生物阶段

它包括所有的继发效应过程。开始是与残存化学损伤作用的酶反应,大量的损伤,如 DNA 损伤都会被修复,极小部分损伤不能修复,而造成遗传物质改变或细胞死亡;膜脂质过氧化损伤会引起炎症反应;随后几周出现由于干细胞大量死亡引起的皮肤黏膜和造血系统损伤;由基因表达异常引起的纤维化等晚期反应可持续数年甚至更长时间;基因突变和染色体畸变发生于体细胞可能引起细胞变异,使细胞增殖失去控制,导致异常增殖和癌变;发生在生殖细胞可传递至下一代,引起遗传性疾病。

二、线性能量传递及相对生物学效应

不同的射线在穿射介质的路径上产生不同的电离密度,如 α-粒子和中子比电子和光子产生更多的电离,传递更多的能量给介质,射线这种特征按单位径迹传递的能量来刻度，称为传能线密度，又称线性能量传递。所谓高 LET 射线即指 LET>100 keV/μm 的射线，如快中子、负 π 介子和重粒子。

LET 是反映能量在微观空间分布的物理量，以 LΔ 表示。国际单位是"焦耳每米"(J/m)，也可使用 keV/μm。重带电粒子具有较高的 LΔ 值。

不同 LET 辐射的生物效应存在差别。相对生物效应(relative biological effectiveness，RBE)：是衡量某种射线生物效应大小的指标，其定义是：在影响生物效应的其他因素都相同的情况下，用 180~250 kVX 线(通常取 250 kV 为标准)进行放射时，产生一定生物效应所需 X 线剂量与产生同样效应的另一种射线剂量之比称 RBE。对于给定的生物效应终点和参考辐射，研究辐射的 RBE 越大，该辐射的生物效能越高。250 kVX 线的 RBE 定为 1，则[60]Co-γ 射线为 0.85~0.9，质子束 1.15~1.6。重粒子束的 RBE 与快中子束相似，为 3.0 左右。因此，高 LET 辐射比低 LET 辐射(如 X、γ 射线)的生物效应大。

电离辐射诱发的生物效应，不仅取决于某一特定时间内吸收的总剂量，而且还受能量分布的制约，沿离子径迹的空间能量分布决定某一剂量所产生的生物效应的程度。X、γ 射线和电子等稀疏电离辐射，具有较低密度的能量沉积，而高 LET 是致密电离辐射，其产生的局部电离密度大，损伤重，RBE 高，但 LET 继续增大，RBE 反而下降，这是由于一定损伤效应所需的电离达到饱和，增多的电离能量浪费，形成所谓"超杀效应"。RBE 随所应用的生物效应(如克隆形成、DNA 双链断裂、染色体畸变、成纤维细胞转化等)及剂量率、分次照射方式而不同。RBE 与 DNA 损伤修复能力有关，修复缺陷的细胞对高 LET 和低 LET 射线均敏感，其 RBE 差别缩小。

三、射线对细胞的损伤

(一)DNA 损伤及其修复

一般认为，射线对细胞产生致死性损伤的主要靶点是 DNA。DNA 损伤有碱基损伤、DNA 链断裂(单链断裂和双链断裂)、DNA 链交联，其中双链断裂(double-strand breaks，DSB)是主要致死事件。双链断裂可以是一次击中双链同时断裂或两次分别击中一条链并且相距不超过 10~20 个碱基对。正如前述，DNA 损伤主要是射线间接作用的结果。应用原子力显微镜研究证实，即使是高 LET 射线在含水状态下产生的 DNA 链断裂也数倍于干燥状态的 DNA。

1 Gy 的 X 线吸收剂量可产生约 10^3 个单链断裂(single strand breaks，SSB)，约 40 个 DSB。LET 值影响着链断裂的产生。一般说来，γ 射线对 DNA 链断裂的效应强于紫外线，中子的效应又强于 γ 射线。中子引起的 DSB 多于 γ 线，而引起的 SSB 却少于 γ 射线。随着射线的 LET 升高,其引起的 SSB 减少,DSB 增多。辐射后 DNA 的链断裂重接实验的结果还表明,中子所致的链断裂重接较γ 射线慢,且重接率要低。

通常 SSB 大多数被迅速修复,而 DSB 的修复与细胞的修复能力关系密切。参与射线诱导 DNA 损伤修复的机制主要有非同源性末端连接(nonhomologous end joining,NHEJ)、同源重组(homologous recombination,HR)(图 6-3)。

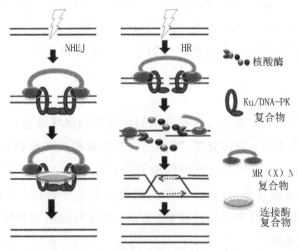

图 6-3　射线诱导 DNA 损伤修复机制:非同源性末端连接、同源重组

(二)辐射对细胞的其他损伤

(1)辐射可使细胞蛋白质氧化、脱氢,造成蛋白质的失活、结构改变、化学链的断裂,或使蛋白质交联和聚合,从而影响蛋白质的正常功能。

(2)辐射可使糖链断裂和失活,膜表面糖链是信号转导系统的重要组分,糖链改变将影响信号转导。

(3)辐射可引起膜结构的破坏,改变膜结合酶、受体和离子通道,细胞膜不能维持正常功能。线粒体膜破坏将影响能量代谢;溶酶体膜破坏、溶酶体膜的稳定性下降,激活和释放其内的磷脂酶,同时产生大量溶血磷脂和游离脂肪酸,形成所谓"膜损伤的脂质三联体",加重膜损伤,形成恶性循环。脂质过氧化主要由辐射的间接作用所致,可急剧加重细胞损伤,最终导致细胞死亡。

(4)辐射可使膜脂质过氧化,并诱导脂氧化酶和环氧化酶活性增加,使花生四烯酸产生包括前列腺素、血栓烷素、白三烯等炎症介质,它们作用于内皮细胞和白细胞,诱导炎症反应。同时还诱导基因表达,放大炎症反应。

四、细胞对辐射的反应

(一)诱导基因表达

细胞受照射后诱导大量基因表达,参与诱导细胞周期停滞、DNA 损伤修复反应、诱导凋亡、抗凋亡、终末分化及炎症反应。辐射可诱导的基因包括 *Egr-1*、*c-Jun*、*C-fos*、蛋白激酶 C、*GADD45*、*β-actin*、白细胞介素-1、碱性成纤维细胞生长因子。其中 *Egr-1* 是主要的有转录因子作用的上游基因,抑制 *Egr-1* 蛋白能抑制辐射诱导的细胞保护反应,干扰细胞周期停滞、降低细胞存活。由于 *Egr-1* 的辐射可诱导性,利用其启动子的基因放射治疗是正在研究的重要靶向基因治疗策略。

(二)细胞周期停滞

细胞受辐射作用后,损伤会启动复杂的信号传递级联反应,导致应激基因表达、细胞周期停滞、DNA 损伤修复、凋亡。其中关键的损伤监视和信号传递分子是 ATM 和 ATR。这两种蛋白能识别辐射引起的 DNA 损伤,并磷酸化信号通路下游分子活化或诱导基因表达,其中主要的关键分子是 *p53* 蛋白,*p53* 磷酸化启动细胞周期停滞,有利于损伤的修复(如 G2 期停滞更有利于同源重组修复),或启动细胞凋亡通路。

(三)诱导产生神经酰胺

射线对细胞的损伤反应除了 DNA 损伤诱导的级联反应外,还可活化膜鞘磷脂酶水解膜鞘磷脂产生神经酰胺,神经酰胺作为凋亡诱导信号分子进一步诱导细胞凋亡。鞘磷脂酶缺陷的细胞,对辐射抗拒。鞘磷脂酶也可在 DNA 损伤诱导下合成增加。经神经酰胺诱导凋亡是辐射致细胞死亡的另一重要途径。

(四)激活信号转导通路

辐射可激活一些生长因子信号转导通路,促使细胞存活。这些信号转导通路均起始于细胞膜上的生长因子受体,包括丝裂原活化的蛋白激酶、磷脂酰肌醇(-3)激酶、K-/H-Ras、JAK/STAT 和 c-Jun N 端激酶通路。例如,辐射诱导表皮生长因子受体(EGFR)通路活化,应用 EGFR 单克隆抗体可抑制 EGFR 对细胞的存活作用,因而该抗体可用于增加肿瘤的放射敏感性,已得到临床试验证实。研究发现 EGFR 通路促进受照射细胞的生存作用与 DNA 损伤的重组修复有关。

辐射还可激活一些细胞因子信号转导通路,拮抗辐射诱导的凋亡,包括肿瘤坏死因子 α、白细胞介素、转化生长因子 β、尿激酶型纤维蛋白酶原激活剂等。

(五)辐射的旁观者效应

旁观者效应是指受照射细胞邻近的未受照射细胞也表现出辐射损伤诱导的应激反应,如诱导基因表达、基因突变、微核形成、诱导分化、凋亡、恶性转化等。经典的"旁观者效应"证据来自两个实验:低剂量 α 粒子照射和照射后培养液转移。用极低剂量(0.3~2.5 cGy)照射中国仓鼠卵巢细胞,只照射 1% 的细胞,在 30% 的细胞中观察到姊妹染色体交换;将照射过的细胞的培养基转移到另一未照射的培养瓶中继续培养,未照射细胞的克隆形成率降低。旁观者效应的产生需要"作用细胞"和"反应细胞"参与,"作用细胞"受照射后产生信号分子通过细胞间连接结构传递或释放到细胞外微环境中,"反应细胞"接收这些信号产生效应。

五、氧效应及其意义

研究发现细胞在低氧状态下,细胞存活曲线指数部分斜率降低,即低氧状态达到相同细胞存活率水平所需的剂量高于正常氧含量环境,辐射的这种生物效应修饰称为氧效应。其评价指标是氧增强比(oxygen enhancemen tratio,OER),定义为乏氧条件下达到某一效应所需的剂量与氧存在时达到同样的效应所需的剂量之比。乏氧条件是指细胞生长环境氧含量低于 2%。如前所述,低 LET 射线对细胞的影响主要依赖间接效应-自由基的作用,由于氧和电子有很强的亲和力,可以俘获靶分子电离的电子而抑制回复过程,"固定"辐射对生物分子的损伤。氧在组织中的弥散距离 150~180 μm,肿瘤组织由于生长迅速而肿瘤新生血管发育不良,血供不足,瘤体超过一定体积时肿瘤细胞即逐渐处于乏氧状态。对于低 LET 射线,肿瘤细胞的 OER 在 2.5~3.0,即要杀灭数量相同但乏氧的肿瘤细胞,需增加 2~3 倍的剂量。因此,乏氧导致肿瘤细胞放射抗拒是临床放射治疗失败的重要原因之一。

致密电离粒子在通过水的径迹中可有辐射化学作用而形成氧,LET 值越高,则靶内能量沉积部位附近产生的氧浓度越高,同时高 LET 射线主要是直接作用,因此,氧增强比值低,应用高 LET 射线对乏氧细胞治疗更有效。

除了高 LET 射线,还可以应用吸入高压氧或常压高浓度氧或应用乏氧细胞增敏剂,提高肿瘤内乏氧细胞的放射敏感性。

六、射线的其他修饰效应

细胞受辐射后的存活取决于损伤和修复的综合效应,临床放射治疗的目的是尽可能多地杀灭肿瘤细胞而较少损伤正常组织。为了达到这一目的,除了应用高 LET 射线外，还可以应用其他策略，包括放射增敏剂和放射防护剂。放射增敏剂是与放射治疗同时应用时能提高射线生物效应的化学物质或药物，其作用是通过修饰影响放射敏感性的内在因素而改变细胞的放射敏感性。放射增敏的机制有增加损伤、抑制修复、抑制自由基清除及调节信号转导通路活化。有些增敏剂通过单一途径作用，有些兼有上述几种机制而增敏，如有些化疗药物同时增加辐射损伤和抑制修复，加热治疗抑制修复蛋白活性同时减少乏氧、增加损伤。放射增敏的途径同时也是放射防护的途径：增敏剂对正常细胞有一定影响，防护剂对肿瘤也有一定保护作用。选择性作用是对肿瘤增敏而对正常组织防护的关键。例如，乏氧修饰、肿瘤特异性标记策略（端粒酶、肿瘤抗原）具有肿瘤选择性增敏作用。

七、组织对射线的反应

放射治疗不可避免地要照射正常组织，因此必须了解正常组织对射线的反应。参与正常组织放射反应的因素包括正常组织的细胞成分及其周围的体液环境。可以从以下 3 个方面描述。

（一）细胞病理学

正常组织细胞由实质细胞、间质细胞和细胞外基质组成。实质细胞根据其增殖能力分为：①干细胞具有无限分裂能力，能不断分裂产生功能分化细胞，同时保持自身干细胞特征和数量稳定；②未成熟分化细胞为干细胞和分化的功能细胞之间的过渡阶段，有一定的分裂能力，但最终形成终末分化细胞；③功能细胞或分化细胞是执行组织器官的功能单元细胞，正常功能状态下由干细胞不断分裂补充，维持功能细胞数量的稳态。

在放射生物学中，根据组织中细胞的状态，将组织分为更新组织、灵活组织和不更新组织。更新组织具有上述 3 个细胞层次，灵活组织功能细胞同时具有分化细胞的功能和干细胞的增殖能力，刺激后可增殖补充功能细胞，如肝脏。不更新组织的实质细胞基本是终末分化的功能细胞，无增殖能力也无更新能力，如神经、横纹肌、心肌组织等。

在微血管丰富的正常组织中，辐射也可诱导微血管内皮凋亡，提示内皮细胞是辐射损伤的靶细胞之一。在对神经组织的放射损伤研究中发现，血管内皮细胞和胶质细胞比神经细胞敏感。正常组织间质细胞中，血管平滑肌细胞和间质成纤维细胞亦是正常组织辐射损伤反应的重要靶细胞。受照射后，这些细胞部分死亡，而存活细胞则增殖阻塞微血管，并有持续的基因应激表达，参与下述体液病理学过程。

(二)体液病理学

细胞外体液物质对处于该微环境中细胞的直接或间接作用也是放射损伤的重要机制之一。这些体液物质包括花生酸衍生物和生长因子、细胞因子。花生四烯酸衍生物有前列腺素、血栓素和白三烯,它们作用于内皮细胞和白细胞,产生炎症反应。细胞因子和生长因子主要有肿瘤坏死因子(TNF-α)、白细胞介素-1、干扰素(IFN)、脑脊液(CSF)、转化生长因子-β(TGF-β)、碱性成纤维细胞生长因子(bFGF)等,对炎症反应、内皮细胞损伤和异常增生以及纤维化的形成有重要作用。

(三)早反应组织和晚反应组织

根据正常组织的组织结构、放射反应的特点和发生时间,将其区分为早反应组织和晚反应组织。早反应组织特点是组织更新快,因而损伤很快就表现出来,如皮肤更新时间7～21天,皮肤黏膜组织受照射后短期内功能细胞群耗竭,发生剥脱,残存的干细胞通过加速增殖和分化,修复组织损伤,恢复其上皮组织的功能。这种组织受损伤后通过自身干细胞增殖分化恢复组织的结构和功能状态的过程称为再群体化。晚反应组织更新时间极其缓慢甚至终生没有更新,组织损伤很长时间才表现出来,如神经损伤、肾衰竭、小肠穿孔和纤维化。晚反应与照射的分次剂量、总剂量有关,在一定总剂量范围内,小分次剂量照射很少引起晚反应发生。

早反应和晚反应的发生在时间上是连续的,既有细胞因素也有体液因素参与,它们在不同的阶段分别发挥主导作用。

八、分次放射治疗的生物学基础

早期临床实践发现如果将一次照射的剂量分次给予,那么不良反应会减轻。随着放射生物学及相关学科研究的发展,形成目前临床上常规放射治疗的规程:每次照射2 Gy,每天1次,每周5次。奠定分次放射治疗的生物学基础被概括为"4R",分述如下。

1.亚致死性损伤的修复

细胞生存曲线在低剂量部分的肩区表明细胞具有修复一部分损伤的能力。有学者发现将剂量分两次,间隔一定时间照射比一次照射的存活率高,证实这种修复存在,称为亚致死性损伤的修复。完全修复需要6小时,由于正常组织有比肿瘤组织更强的修复能力,常规2 Gy照射存活曲线有较小的差异,但经过几十次照射,差异被指数放大,为无并发症肿瘤控制提供了可能。但对于高LET射线,因其细胞存活曲线没有肩区,必须有合适的分次剂量才可以减轻正常组织的反应。

2.细胞周期时相再分布

肿瘤细胞分裂增殖旺盛,特别是倍增时间短的肿瘤生长比例高。不同肿瘤的生长比例不同,同一肿瘤不同体积生长比例也不同。根据肿瘤生长的Gompertz 模型,肿瘤细胞早期呈指数生长,当肿瘤达到最大负荷的 37% 时,生长比例达到高峰,以后随着肿瘤体积的增大,其生长比例不断下降。

M 期和 G2 期细胞对射线高度敏感,生长比例越高对放射敏感的细胞群越多,照射后细胞丢失越多,肿瘤体积随之缩小。一方面由于细胞周期进程,照射后不敏感的细胞周期时相逐渐进入敏感时相,另一方面,随着肿瘤体积缩小,生长比例增大,更多的放射不敏感 G0 期细胞进入细胞周期进程中,提高了肿瘤对下一次剂量的敏感性。对更新快的早反应正常组织而言,这一效应同样存在,这是放射治疗后急性反应产生的原因之一。而晚反应组织则得以幸免。

3.肿瘤细胞再氧合

如前所述,氧在组织中的弥散距离 $150\sim180~\mu m$,肿瘤组织由于生长迅速而肿瘤新生血管发育不良,血供不足,瘤体超过一定体积时,肿瘤细胞即逐渐处于乏氧状态。乏氧细胞对放射抗拒,在较小的放射剂量下不被杀灭,但随着多次照射后靠近微血管氧合好的敏感细胞被杀灭而丢失,氧到乏氧细胞的弥散距离缩短,血管与肿瘤细胞的相对比例增加,同时肿瘤内压力减小,肿瘤微血管血流量增加,原来乏氧的细胞变成氧合好的细胞,放射敏感性增加。正常组织氧合好,不存在再氧合增敏效应,因而分次放射治疗的再氧合进一步扩大了肿瘤组织和正常组织辐射效应的差别。

4.组织再群体化

组织辐射损伤后,应激激活基因表达增加并产生大量细胞因子、炎症介质,动员照射野外、甚至远处的干细胞向损伤部位募集,并促进照射野内残存细胞增殖和功能分化,直至修复组织损伤,此时在自稳态调节下,再群体化终止。肿瘤组织不但由体液因子参与诱导再群体化,还由于随肿瘤体积缩小,生长比例增加,出现再群体化加速。

分次放射治疗期间诱导再群体化有利于正常组织修复损伤,但对于肿瘤组织由于再群体化加速,对肿瘤控制不利,临床放射治疗中应予考虑,避免不必要的疗程延长。必要时在平衡正常组织耐受量的前提下增加肿瘤剂量,弥补肿瘤控制概率的下降。

对于低 LET 射线,分次放射治疗"4R"扩大了正常组织与肿瘤组织对射线的效应差别并逐次放大,从而达到无并发症肿瘤控制。为了进一步利用分次放射治疗产生的正常组织与肿瘤组织的效应差别,其他分次放射治疗方案也被应用到临床。在头颈部肿瘤中证实,与常规放射治疗相比,超分割放射治疗可以提高总生存率。由于射线品质的差异,分次放射治疗的相关特性和优势对于高LET 射线则不适用。

第三节　临床放射治疗学

一、肿瘤放射治疗的临床基础

(一)肿瘤放射治疗的基本原理

经过一个世纪肿瘤放射治疗的临床实践,发现下述放射治疗的分割方法疗效最好:即每日照 1 次,每周照 5 天,周六和周日休息。每次照射肿瘤的剂量在1.5～2.0 Gy,根据不同的肿瘤共照射 4～7 周。放射生物学的研究表明:恶性肿瘤细胞与其同源的正常细胞的放射敏感性基本一致,然而放射线为什么还能用于治疗恶性肿瘤呢? 具体来说可以从放射生物学和放射物理学两方面来解释。

在放射生物学方面,恶性肿瘤和其周围的正常组织和细胞受照射后都发生了放射性损伤。低线性能量转换(LET)射线产生的放射损伤大部分是亚致死性损伤,正常细胞和肿瘤细胞都有能力修复这种损伤,然而正常细胞修复放射损伤的能力强于肿瘤,同时正常组织会发生增殖以补偿正常细胞的死亡,虽然肿瘤也会发生增殖,与正常组织相比,它的增殖能力相对较差。临床肿瘤放射治疗中使用的分割照射正是利用了肿瘤和正常组织在修复放射损伤和增殖能力上的差异来治疗肿瘤。第一次照射后肿瘤和正常细胞都受到放射性损伤,当正常细胞修复了损伤,或修复了部分损伤,而肿瘤还未完全修复时,再进行第二次照射。如此反复多次照射后,肿瘤受到比正常组织明显多的损伤。同时在放射治疗的4～7 周内,正常组织的增殖明显快于肿瘤。因此,在放射治疗疗程结束时,肿瘤受到明显损伤,甚至被消灭,正常组织也受到一定损害,产生相应的毒性和不良反应,但程度明显要轻。

在放射物理学方面,由于计算机技术在放射治疗中的应用,出现了三维适形放射治疗和调强放射治疗,这些放射治疗新技术使放射治疗的剂量更加集中在肿瘤,即肿瘤受到很高的剂量,而肿瘤周围的正常组织受到的剂量较低。越高的放射剂量产生的放射损伤也越大,因而对肿瘤的杀灭效应明显高于对正常组织和细胞的损伤。

(二)肿瘤的放射敏感性和正常组织的放射耐受性

肿瘤和正常组织对放射的敏感性与下述因素有关:细胞固有的放射敏感性,包括细胞的来源和分化程度,分化越差的细胞对放射越敏感;细胞修复放射损伤的能力,修复能力强,放射抵抗性越强;细胞增殖的能力,细胞增殖越快放射敏感性越高。低 LET 射线,如直线加速器产生的高能 X 线,在常规分割照射治疗中,肿瘤和正常组织的放射敏感性可分为以下 3 种:高度敏感,用 50 Gy 左右的剂量即可杀灭它们;中度敏感,用 60～70 Gy 的剂量才能杀灭它们;低度敏感,用 >70 Gy的剂量才能严重损伤它们。

肿瘤按放射敏感度分为:高度敏感,如精原细胞瘤、恶性淋巴瘤等;中度敏感,上皮来源的癌,如皮肤基底细胞癌,皮肤鳞状细胞癌,上呼吸道(鼻咽、鼻腔、口咽、口腔)鳞癌,气管、支气管的鳞癌和腺癌,食管鳞状细胞癌,其他消化道的腺癌等;低度敏感,中枢神经系统肿瘤(大部分脑部肿瘤),软组织和骨恶性肿瘤及黑色素瘤。除上述肿瘤类型外,还有一些特殊类型的恶性肿瘤,如小细胞肺癌、肾母细胞瘤等,它们的放射敏感性比较高。

正常组织和器官的放射耐受性除与其固有的放射敏感性有关外,还与下述因素有关。①受照射的体积:受照射的体积越大,放射耐受性越差;受照射体积越小,耐受性越好。②每次照射的分割剂量:每次分割剂量越小,耐受剂量越大,特别对那些有较强放射损伤修复能力的细胞和组织,如中枢神经组织;每次剂量越大,耐受量越低。③放射的同时是否使用化疗药物:同时使用细胞毒类化疗药物的放射耐受剂量比单纯放射治疗更低。④原有脏器伴发的疾病:如肝硬化患者的肝脏,老慢支患者的肺,这些脏器的放射耐受性明显差于没有基础疾病的患者。

二、临床放射治疗学

放射治疗的原则是在最大限度消灭肿瘤的同时最大限度保护正常组织和器官,使患者的肿瘤得以控制,而且没有严重的放射并发症。按照放射治疗的目的可以分为根治性和姑息性放射治疗。根治性放射治疗是指经过适当剂量的放射治疗后,患者的局部肿瘤获得控制,治疗目的是要根治肿瘤。姑息性放射治疗常用于晚期患者,包括局部肿瘤晚期或已发生了远处转移的患者,放射治疗仅为缓解患者临床症状和改善患者的生活质量,并不在于能否延长生存期。

(一)根治性放射治疗

1.放射治疗为首选的根治治疗手段

肿瘤生长在重要器官或邻近重要器官,手术切除将严重影响重要器官的功能或无法彻底切除,同时肿瘤对放射线敏感,或中度敏感,同时其周围的正常组织能耐受比较大的放射剂量。在这种情况下放射治疗就能有效控制或消灭肿瘤。

(1)头面部皮肤癌:皮肤癌可用手术切除治疗,但是常遗留瘢痕,影响美容。而用放射治疗可达到和手术切除相仿的疗效,只要放射治疗剂量恰当,不会明显影响患者的美容,如局限的皮肤基底细胞癌和鳞癌,放射治疗后 5 年生存率可以达到80%~90%。

(2)鼻咽癌:鼻咽部上邻颅底和大脑,下接口咽,后有脊髓,两侧有颈部动脉,且脑神经穿行其间,手术治疗难以根治。因此目前公认鼻咽癌的首选治疗手段为放射治疗。放射治疗后 5 年总生存率在 50%~70%左右,其中Ⅰ期在 90%以上,Ⅱ期在 70%~80%,Ⅲ期在 50%左右,Ⅳ期在 30%左右。近些年来,随着调强放射治疗(IMRT)在临床治疗中的应用,疗效进一步提高,更重要的是患者放射治疗的后期放射并发症(如口干等)明显减少,生活质量显著改善。

(3)头颈部恶性肿瘤:包括扁桃体癌,口腔癌,口咽癌等,由于解剖部位的限制,彻底的手术切除有困难,而且手术创伤严重降低了患者的生活质量,因此首推放射治疗。

2.放射治疗为主要的治疗手段之一

外科手术是大多数肿瘤的首选治疗手段。目前外科发展的趋势是对早期肿瘤尽量缩小手术范围,其目的是保留患者器官的功能,改善患者的生活质量。于是放射治疗作为一种辅助治疗可以在手术前或手术后使用,这样可以提高肿瘤的局部控制率。此外,原本在技术上无法切除的肿瘤,使用放射治疗可使肿瘤缩小,重新获得手术机会。

(1)头颈部肿瘤。①口腔癌:早期的舌活动部癌可以接受外放射治疗加间质插植近距离放射治疗,既能获得较好的疗效,还能保留舌的功能。放射治疗后对同侧的颈部淋巴结行颈部淋巴结清除术,5 年生存率可以达到 90%以上。舌根部肿瘤则以放射治疗为主,疗效相对差。颊黏膜癌,如果未累及臼后三角或齿龈则可以单纯放射治疗,否则和手术综合治疗,进行术前或术后放射治疗。②喉癌:对早期声门癌,放射治疗的效果与手术相仿,5 年生存率可以在 90%以上。放射治疗的主要优点在于能保留喉的功能。对局部晚期的Ⅲ期声门区肿瘤,仍可以先行放射治疗,若失败,再行手术治疗。早期声门上癌放射治疗疗效比较好,但声门下肿瘤,尤其是累及咽后壁或梨状窝者,放射治疗的效果均较差。

(2)精原细胞瘤:首先必须做手术切除睾丸肿瘤加高位精索结扎术,术后需作盆腔和腹部淋巴引流区的放射治疗,照射范围为腹主动脉旁和髂血管旁淋巴引流区。治疗后Ⅰ期病例5年生存率达90%以上。

(3)乳腺癌:对早期原位癌,Ⅰ~Ⅱ期患者先做保留乳房手术,然后作术后放射治疗,放射范围包括患侧全乳房与区域淋巴结,美容效果满意率可达到75%以上,10年生存率和根治性手术相仿。对Ⅲ期浸润性乳腺癌,在根治手术后,应对以下的患者作胸壁和淋巴引流区的预防性照射:原发肿瘤直径>5 cm;皮肤或胸壁肿瘤浸润;多灶性肿瘤;手术标本中肿瘤距切缘<2 cm;腋淋巴结转移数≥4个。术后放射治疗能减少淋巴结转移的发生率,能提高长期生存率。

(4)霍奇金淋巴瘤和非霍奇金淋巴瘤:这类淋巴瘤对放射治疗很敏感,对放射治疗的反应较好,但是都必须和化疗联合应用,才能达到较好的疗效。霍奇金淋巴瘤的治疗依据病期而定,对预后良好的病理分期Ⅰ~Ⅱ期,仅作放射治疗。对Ⅲ期以上者,建议化疗加适当的区域淋巴结照射。早期患者在放化疗后生存情况较好,Ⅰ~Ⅱ期的5年生存率可以达到80%以上。非霍奇金淋巴瘤患者的标准治疗手段为化疗为主,辅以局部病灶的放射治疗,也能获得比较满意的疗效。

(5)宫颈癌:Ⅰ~Ⅱ期患者手术和放射治疗都能得到满意的效果,而相对晚期的只能作放射治疗联合全身治疗。常采用外放射和近距离放射治疗相结合的治疗。经放射治疗后的5年生存率,在Ⅰ期为90%~100%,Ⅱ期为70%~80%,Ⅲ期为50%~60%,Ⅳ期还能达到10%左右。

(6)食管癌:对手术不能切除的食管癌,特别是颈段和上胸段病变,放射治疗已成为主要的治疗手段。5年生存率在颈和上胸段食管癌为30%,中下段为10%~20%,如果能采用放化疗同步进行治疗,5年生存率可提高到30%。

(7)肺癌:小细胞肺癌(small cell lung cancer,SCLC)的主要治疗方法是全身化疗,并辅以胸腔肿瘤放射治疗,经过化疗和放射治疗联合治疗后,5年生存率可达20%以上。非小细胞肺癌(non-small cell lung carcinoma,NSCLC)在Ⅰ~Ⅱ期,主要采用手术治疗,或辅以化疗。对能够手术的Ⅲ期,在手术后用放射治疗能提高肿瘤局控率。对手术中有肿瘤残留和切缘阳性的患者,术后放射治疗也能够改善肿瘤局部控制。对局部晚期的Ⅲ期,化疗和放射治疗同步进行是目前的标准治疗方法,经过化疗和放射治疗后的5年生存率在10%~20%左右。

近年来,对早期能手术的Ⅰ期患者,若拒绝手术或有手术禁忌证,使用立体定向放射治疗,5年生存率可达到60%左右。

(8)肛管鳞癌:肛管鳞癌占肛管癌的90%以上,多位于齿状线以下。最初肛管鳞癌的治疗为经典的根治手术,手术后肛门功能丧失。但是放射治疗加同期5氟尿嘧啶(5-FU)和丝裂霉素化疗后手术治疗,比单纯手术有更高的局控率和生存率:局部复发率降低12.3%,无复发生存率提高12.5%,无结肠造口生存率提高9.5%,而且,即使病灶残留或复发,仍可行挽救性手术治疗。

(二)姑息性放射治疗

姑息性放射治疗常用于局部晚期癌症患者,或用于已经发生了远处转移的肿瘤患者。当上述患者没有明显的临床症状时,一般不必进行局部治疗。然而,当局部肿瘤的存在已经或即将引起严重症状时则可考虑使用放射治疗,治疗的目的在于缓解肿瘤引起的临床症状。骨转移是较常见的姑息放射治疗指征,有较好的止痛作用,对肢体长骨转移病灶的放射治疗还能降低病理性骨折的发生。另外对于脊椎骨转移的局部放射治疗可预防截瘫的发生,已经发生截瘫的,部分患者的截瘫症状能好转。

颅内转移性病变经常引起颅内压增高、中枢神经系统等症状。多发性的脑转移瘤,常给予全脑照射,然后根据病灶消退情况局部加量放射;对孤立性的脑转移肿瘤,也可以全脑照射后加X刀或γ刀照射或直接单独应用X刀或γ刀照射。

三、放射治疗的不良反应和损伤

(一)全身的不良反应

主要是由正常组织和器官受到照射引起。放射治疗过程中,虽然放射集中在肿瘤部位及邻近的正常组织,然而全身还是受到低剂量照射,因为在放射治疗机房里放射线的本底要大于自然界,由此产生了全身的不良反应。全身不良反应发生在放射治疗期间,主要表现为乏力、疲倦、食欲减退、恶心、呕吐和骨髓的抑制等。

(二)局部的放射损伤

局部放射损伤主要由于肿瘤周围的正常组织和器官在接受肿瘤照射的同时也受到了较高剂量的照射引起,产生相应的毒性和不良反应以及相关并发症。局部的放射损伤分为两类:急性放射损伤和晚期放射损伤。在放射治疗开始3个月内发生的为急性损伤,而3个月后发生的为晚期损伤。

急性放射性损伤主要发生在那些增殖较快的正常组织,后期放射损伤主要是由于损伤血管和间质组织引起。以皮肤的放射损伤为例,急性放射损伤主要是射线损伤了皮肤基底生发层的细胞,当受到放射线的致死性损伤后,由于它们在旺盛的进行分裂,因此这些细胞都死于分裂死亡。临床表现为皮肤红斑,干性脱皮以及较严重的湿性脱皮。在急性损伤后,皮肤的基底生发层细胞通过加速再增殖,来修补放射损伤。而后期的皮肤放射损伤发生在放射治疗结束后一年或更长的时间里,表现为皮肤变薄、毛细血管扩张、萎缩、纤维化。后期皮肤放射损伤的靶细胞主要是血管内皮细胞,由于内皮细胞增殖缓慢,因此它们的死亡发生在放射后较长的时间里。血管内皮细胞死亡,继而内皮增殖修复,造成血管腔的狭窄、血管壁的纤维化,导致组织血供的减少,使皮肤出现退行性改变。同时,放射还损伤了皮下其他间质和支持细胞,这些细胞都处于缓慢增殖或不增殖的状态,因此,这些细胞的放射损伤后的表现发生在放射治疗结束后较长的一段时间里。多数正常器官都有急性和后期放射损伤两种表现。

急性放射损伤后,细胞和组织通过修复和增殖机制一般都能恢复,只要进行对症治疗。但是后期放射损伤一般都不可逆,且一旦发生尚无有效的治疗手段。因此,预防发生晚期损伤至关重要。在放射治疗计划设计时,不仅要考虑肿瘤控制率,还要考虑患者的放射性损伤。后期放射性损伤发生率随着时间的推延而逐步增加,患者生存得越长,出现的概率越高。因此,在放射治疗后患者长期随访中,不仅要观察肿瘤控制情况,还要观察后期放射损伤和带来的并发症。

(三)放射诱导的恶性肿瘤

放射治疗曾经被用于良性疾病的治疗,如皮肤疾病,然而在部分患者的放射治疗区域里发生了皮肤癌。此外,在少数长期生存肿瘤患者中,在放射体积内会发生恶性肿瘤,如头颈部鳞癌放射治疗后出现的软组织肉瘤。还有,原子弹爆炸后的幸存者中有比自然人群更高的恶性肿瘤发生率。进一步的研究证明,这些都归因于放射导致的 DNA 损伤所引起的细胞畸变和突变,诱导了恶性肿瘤的发生。然而,放射诱导恶性肿瘤的潜伏期比较长,通常在接受照射后20 年以上。

四、放射治疗和其他治疗结合的综合治疗手段

放射治疗是一种局部治疗武器,由于受到肿瘤周围正常器官放射耐受剂量的限制,不可能给予肿瘤很高的照射剂量。因此放射治疗的肿瘤局部控制还不够好,同时放射治疗也不能控制肿瘤的远处转移。目前国际上普遍认为,对多数常见肿瘤,必须在同一个肿瘤患者身上使用多学科和多种治疗方法去医治。它的目标是既控制原发肿瘤、又控制它的淋巴系统转移和远处转移,使患者被治愈,或生命得到延长,并有较好的生命质量。在多学科综合治疗中,放射治疗是最主要的治疗方法之一,应该把它和其他肿瘤治疗手段有机结合起来。

(一)放射治疗和手术的综合治疗

1.术后放射治疗

术后放射治疗在恶性肿瘤的综合治疗中开展得相当普遍,术后放射治疗的指征如下。

(1)手术后残留的肿瘤:由于肿瘤侵犯了重要的脏器或血管,不能完全切除,有肿瘤的肉眼或(和)镜下残留。术后的辅助放射治疗可消灭这些残留病灶,增加手术的彻底性,从而提高肿瘤局部控制率。如在 NSCLC,对肿瘤切缘阳性,或肿瘤残留,以及纵隔淋巴结转移(N2)的患者,在手术后化疗的基础上进行术后放射治疗能提高肿瘤的局部控制率和生存率。

(2)手术野内高度复发的危险部位:如对早期乳腺癌进行保留乳腺的局部肿瘤切除术后,剩余乳房有很高的肿瘤复发危险。因此在手术后全乳房放射治疗,能有效减少肿瘤复发,达到和根治手术相同的治疗效果。在直肠癌手术后进行术后放射治疗可以降低直肠癌尤其是低位直肠癌的局部复发风险,这已在国内外成为共识。

(3)预防性术后放射治疗:对有较高的区域淋巴结转移发生率的肿瘤,由于手术不可能清扫很大范围的淋巴引流区,因此在手术后进行淋巴引流区术后预防性照射有可能以减少手术野外肿瘤复发。如乳腺癌伴腋下淋巴结转移数≥4 个的患者,在根治手术后进行胸壁和同侧锁骨上淋巴结区域的预防性照射,能减少这些淋巴引流区的复发,改善生存率。

2.术前放射治疗或术前放化疗

术前放射治疗主要用于局部晚期的肿瘤,这些肿瘤侵及了周围重要正常结构和脏器,不能彻底切除。通过术前放射治疗,肿瘤得以退缩,使不能手术切除的肿瘤变成可以切除。术前的放射治疗也常和化疗同步进行,它增强了对局部肿瘤的杀灭效应,使肿瘤退缩更明显,增加了手术切除的可能性。典型的病案是肺尖癌,它往往是局部晚期的,侵犯了胸壁和肋骨,手术彻底切除困难,因此在手术前使用放射治疗加化疗成为一个常用治疗方法。在直肠癌,德国 CAO/ARO/AIO94 研究和英国多中心随机临床试验证实了,对Ⅱ/Ⅲ期直肠癌(T3 以上或淋巴结阳性)进行术前的放化疗,治疗后肿瘤降期,淋巴结转移率降低,肛门括约肌保留比例增加。

3.术中放射治疗

术中放射治疗是在手术中使用放射治疗,当肿瘤侵犯了重要脏器而无法切除,或手术切除后肿瘤残留,或有高复发危险的肿瘤床和淋巴引流区。照射在关闭手术腔前进行,由于在直视下,能把正常的器官和组织保护起来,进行直接外照射。术中放射治疗目前常与外照射结合使用,目前常用于胃癌,对于Ⅱ~Ⅲ期胃癌,或有肿瘤侵犯浆膜和周围脏器,或有周围淋巴结转移的患者,术中放射治疗可使这部分患者的 5 年生存率提高至 15%～20%。

(二)放射治疗和化疗的综合治疗

放化疗综合治疗是最常用的综合治疗模式,是集放射治疗的局部作用和化疗的全身作用于一体的治疗模式。放化疗综合治疗的目的是提高肿瘤局控、降低远处转移或两者兼之。

放化疗综合治疗的目的。①空间联合作用。放射治疗和化疗分别作用在同一疾病的不同病变部位,两种治疗方法间无相互作用。②提高肿瘤治疗的效应。化疗作为放射增敏剂,增加放射治疗的局部肿瘤杀灭效应。③减少正常组织的不良反应和毒性。放射治疗前应用诱导化疗,在瘤体缩小后进行放射治疗,可减少正常组织的放射。或者先行化疗后肿瘤缩小,肿瘤细胞数减少,由此可降低肿瘤放射剂量,从而也减少对正常组织的放射剂量。④阻止耐药肿瘤细胞亚群出现。尽管化疗和放射治疗间有一定交叉耐受,但仍有相当多肿瘤细胞表现出对某一治疗方式耐受,而对另一治疗仍保持一定敏感的特性。化疗和放射治疗杀灭肿瘤的效应互相增强,或化疗起到了放射增敏和增效作用。因此,放化疗同步进行使肿瘤的杀灭效应加强,肿瘤的局部控制会改善。当然放化疗同步进行时对正常组织的毒性和不良反应也相应增加。

(三)放射治疗与分子靶向药物的联合应用

在过去的 10 年中,分子靶向药物治疗在肿瘤治疗中的地位日益提高,出现了许多联合靶向治疗和放射治疗的临床前期和临床试验,显示了靶向药物和放射治疗合用的可行性和疗效,是一个值得研究的方向。

1.吉非替尼和厄洛替尼

这是表皮生长因子受体(EGFR)酪氨酸蛋白激酶抑制剂(TKI),已被尝试联合用于放射治疗。体外和体内研究显示,这两药都有增强肿瘤放射治疗疗效的效果。

2.西妥昔单抗

这是抗 EGFR 的单克隆抗体,它联合放射治疗的研究已经较多,体外或体内实验研究均显示西妥昔单抗联合放射治疗可以增加放射治疗的疗效。一项关于西妥昔单抗联合放射治疗局部晚期头颈部肿瘤的随机对照Ⅲ期临床研究已展示了令人鼓舞的结果,显示联合放射治疗和西妥昔单抗治疗改善了头颈部肿瘤的局部控制及提高患者生存率。

3.索拉非尼

这是多靶点的 TKI,抑制 B-Raf、血管内皮生长因子受体-2(VEGFR2)和血小板衍生生长因子受体-b(PDGFRb)等靶点。有学者对索拉非尼和放射联合应用进行了实验研究,使用了 MMC-7721 和 SK-HEP-1 两株肝癌细胞。体外和体内实验发现了索拉非尼有不同程度的放射增敏效应。其增敏机制为:索拉非尼能有效地抑制由放射诱导的 VEGFR2 磷酸化及其下游信号传导通路中 ERK 的激活;抑制双链断裂的 HR 和 NHEJ 修复途径的关键蛋白 BRCA1 和 Ku70 的磷酸化的表达;抑制放射所诱发的 NF-κB 磷酸化激活;显著增加了放射后早期凋亡细胞比例和 caspase-3 酶活性。在体内实验中,更大的放射增敏效应还与索拉非尼拮抗肿瘤血管及抑制新生血管形成有关。

五、临床放射治疗新技术

近十余年来放射肿瘤学在放射治疗技术方面有了许多新的进展。

(一)大分割放射治疗

常规分割放射治疗方案是:每天一次,每次 1.8～2.0 Gy,每周照射 5 次,对上皮源性癌照射 6～7 周。随着放射生物学研究的发展,发现缩短放射治疗总疗程能减少肿瘤细胞在放射治疗疗程中的再增殖,因此能提高肿瘤控制率。由此出现了新的分割放射治疗方案,即缩短放射治疗疗程,仍然给予肿瘤比较高的放射总剂量。常用的是每次给大剂量的大分割照射,使用立体定向放射治疗新技术,如对早期非小细胞肺癌的立体定向放射治疗,采用每次 12.5 Gy,照射 4 次,隔天照射 1 次,在 8 天疗程中照射 50 Gy。临床实践证明,疗效达到和外科手术相当。

(二)三维适形放射治疗和束流调强放射治疗

近 10～20 年来,随着计算机技术和影像学的迅速发展,以及放射物理剂量计算方法的改进,出现了三维适形放射治疗(three dimentional conformal radiotherapy,3DCRT),其基本原理是以肿瘤为中心,用多个方向的放射线,用聚焦式照射,使肿瘤受到比较高的剂量照射,而周围正常组织和器官的剂量降低。3DCRT 照射技术能使放射的高剂量立体形态和肿瘤的形态基本保持一致,故称为三维适形放射治疗。由于肿瘤的立体形态比较复杂,并和周围的正常结构相互交错。3DCRT 有时不能达到很好保护正常器官的目的,继之又发展了束流调强放射治疗(intensity modulated radiation therapy,IMRT),适合于形态不规则,特别是与周围正常器官紧密相连的肿瘤。近年来,在 IMRT 的基础上又发展了动态容积调强放射治疗(volumetric arc therapy,VMAT),典型的设备是 Tomotherapy,基本的原理是以肿瘤为中心,围绕患者的长轴进行旋转放射治疗,在加速器机架旋转的过程中,动态改变放射野的形状、放射的剂量率、机架的转动速度达到调强放射治疗的目的。另一种新的放射治疗设备是赛博刀,其基本的原理是把小型的直线加速器安装的机械手上,以肿瘤为中心,使用计算机技术,使放射线能从任何一个角度射入肿瘤,这种技术能给予肿瘤更大的剂量,更低的正常组织和器官的剂量,但是该设备更适合体积比较小的肿瘤。

(三)立体定向放射治疗技术

立体定向放射治疗技术包括两种:立体定向外科(stereotactic radiosurgery,SRS)和立体定向体部放射治疗(stereotactic body radiation therapy,SBRT)。SRS 使用单次大剂量照射,采用是头部伽马刀或 X 刀放射治疗技术。主要用于颅内血管疾病和肿瘤:①颅内小的动静脉畸形;②颅内<3 cm 良性肿瘤(听神经瘤、垂体瘤、脑膜瘤等),病灶必须远离视神经、脑干等重要结构;③手术后残留的肿瘤,包括良性和恶性肿瘤;④单发直径<3 cm 的脑转移瘤;⑤颅内多发的转移瘤,在全脑照射后,用 SRS 加量照射。SBRT 常采用大分割剂量,数次照射。放射治疗设备包括体部伽马刀,或有图像引导的 3DCRT 和 IMRT 技术。SBRT 的适应证包括头颈部肿瘤放射治疗后局部复发或放射治疗后肿瘤残留,用于局部加量;早期肺癌的根治性放射治疗,或者常规技术放射治疗后肿瘤残留的局部追加剂量;原发性肝癌门静脉癌栓、<3 个的转移性肝癌;无手术指征的胰腺癌,作为姑息治疗;腹腔和盆腔的孤立性转移肿瘤。

(四)图像引导的放射治疗和自适应放射治疗

图像引导的放射治疗(image guided radiation therapy,IGRT)是近几年来发展起来更精确的肿瘤放射治疗技术。由于放射治疗每天照射 1 次,要经过 30~35 次照射。在每次照射时,肿瘤是否受到准确的照射、正常器官是否得到了保护成为放射治疗成功与否的关键。自适应放射治疗(adaptive radiationtherapy,ART)技术就是要保证照射的精确性。IGRT 技术在直线加速器上装有影像诊断设备,如 CT,在实施照射前,获取患者的图像,包括将要照射的肿瘤及其周围的正常组织和器官,在确认照射位置的准确性后再实施真正照射。这个技术大大提高了放射治疗的精确性。

由于常规分割放射治疗历经 6～8 周时间的放射治疗疗程,肿瘤在放射治疗中逐步缩小,它和正常组织的相对解剖位置不断发生变化,特别放射治疗疗程中肿瘤体积缩小,肿瘤和正常组织以及器官相对解剖位置的改变,不同于放射治疗前设计放射治疗计划时的图像。因此基于放射治疗前肿瘤和其周围正常器官解剖位置设计的放射治疗计划就不适合当前的实际情况,放射治疗的结果可能给予肿瘤的剂量不足,而正常器官受到了过量的照射。由此产生了 ART 技术。ART 是一个正在发展中的技术,利用计算机技术,不断修正肿瘤靶区和正常器官的解剖位置,动态进行剂量计算和修改放射治疗计划,使得放射治疗计划适应新的情况。然而 ART 还处于研究和初步的临床实践阶段。

(五)粒子放射治疗

肿瘤粒子放射治疗的历史已经有半个世纪。由于粒子放射治疗设备昂贵,到目前全球仅有 30 多家单位用粒子放射治疗治疗恶性肿瘤。虽然用质子放射治疗的病例数已经 10 万余例,用重离子治疗 1 万余例,但是这还是一个在发展和逐步成熟的放射治疗技术。然而,国内外多数学者认为粒子放射治疗是最先进的放射治疗技术。

1.粒子射线的放射物理学

质子是原子核的基本组成部分,带 1 个正电荷。在重离子放射治疗中主要使用是碳离子,带有 6 个正电荷。质子或碳离子被注入同步加速器或回旋加速器,加速到 70% 的光速时再引出来治疗肿瘤。

(1)质子:质子是低 LET 放射线,产生稀疏电离辐射。质子射线和高能 X 线的主要区别是它进入体内的剂量分布。而质子射线在进入体内后剂量释放不多,而在到达它的射程终末时,能量全部释放,形成所谓的布拉格峰(Braggpeak),而在其深部的剂量近于零。

(2)重离子。它的物理学特征如下:高 LET 射线;进入人体后的深部剂量分布和质子类似;Bragg 峰后的剂量虽然迅速降低,但是比质子要多。

2.粒子射线的放射生物学

(1)质子:是低 LET 射线,进入人体后其物理、生物物理和生物化学改变和其他低 LET 射线相似,放射损伤主要是产生细胞 DNA 的单链断裂。它的生物效应仅略高于 ^{60}Coγ 射线。若以 ^{60}Coγ 射线的生物效应为 1.00,则质子的相对生物效应(relative biological effect,RBE)为 1.05～1.13。质子杀伤细胞也需要依赖氧的存在,其氧增强比(oxygen enhancement ratio,OER)为 2.5～3.0,所以对乏氧肿瘤也不能有效杀灭。

（2）碳离子：是高 LET 射线，在剂量的布拉格峰区域，产生的放射损伤70％以上是 DNA 的双链断裂，放射损伤不易修复，而且放射损伤的产生不依赖氧的存在。布拉格峰峰区的放射有以下的放射生物学特点：杀伤细胞的能力强（相对生物效应 RBE 大），是光子放射线的 2～3 倍；杀伤乏氧细胞的能力强（OER 小）；杀伤抗光子放射细胞的能力强，包括 S 期和 G0 期细胞、固有抗拒光子射线的肿瘤、放射或放化疗诱导的抗治疗的肿瘤、肿瘤干细胞；抑制肿瘤细胞局部浸润和远处转移的潜能。然而，在碳离子射线布拉格峰前的剂量"坪区"，其RBE 略高于光子，对氧的依赖也大。

3.粒子射线的临床应用

（1）质子：临床质子放射治疗的经验证实，其临床适应证包括：不适合手术的Ⅰ-Ⅲ期肺癌；颅底脊索瘤和软骨肉瘤；原发性肝癌；眼部葡萄膜和脉络膜黑色素瘤、眼眶肿瘤；脑星形胶质细胞瘤、孤立的脑转移灶、垂体瘤、脑膜瘤；头颈部肿瘤：鼻咽癌、局部晚期的口咽癌；前列腺癌。

（2）碳离子：日本国立放射医学研究所从 1994 年开始用对碳离子放射治疗进行临床试验，共用碳粒子治疗了 7849 例肿瘤患者，取得了令人鼓舞的疗效。

4.争论和挑战

在肿瘤放射治疗界，对粒子放射治疗存在以下两个争论焦点。第一，质子治疗的价值。支持者认为：质子射线有良好的物理剂量分布，能提高肿瘤局部控制率，明显减少放射毒性和不良反应。而反对意见认为，光子 IMRT 能完成质子放射治疗对肿瘤照射的大部分任务，而质子放射治疗的设备昂贵，从经济的效价比考虑是不值得的。第二，使用质子还是重粒子放射治疗。以美国为主的学者认为：重粒子在放射生物学的优点还没有被临床完全证实，且累积病例数仅 1 万余例，还不足以说服肿瘤放射治疗界推广。然而以日本和德国为主的学者认为，日本和德国临床研究结果已经证实了碳离子放射治疗的优越性，已经可以应用于临床。

第七章

肿瘤的生物治疗

第一节　肿瘤生物治疗的基础

一、肿瘤抗原

肿瘤细胞与正常细胞存在差异是免疫系统识别肿瘤细胞的基础,也是肿瘤生物治疗的前提。肿瘤在正常细胞的恶性转化过程中,新出现或过度表达的抗原物质的总称,即肿瘤抗原。肿瘤抗原是决定免疫治疗有效的关键因素。肿瘤抗原产生的机制有:①细胞转化及癌变过程中出现的新蛋白;②蛋白质的异常降解产物;③正常蛋白质的突变;④自身隐蔽抗原的暴露;⑤膜蛋白质的异常聚集;⑥癌胚抗原或分化抗原的异常表达;⑦某些蛋白质的翻译后修饰障碍;⑧"沉默基因(正常细胞不表达)"的表达等。肿瘤抗原能够诱导机体产生特异性的免疫应答,是免疫系统识别肿瘤的分子基础。

肿瘤抗原根据特异性分为肿瘤特异性抗原(tumor specific antigen,TSA)和肿瘤相关抗原(tumor associated antigen,TAA)。

(一)肿瘤特异性抗原

肿瘤特异性抗原是指仅存在于肿瘤细胞表面而不存在于正常细胞的新抗原,如病毒源性转化蛋白、突变的自身抗原以及放射性物质或化学致癌物诱发肿瘤细胞表达的某些抗原等。这类抗原最初是通过在近交系小鼠间进行肿瘤移植的方法证明的。研究发现将化学致癌剂甲基胆蒽(methylcholanthrene,MCA)诱发的小鼠皮肤肉瘤移植给正常同系小鼠,肿瘤可在其体内生长,而移植给预先免疫过的同系小鼠或植回经手术切除肿瘤后的小鼠,则不发生肿瘤。该研究证实肿瘤存在特异性抗原,能够诱导机体产生特异性免疫应答。进一步研究发现,免疫小鼠的抗肿瘤能力能够通过细胞毒性 T 淋巴细胞(cytotoxic lymphocyte,CTL)过继给同系小鼠,提示 TSA 诱导的特异性免疫应答主要由 CTL 介导。

目前,应用肿瘤特异性 CTL 并结合分子生物学技术已经鉴定出多个 TSA,如黑色素瘤特异性抗原(MAGE-1),它以 9 个氨基酸的短肽或与 HLA-A1 分子共同表达于某些黑色素瘤细胞表面,是第一个证实并清楚其结构的人肿瘤特异性抗原。TSA 是肿瘤生物治疗的理想靶点,但其存在个体特异性,给临床应用带来很多困难。而且,TSA 具有 MHC 限制性,甚至同一抗原的不同表位被不同的 MHC 分子递呈,这也限制了其临床研究。

(二)肿瘤相关抗原

肿瘤相关抗原是指一些肿瘤细胞表面的糖蛋白或糖脂成分,在正常细胞上有微量表达,但在肿瘤细胞上的表达明显增高。这类抗原通常在多种不同类型组织学起源的肿瘤中均有表达,因此也称共同肿瘤抗原。胚胎抗原、组织特异性分化抗原等均属此类抗原。既往认为 TAA 抗原性较弱,难以诱发机体产生特异性免疫应答。但近年来发现,多数 TAA 来自于机体,其大部分抗原尚未被有效递呈(免疫忽视),故机体对其并无免疫耐受产生,因此可采用组织特异性免疫反应来治疗肿瘤。对于一些起源于前列腺、乳腺、卵巢以及皮肤等"非必需组织"的常见肿瘤,诱导组织特异性的免疫应答可能是未来肿瘤治疗的一个重要选择。

此外,肿瘤抗原根据肿瘤的发生方式又可分为化学或物理因素诱发的肿瘤抗原、病毒诱发的肿瘤抗原、自发肿瘤抗原和胚胎抗原,根据分布和表达特性还可分为肿瘤睾丸抗原(cancer-testis antigens,CTA)、组织特异性分化抗原、基因突变所致的抗原、过量表达的抗原和病毒抗原。CTA 表达于多种肿瘤组织,而在正常组织中,除睾丸精原细胞外均不表达,如 MAGE 家族、NY-ESO-1 等;组织特异性分化抗原在特定肿瘤组织中高表达,而在相应的正常组织中低表达,在其他正常组织和肿瘤组织中不表达,如黑色素细胞分化抗原 MART-1/MelanA、gp100 等;基因突变所致的抗原是由于正常基因发生变异而导致在肿瘤细胞中产生新的抗原肽,从理论上讲,此类抗原的免疫原性最强,不易产生免疫耐受;过量表达的抗原在肿瘤组织中高表达,在正常组织中低表达,如霍奇金病中发现的galectin、HSP105 等;病毒抗原是指病毒感染导致细胞发生恶变的肿瘤细胞中,因病毒的产物具有一定的免疫原性而形成的抗原,如宫颈癌中的 HPV16 E7。

二、机体的抗肿瘤免疫应答

免疫系统能够排斥肿瘤是肿瘤生物治疗的另一个前提。

已有许多研究证实抗肿瘤免疫应答的存在。研究发现,905 例器官移植的患者由于抗排斥治疗,肿瘤发生率是普通人群的 7.1 倍。另一项研究发现,外周血淋巴细胞杀伤活性较高的人群其肿瘤发生率低于淋巴细胞杀伤活性较低的人群。另外,许多肿瘤组织内存在肿瘤浸润淋巴细胞(TIL),提示预后较好。并且,在自发缓解患者的肿瘤组织内常伴有大量淋巴细胞浸润。免疫监视学说认为,机体免疫系统能够识别肿瘤抗原并特异性杀伤突变细胞,使突变细胞在未形成肿瘤之前即被清除。当肿瘤发生后,机体可产生针对肿瘤抗原的适应性免疫应答,包括细胞免疫和体液免疫。一般认为,细胞免疫是抗肿瘤免疫的主力,体液免疫仅在某些情况下起协同作用。

肿瘤能够在机体免疫系统正常的情况下发生,提示免疫监视学说还需要进一步完善。近年来提出的肿瘤免疫编辑学说,能够比较系统地阐释肿瘤和免疫系统之间的关系。该学说将肿瘤免疫编辑分为免疫清除、免疫平衡和免疫逃逸3 个阶段。

(一)免疫清除期

清除期与免疫监视相同,指免疫系统识别并清除肿瘤。清除期又分为四期。

1.天然免疫细胞识别肿瘤细胞

肿瘤生长达 $2\sim3$ mm^3 时,需血管新生和基质重构。期间,促炎信号募集自然杀伤细胞(NK)、自然杀伤 T 细胞(NKT)、肿瘤干细胞($\gamma\delta$T)、巨噬细胞和树突细胞(DC)等天然免疫细胞。天然免疫细胞到达肿瘤部位后,产生 γ 干扰素(IFN-γ)来发挥抗肿瘤效应。

2.DC 的成熟及抗原呈递

IFN-γ 通过抗增殖、诱导凋亡、抗血管生成等抗肿瘤作用,以及肿瘤挤压和非肿瘤组织释放的某些化学因子引起部分肿瘤细胞死亡。DC 吞噬这些坏死的肿瘤细胞后,逐渐成熟并迁移至肿瘤周围的淋巴结。

3.肿瘤抗原特异性 T 淋巴细胞的产生

随着肿瘤部位 NK 和巨噬细胞的增加,这些细胞释放 IL-12、IFN-γ、穿孔素、肿瘤坏死因子相关的凋亡诱导配体(TRAIL)、活性氧等可杀伤更多的肿瘤细胞,促进更多的 DC 成熟。在淋巴结中,DC 将肿瘤抗原呈递给初始 T 细胞,促使初始 T 细胞向肿瘤特异性的效应 T 细胞分化。

4.肿瘤特异性 T 细胞定植于肿瘤部位并清除肿瘤

肿瘤特异性 T 淋巴细胞迁移至肿瘤部位,在 IFN-γ 的作用下进行特异地杀伤,而免疫原性较低的肿瘤细胞则得以存活。此期如肿瘤完全清除,清除期结束,如部分清除,进入平衡期。

(二)平衡期

肿瘤细胞保持休眠状态,或进一步产生新的变异。这些突变可赋予它们更强的抵抗免疫攻击的能力。免疫平衡期可能是肿瘤免疫编辑过程中时间最长的阶段,有时甚至长达数年。如 2 例肾衰竭患者在接受 1 例黑色素瘤患者(术后16 年,无疾病复发迹象)的肾脏移植后,都发生了转移性黑色素瘤。如果某些变异的肿瘤细胞能够耐受机体的抗肿瘤免疫应答,则进入逃逸期。

(三)逃逸期

肿瘤生长不仅不受免疫系统监控,甚至还利用免疫系统来促进自身的生长和转移。肿瘤细胞可通过局部和全身两种机制逃避机体的抗肿瘤免疫应答。其局部机制与肿瘤微环境密切相关,包括如下内容。

1.降低免疫原性

肿瘤细胞通过 MHC 基因丢失、甲基化、转录因子的丧失以及 IFN-γ 反应元件基因的缺失等多种机制减少 MHC 分子的表达,而 MHC 的缺失或减少造成肿瘤抗原不能被有效递呈。

2.杀伤肿瘤浸润性淋巴细胞

募集抗炎白细胞,杀伤肿瘤浸润性淋巴细胞。肿瘤细胞利用各种趋化因子促进抗炎细胞迁移至肿瘤部位,如通过趋化因子 CXCL9 招募不成熟髓系来源细胞,CCL2、CCL3、CCL5 等趋化巨噬细胞,进而抑制抗肿瘤免疫应答。此外,肿瘤细胞还表达 Fas 配体(FasL)、TRAIL 等,诱发肿瘤浸润部位的淋巴细胞凋亡。

3.肿瘤杀伤信号的不敏感

肿瘤通过减少 BID、PUMA 以及 caspase 家族成员等促凋亡蛋白的表达以及过表达 BCL-2、BCL-XL 等抗凋亡蛋白,逃脱免疫以及非免疫介导的肿瘤细胞杀伤。

4.改变 T 细胞的信号

许多肿瘤表达 B7-H1,能够结合肿瘤特异性 CTL 表达的 PD-1,引起 CTL凋亡。另外,肿瘤募集的巨噬细胞能够通过 B7-H4 抑制 T 细胞的功能。

5.色氨酸的代谢异常

肿瘤细胞常过表达吲哚胺-2,3-双加氧酶(IDO),造成肿瘤局部的色氨酸减少以及色氨酸的代谢产物增加,促进抑制性 T 细胞的活化、诱导 T 细胞的凋亡和无能。

6.蛋白聚糖

糖基化除参与肿瘤的转移和血管新生外,有些(如半乳糖凝集素)还能阻断

T 细胞受体(TCR)的信号,促进 CD95 介导的 T 细胞凋亡。

除肿瘤微环境外,肿瘤还通过抑制全身的免疫反应来逃脱抗肿瘤免疫应答,包括如下内容。

(1)DC 功能的改变。肿瘤细胞能够在多个环节调节 DC 的功能,如肿瘤细胞通过产生基质细胞衍生因子 1(SDF-1),募集未成熟 DC 和调节性 DC。这些抑制性 DC 低表达辅助刺激分子,过表达 IDO,通过 IL-10 和一氧化氮等促进 T 调节细胞扩增、抑制效应 T 细胞的活性。

(2)抑制性 T 细胞。部分 $CD4^+$ T 细胞能够抑制免疫应答,也称抑制性 T 细胞,又可分为表达 CD25 和 FoxP3 的 T 调节细胞(Treg)以及分泌 IL-10 的 Ⅰ 型调节性 T 细胞(Tr1)。许多肿瘤分泌 IL-10 和转化生长因子 β(TGF-β),促进 T 调节细胞和 Ⅰ 型调节性 T 细胞产生。这些抑制性 T 细胞不仅抑制 Th 和 CTL 细胞的功能,还能降低 DC 的抗原呈递能力。

(3)髓系来源的抑制细胞。肿瘤能够诱导髓系来源的抑制细胞(MDSC)的分化,而 MDSC 过表达精氨酸酶,通过释放活性氧而抑制 CTL 的活性。

(4)细胞因子。肿瘤患者的许多细胞因子水平远高于生理浓度,引起机体的免疫功能紊乱,如过量的 IL-10 能够抑制 Th 细胞的功能。

(5)促血管生长因子。多数肿瘤表达血管内皮生长因子(VEGF)等促血管生成因子,而 VEGF 除参与血管新生外,还能抑制 NF-κB 的活性、阻断 DC 的分化和成熟。

根据肿瘤免疫编辑学说,临床诊断的肿瘤多处于免疫逃逸期。因此,生物治疗在强化抗肿瘤免疫应答的同时,需要打破肿瘤的免疫耐受(图 7-1)。

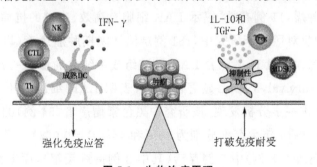

图 7-1　生物治疗原理

第二节　肿瘤细胞免疫治疗

肿瘤细胞免疫治疗,主要包括:肿瘤疫苗治疗和过继性细胞免疫治疗。本节主要介绍过继性细胞免疫治疗。过继性细胞免疫治疗是通过分离自体或异体免疫效应细胞,经体外刺激培养并回输患者体内,直接杀伤肿瘤细胞或激发机体产生抗肿瘤免疫反应。国外有学者观察到患免疫系统肿瘤的动物给予重组 IL-2治疗后,动物的淋巴细胞能够调控肿瘤的消退和/或转移。随后,过继性细胞免疫治疗在临床上的应用迅速扩展开来。

过继性免疫治疗与肿瘤疫苗不同,并不需要机体产生初始免疫应答,因此适用于已经没有时间或能力产生初始免疫应答的晚期肿瘤患者。

一、淋巴因子激活的杀伤(LAK)细胞

(一)特点

LAK 细胞是外周血单个核细胞在体外经 IL-2 刺激培养后诱生的一群具有非特异性细胞毒作用的杀伤细胞,如 NK 细胞和 T 细胞等。LAK 细胞通过直接接触或释放炎症细胞因子间接杀伤肿瘤细胞,抗瘤谱广,且抗瘤作用不依赖抗原致敏。

(二)临床应用

国外有学者采用 LAK 细胞联合 IL-2 治疗 25 例难治性肾癌、黑色素瘤、肺癌、结肠癌等肿瘤,11 例有效,提示 LAK 细胞有高效、广谱的抗瘤活性。但随后进行的一项随机对照临床研究中,181 例难治性晚期肿瘤患者(以肾癌和黑色素瘤为主)被分为大剂量 IL-2 联合 LAK 细胞组或单纯大剂量 IL-2 组,两组的中位生存(median survival,MS)无显著性差异,表明 LAK 细胞并不能提高大剂量IL-2 的疗效。进一步分析发现,该研究中黑色素瘤患者(54 例)的 2 年生存率分别为 32% 和 15%,4 年生存率分别为 18% 和 4%($P = 0.064$)。平均随访 63.2 个月时 LAK 细胞组(28 例)中 5 例存活(其中 3 例持续缓解),而单纯 IL-2 组中的26 例全部死亡,提示 LAK 细胞有提高 IL-2 在黑色素瘤患者中疗效的可能。另外,一项Ⅲ期临床研究发现,LAK 细胞作为 NSCLC 的辅助治疗,可显著改善患者的 5 年生存率。

LAK 细胞杀伤力不强,临床应用需要大量输注;另一方面,其扩增能力有

限,需要在输注细胞的同时大剂量应用 IL-2。大剂量 IL-2 应用过程中可出现明显的毒副反应,其中最为严重的是毛细血管渗漏综合征(capillary leak syndrome,CLS),主要表现为全身性水肿和充血性心力衰竭。因此,LAK 细胞已逐渐淡出临床应用。

二、肿瘤浸润性淋巴细胞(TIL)

(一)特点

TIL 是从肿瘤部位分离出的一群淋巴细胞,经 IL-2 等细胞因子扩增后产生。其表型以 $CD4^+$ T 细胞和 $CD8^+$ T 细胞为主,具有一定的肿瘤特异性和 MHC 限制性,但取材不便,且制备过程相对复杂。Rosenberg 研究组进行的一项研究表明,TIL 对肿瘤细胞的杀伤力是 LAK 细胞的 $50\sim100$ 倍。

(二)临床应用

最初报道 TIL 联合 IL-2 在 IL-2 无效黑色素瘤患者中的 ORR 为 32%,在初治患者中为 35%,提示 TIL 具有抗黑色素瘤活性,且不完全依赖 IL-2。一项 Ⅱ/Ⅲ期临床研究中,88 例Ⅲ期黑色素瘤术后患者随机分为 TIL 联合 IL-2 组和单纯 IL-2 组,两组的无复发生存(recurrence-freesurvival,RFS)和 MS 无显著性差异。其中仅单个淋巴结转移的患者经 TIL 联合 IL-2 治疗后,复发风险显著减低,MS 明显延长,表明 TIL 的疗效可能受肿瘤负荷的影响。还有研究发现,经放疗或化疗预先抑制体内的淋巴细胞后进行 TIL 治疗,转移性黑色素瘤患者的 ORR 可达 50% 以上。一项随机对照临床研究中,131 例肺癌术后患者(包括 Ⅱ期、ⅢA 期和ⅢB 期)进行 TIL 培养,获得成功的 113 例患者随机分为 TIL 组和对照组,对照组中Ⅱ期患者定期观察,ⅢA 期行放疗,ⅢB 期行放化疗,而 TIL 组在对照组治疗的基础上给予 TIL[$(4\sim70)\times10^9$细胞,d1]治疗,辅以 IL-2 皮下注射($2\sim16\times10^6$ IU,d1-90)。结果显示,TIL 组和对照组的 MS 分别为 22.4 个月和 14.1 个月($P<0.05$),其中Ⅱ期分别为 22.3 个月和 31.0 个月($P=0.56$),ⅢA 期分别为 22.0 个月和 9.9 个月($P=0.06$),ⅢB 期分别为 23.9 个月和 7.3 个月($P<0.01$),表明 TIL 能够提高Ⅲ期患者术后的疗效,而对于Ⅱ期患者无明显作用。TIL/IL-2 治疗的不良反应主要有畏寒、发热、恶心和乏力,无Ⅳ度毒性发生。TIL 应用于临床试验,主要治疗黑色素瘤、肾癌、肺癌、肝癌、卵巢癌等,但由于其取材不便和制作过程的相对复杂在一定程度上限制了其临床应用。

三、细胞因子诱导的杀伤(CIK)细胞

(一)特点

CIK 细胞是外周血单个核细胞经抗 CD3 单克隆抗体、IL-2、IFN-γ、肿瘤坏死因子(TNF)-α 等细胞因子体外诱导分化获得的 NK 细胞样 T 细胞,是继 LAK 细胞治疗后又一个在临床上广泛开展的过继性细胞免疫治疗方法。CIK 呈 $CD3^+$、$CD56^+$ 表型,既具有 NK 细胞的非 MHC 限制特点,同时具有 T 细胞的抗肿瘤活性,与 LAK 细胞相比具有更强的增殖活性和抗瘤活性,但由于其在未经处理的外周血单个核细胞中比例很小,因此常通过体外刺激培养以扩增数量。

(二)临床应用

一项研究利用人 IL-2cDNA 转染的 CIK 治疗 10 例转移性实体瘤患者(包括 7 例结肠癌、2 例淋巴瘤和 1 例肾癌),结果显示在治疗过程中患者血清中 IFN-γ、GM-CSF 和 TGF-β 水平升高,外周血 $CD3^+$ T 细胞比例升高,同时外周血淋巴细胞杀伤能力也有所升高,经 CIK 细胞治疗后 1 例 CR,3 例 SD。一项 II 期临床研究中,59 例进展期 NSCLC 患者随机分为化疗(紫杉醇、顺铂)组和化疗联合 CIK 细胞组,结果显示化疗组和化疗联合 CIK 组的疾病控制率(DCR)分别为 65.5% 和 89.7%($P = 0.030$),疾病进展时间(timetoprogress,TTP)分别为 4.67 个月和 6.65 个月($P = 0.042$),MS 分别为 11 个月和 15 个月($P = 0.029$)。上述研究表明,CIK 细胞联合化疗能够提高进展期肺癌的疗效。

CIK 细胞具有增殖速度快,杀伤活性高,肿瘤杀伤谱广等优点,目前对转移性肾癌、结肠癌、非小细胞肺癌和淋巴瘤的治疗已经进入临床试验阶段。

四、自然杀伤(NK)细胞

(一)特点

NK 细胞被认为是机体抗感染、抗肿瘤的第一道天然防线,可识别 MHC-1 表达下调或缺失的肿瘤细胞,无需抗原预先致敏即可直接通过多种机制杀伤肿瘤细胞:①通过分泌穿孔素、颗粒酶杀伤靶细胞;②通过死亡配体介导靶细胞凋亡;③通过分泌炎症因子间接杀伤靶细胞;④通过 ADCC 效应杀伤靶细胞。

(二)临床应用

NK 细胞占外周血淋巴细胞的 10%～15%,免疫表型特点为 $CD3^-$、$CD56^+$、$CD16^+$,目前仍处于 I/II 期临床试验阶段。随着纯化、扩增技术的不断改进,NK 细胞可能成为过继性免疫治疗的重要组成部分。

五、γδT 细胞

(一)特点

γδT 细胞是一类 TCR 由 γ 和 δ 肽链组成的 T 细胞,多为 CD4$^-$、CD8$^-$ 双阴表型。其杀伤肿瘤细胞的机制主要涉及穿孔蛋白途径和 Fas/FasL 介导的细胞凋亡途径,也可以通过 NK 细胞样受体,像 NK 细胞一样直接识别蛋白质或肽类抗原,以非 MHC 限制性方式杀伤肿瘤细胞。

(二)临床应用

以 γδT 细胞为基础的过继性细胞治疗在肺癌、肾癌、恶性黑色素瘤等 I 期临床研究中已显示出良好的疗效,提示其可能成为肿瘤治疗的新途径。

六、供者淋巴细胞输注(DLI)

(一)特点

大量研究发现,肿瘤复发率在异基因干细胞移植后明显低于同基因移植,而前者的肿瘤复发率与移植物抗宿主病(GVHD)的程度呈负相关。减少淋巴细胞输注的数量或去除 CD8$^+$ T 淋巴细胞可以降低 GVHD 的发生,但伴随复发率的增加,表明供者的淋巴细胞具有抗瘤作用。

(二)临床应用

目前,供者淋巴细胞输注已成为慢性粒细胞白血病异基因骨髓移植后复发和 EBV 相关淋巴瘤的主要治疗方式。慢性粒细胞白血病异基因移植后复发的患者在 DLI 治疗后,60%以上可以获得分子生物学水平上的完全缓解,疗效通常出现在治疗后几周到几个月,符合 T 细胞介导的获得性免疫应答。

七、基因修饰 T 细胞

(一)特点

提高淋巴细胞的肿瘤特异性是过继性细胞免疫治疗研究的一个热点。基因修饰 T 细胞是利用基因转移技术对 T 细胞进行基因修饰,增强 T 细胞的特异性免疫能力且保持其持久活性,同时能够克服肿瘤自身的免疫逃逸机制,提高抗肿瘤效应。基因修饰 T 细胞技术主要包括:对 T 细胞受体(Tcellreceptor,TCR)进行基因修饰的 T 细胞治疗技术,和嵌合抗原受体(chimericantigenreceptor,CAR)修饰的 T 细胞治疗技术。对 TCR 进行基因修饰的 T 细胞治疗技术,即通过分离抗原特异性 TCR 基因并将其转导至初始 T 细胞中,使初始 T 细胞表达外源 TCR 并获得特异性识别抗原的能力,在短期内获得大量抗原特异性 T 细胞。CAR 修饰的 T 细胞治疗技术是利用基因工程技术,将肿瘤相关抗原的单链抗体可变区片段(scFv)、共刺激分子和激活 T 细胞的信号转导肽链连接起来,由此重组而成的嵌合受体经反转录病毒或慢病毒包装后将 CARs 导入淋巴细胞,特异性地与肿瘤细胞表达的相应抗原结合,然后经由信号肽激活相应的效应细胞,通过非 MHC 限制的方式对肿瘤细胞产生杀伤效应。

(二)临床应用

TCR 技术最早用于恶性黑色素瘤的治疗,靶向 MART-1 的临床研究中,客观反应率达到 30%。一项 I 期临床研究中,利用反转录病毒载体将 MART-1 特异性 *TCR* 基因转导进 17 例转移性黑色素瘤患者自体 T 细胞中进行治疗,其中 2 例患者病情得到完全控制,TTP 时间超过 8 个月。另一项临床研究应用针对 NY-ESO-1 抗原的特异性 TCRs 治疗 6 例转移性滑膜肉瘤和 11 例黑色素瘤患者,分别在 4 例滑膜肉瘤和 5 例黑色素瘤患者中观察到临床客观反应,其中有 2 例黑色素瘤患者完全缓解期长达 1 年。CARs 则在血液系统恶性肿瘤中的应用研究最为深入。CD19 在正常的 B 淋巴细胞和大多数 B 细胞来源的白血病和淋巴瘤中表达,是应用最多的 CAR 靶位。研究者应用 CD19-CAR 治疗两例复发的急性淋巴细胞白血病患儿,均达到完全缓解,其中一例在 CARs 治疗后 11 个月仍保持完全缓解,另一例在接受治疗后 2 个月复发,但复发患儿体内的白血病细胞不再表达 CD19。

总之,过继性细胞免疫治疗作为肿瘤生物治疗的一种重要方法,已经与手术、放疗、化疗以及其他生物治疗广泛联合,在多种肿瘤治疗中展示出良好的临床应用前景。通过有计划、合理地联合细胞免疫治疗和其他治疗手段,有望提高肿瘤患者的治疗效果,延长生存时间,改善生活状态,提高生活质量,最终达到彻底治愈肿瘤或长期带瘤生存的目标。

第三节　肿瘤疫苗治疗

一、肿瘤疫苗的概念

疫苗主要是指通过激活机体免疫反应,对细菌、病毒等病原微生物这些"外来入侵者"产生特异性免疫,起到预防感染性疾病作用的药物。20 世纪初,疫苗在传染性疾病的预防和治疗中取得重大成功,挽救了无数人的生命。科学家从传染性疾病疫苗的成功中得到启发,提出恶性肿瘤可能通过疫苗来进行预防和治疗,从而有了肿瘤疫苗的概念。

肿瘤疫苗的定义,从广义上讲,凡是可以激发机体产生针对肿瘤发生的致病因素或肿瘤自身的主动特异性免疫,以达到预防肿瘤发生和治疗肿瘤的各种形式的疫苗,都可被定义为肿瘤疫苗。因此,肿瘤疫苗既包括对预防高危人群发生恶性肿瘤的预防性疫苗,还包括对已经罹患恶性肿瘤的患者的治疗性疫苗。肿瘤预防性疫苗主要是针对与恶性肿瘤发生直接相关的致瘤性病原微生物,如HPV、HBV 等,通过预防致瘤性病原微生物的感染而起到预防肿瘤发生的作用,这类疫苗与传统疫苗相似。通常情况下,肿瘤疫苗主要指的是治疗性肿瘤疫苗,与传统疫苗不同,治疗性肿瘤疫苗诱导的免疫应答主要针对来自肿瘤的"自身抗原",通过打破免疫耐受来治疗肿瘤。

肿瘤疫苗通过诱导主动特异性免疫,可以产生持久的免疫记忆和长期的抗肿瘤反应,是理想的抗肿瘤药物。疫苗诱导的免疫应答包括细胞免疫和体液免疫,多数观点认为细胞免疫在抗肿瘤免疫反应中发挥更为关键作用,事实上,研究发现,体液免疫同样可以产生显著的抗肿瘤作用,此外,预防性肿瘤疫苗也主要通过诱导中和抗体发挥作用,关键在于选择了何种抗原。另一方面,肿瘤抗原免疫原性差,并处于"自身抗原"的免疫耐受状态,肿瘤疫苗必须打破免疫耐受才能发挥作用。但是,肿瘤细胞缺乏抗原特异性,并存在多种免疫逃逸机制,尽管肿瘤疫苗的研究已有 100 多年历史,但进展缓慢,直到 20 世纪 90 年代,国外实验室发现了第一个人类肿瘤特异性抗原 MAGE-1 之后,这一里程碑式的发现才极大地促进了肿瘤治疗性疫苗的研发。另一方面,科学家已经证实了人乳头瘤病毒(HPV)、乙肝病毒(HBV)、EBV 以及幽门螺杆菌(Hp)等多种致瘤微生物与人类恶性肿瘤发生的直接关系,进而促进了肿瘤预防性疫苗的研发。截止至前,已有多种肿瘤疫苗在临床应用。

二、肿瘤疫苗的类型

肿瘤疫苗根据设计思路不同分为全细胞疫苗、DC 疫苗、蛋白/多肽抗原疫苗、抗独特型疫苗以及核酸疫苗。

(一)全细胞疫苗

采用患者自身来源、同种异体的其他患者来源或肿瘤细胞系的全肿瘤细胞,通过灭活或全细胞裂解产物来制备疫苗来诱导主动特异性免疫,由于肿瘤细胞本身的弱免疫原性,全细胞疫苗常常联合免疫佐剂或采用基因修饰的方法来增强免疫反应。全肿瘤细胞疫苗是研究最早的肿瘤疫苗,其优势在于拥有丰富的肿瘤抗原谱,可诱导针对多种肿瘤抗原的特异性免疫应答。目前已有多种全肿瘤细胞疫苗在不同国家批准上市用于临床。

同种异体细胞系疫苗具有通用性,可规模化生产。黑色素瘤疫苗(Melacine)是世界上第一个被批准上市的肿瘤疫苗,由黑色素瘤细胞系的裂解物与专利佐剂混合组成,于1999年在加拿大获批上市用于Ⅳ期恶性黑色素瘤的治疗。该疫苗最早获批并非因为较传统治疗疗效增加,而是因为与当时四药联用的CBDT化疗方案相比,在疗效相当的情况下可提高晚期转移性黑色素瘤患者的生活质量。但在随后的黑色素瘤术后辅助治疗的Ⅲ期临床研究中发现,在HLA-A2/Cw3患者中,疫苗治疗患者5年和10年的无复发生存(RFS)和总生存率(OS)均显著高于对照组,表明Melacine具有特定的适宜人群。

(二)DC疫苗

DC是机体内的专职抗原呈递细胞,具有强大抗原呈递能力,采用DC接受肿瘤抗原或肿瘤细胞裂解物刺激,能够诱导主动特异性的抗肿瘤免疫。目前上市的DC细胞疫苗以普列威(Provenge)为代表,Provenge是美国FDA批准的第一个用于晚期前列腺癌的治疗性疫苗,成分为前列腺酸性磷酸酶(PAP)和粒细胞-巨噬细胞集落刺激因子(GM-CSF)的融合蛋白(PAP-GM-CSF),其利用PAPGM-CSF在体外刺激自体来源的DC,通过回输激活T细胞,诱导特异CTL以杀灭表达PAP抗原的前列腺癌细胞。Provenge可降低晚期前列腺癌患者的死亡风险,平均延长生存期4.1个月。

(三)蛋白或多肽疫苗

直接将肿瘤抗原以蛋白或富含抗原表位的多肽形式,常常联合免疫佐剂,直接刺激诱导针对该抗原的特异免疫,可以直接理解为抗原疫苗。蛋白或多肽疫苗具有通用性,易于规模生产和临床使用,是目前肿瘤疫苗研究的重点领域,已有多个疫苗进入Ⅲ期临床试验。

肿瘤蛋白疫苗目前上市的只有2008年古巴批准上市用于非小细胞肺癌的疫苗,该疫苗由EGF蛋白联合免疫佐剂制备,通过诱导产生EGF抗体降低患者体内的EGF浓度,在Ⅱ期临床试验中证实能够延长患者的OS,但目前这一疫苗的大样本随机对照研究数据较少。

近年来,随着生物技术的发展,在蛋白疫苗的基础上,解析肿瘤抗原表位,可以构建多肽疫苗。与全蛋白比较,来源于肿瘤相关抗原的抗原肽具有特异性高、安全性好、可控性强、能大规模合成纯度高、重复性好的多肽等优势,更有利于获得更特异的抗肿瘤免疫,但多肽疫苗免疫原性抗原谱单一,稳定性差,易引起免疫耐受,常需要免疫佐剂修饰才能更好激发免疫应答,或采用与免疫活性分子构建融合蛋白疫苗。目前上市的多肽疫苗只有 2008 年俄罗斯批准上市用于肾癌辅助治疗的疫苗,是从患者肿瘤细胞中提取纯化的热休克蛋白 gp96 和多肽的复合疫苗。该疫苗在肾癌术后患者的辅助治疗中,可以显著降低肾癌的复发风险。热休克蛋白家族多个蛋白具有免疫活性,参与抗原呈递,并可帮助增强多肽稳定性和蛋白空间结构,广泛用于抗原疫苗的研发。

目前,进入Ⅲ期临床试验 L-BLP25 也是一种针对肿瘤抗原 Mucin-1 的多肽疫苗,采用单磷酸酯 A 作为免疫佐剂。该疫苗在前期的Ⅲ期临床研究中发现,接受同步放化疗的Ⅲ期非小细胞肺癌患者接受治疗,中位生存期治疗组为 30.8 月显著优于对照组为 20.6 月($P = 0.016$),后续的Ⅲ期临床试验研究目前正在验证这一结果。

(四)抗独特型肿瘤疫苗

免疫细胞抗原受体及免疫球蛋白都有各自独特的抗原决定簇,即独特型,免疫网络学说认为,独特型和抗-独特型的相互作用调节宿主的免疫应答,针对肿瘤抗原而形成的抗体可以在体内诱导抗抗体,抗抗体的高变区则成为肿瘤抗原的内影像,具有和肿瘤抗原相似的结构,可以替相应的肿瘤抗原,采用抗抗体＋佐剂作为疫苗,能够诱导机体产生特异的针对抗独特型的免疫应答。抗独特型疫苗可用于未知肿瘤抗原或难以分离纯化的肿瘤抗原的疫苗研发。

(五)核酸疫苗

核酸疫苗也称基因疫苗,包括 DNA 疫苗和 RNA 疫苗,是利用基因重组技术,将肿瘤抗原编码基因连接到载体,通过机体的转录表达系统表达蛋白抗原,激发机体产生细胞免疫应答和体液免疫应答,从而达到预防和治疗的目的。核酸疫苗的优势在于生产便利,使用安全,体内表达持久,可诱发体液免疫、细胞免疫双重抗肿瘤免疫应答。缺点是肿瘤抗原需要在体内再表达,而体内表达个体差异大,低水平表达难以诱导有效抗肿瘤免疫。

目前研究最多的是直连质粒载体的 DNA 疫苗,当携带有目的基因的质粒进入机体后,会通过细胞内吞摄取,细胞表达肿瘤抗原,载体质粒自身还具有佐剂作用,促进产生针对特异抗原的保护和治疗性免疫反应。DNA 疫苗表达异源性Ⅰ类 MHC 基因 HLA-B7 的质粒 DNA 和 β2 微球蛋白以及脂质体组成的复合物,在晚期黑色素瘤的Ⅱ临床研究中证实能够诱导特异免疫反应,部分肿瘤患者肿瘤消退,能够延长肿瘤患者生存至 18.8 个月,而这类患者采用常规治疗,中位生存期多不足 12 个月。

RNA 疫苗主要是采用肿瘤抗原的编码基因或含有部分抗原表位的片段基因,通过基因工程技术获得 RNA,或直接从肿瘤细胞中提取 RNA 制备疫苗。RNA 疫苗本身的稳定性差,很少单独作为疫苗,而是通过转染 DC 来协同制备 DC 疫苗。核酸疫苗研究较多,动物实验等临床前研究疗效显著,但目前临床试验主要停留在Ⅰ/Ⅱ期临床试验,重点研究安全性和免疫活性,很少进入Ⅲ期临床,临床疗效尚待证实。

截至目前,全球已有 10 多个肿瘤疫苗获批用于临床,多数疫苗仅在少数国家销售。我国目前尚无肿瘤疫苗批准用于临床。

三、肿瘤疫苗的挑战与发展

肿瘤疫苗治疗经历了 100 多年艰辛发展,近几年才开始用于临床,肿瘤疫苗治疗相对传统治疗具有一定特殊性,面临许多新的挑战,新的研究思路和技术的发展有望积极推进肿瘤疫苗在临床的应用。

(一)肿瘤疫苗的抗原基础与非肿瘤抗原疫苗研究

传统观点认为肿瘤抗原是肿瘤疫苗的设计基础。实际上,与肿瘤发生发展密切相关的因子,只要能通过诱导免疫应答抑制肿瘤的发生和发展,且不导致严重的自身免疫等不良事件,都可以成为肿瘤疫苗的设计新思路。近年来,针对肿瘤间质,如肿瘤血管、肿瘤相关成纤维细胞等也成为了肿瘤疫苗研究的重要领域。如针对肿瘤血管生成密切相关的 VEGF/VEGFR 信号通路中的受体设计的多肽疫苗 VEGFR2-169 在胰腺癌中的研究,期望通过抑制肿瘤血管生成达到抑制肿瘤生长的作用;此外,以肿瘤间质中的成纤维细胞作为靶点,临床前研究发现,以成纤维细胞激活蛋白 FAP 作为疫苗靶点能够诱导特异抗肿瘤免疫。

(二)肿瘤的免疫逃逸与联合治疗策略

肿瘤疫苗研究经历了 100 多年的发展,科学家主要致力于打破免疫耐受,激活抗肿瘤主动特异免疫。事实上,大量基础研究和早期临床研究都证实,肿瘤疫苗的确能够诱导特异的主动免疫,但是,多数肿瘤疫苗最后在经历临床试验后都以失败告终,一个重要的原因是,免疫系统存在强有力抑制信号,特别是CTLA-4和 PD-1 信号。单纯阻断 CTLA-4 或 PD-1 信号已经证实其抗肿瘤效果并已用于临床治疗,肿瘤疫苗治疗同时联合抑制免疫抑制信号可能获得更好的疗效,部分之前宣布失败的疫苗也可能通过联合策略重新评估其疗效。

(三)肿瘤疫苗的临床研究设计与评价

与化疗及分子靶向治疗直接针对靶细胞发挥治疗效应不同,肿瘤疫苗需要经历免疫激活和免疫效应两个阶段,免疫效应阶段多遵循零级动力学规律,即一定数目的免疫活性细胞杀灭一定数量的肿瘤细胞,很难在肿瘤负荷过大的时候达到肿瘤缩小的目的。因此,临床研究应关注几个问题。

（1）避免只关注免疫效应,而忽略免疫激活,在临床试验应该分析免疫激活的肿瘤患者的治疗效果。

（2）可优先选择经过常规治疗后获得稳定、缓解或治愈的患者作为研究对象,避免过大的肿瘤负荷下削弱疗效。

（3）疗效评价应积极引入免疫相关反应评价标准等新评价体系,确保疗效评价更为客观。

第四节　肿瘤基因治疗

基因治疗是指将一段基因序列转移进入靶细胞,通过转基因高水平的表达并最终获得治疗效应。换言之,这是一种通过基因转移技术改变人的遗传信息,达到预防或治疗疾病的生物医学治疗手段。随着众多疾病的病因在基因水平上的认识和阐明,以及基因分子克隆和转移技术的提高与成熟,基因治疗作为一种治疗手段日益被临床接受并进行了大量的临床新药研究。

恶性肿瘤本质上是一种基因病,是由于基因突变导致正常细胞恶性转化为具有表达恶性表型细胞的发生、发展的疾病过程。理论上通过转基因技术纠正缺陷基因或靶基因可以达到临床治疗目的。但肿瘤的演进过程中涉及多基因突变或多阶段基因突变,这对基因治疗策略的实施和疗效带来了巨大的挑战。尽管如此,面对肿瘤的高发病率和高死亡率的现实,研发新型、低毒和有效的基因治疗方法或基因制剂,是肿瘤基因治疗研究的未来目标。

一、肿瘤基因治疗基础

（一）基本概念

基因治疗包括两个基本要素,一是载体系统,二是通过转基因技术导入载体中的治疗性基因（目的基因）或转基因。基因治疗的靶细胞包括生殖细胞和体细胞两类,由于生物安全性和转移技术的问题,目前仅限于体细胞。肿瘤基因治疗是在两个基本要素的基础上作用于肿瘤细胞。

1.载体系统

依据载体的生物学特性,分为病毒性载体和非病毒性载体两类。常用重组病毒载体系统包括：腺病毒、反转录病毒、单纯疱疹病毒、腺相关病毒、慢病毒等。非病毒性载体主要包括质粒 DNA（裸 DNA）、DNA/蛋白脂质体复合物、RNA 转导系统，以及寡核苷酸，后者包括小干扰 RNA（Small Interfering RNA，siRNA）、反义技术，核酸酶等。

2.目的基因

肿瘤基因治疗的外源目的基因主要是抑癌基因、自杀基因、肿瘤抗原编码基因、细胞因子编码基因、细胞黏附分子编码基因，癌基因调节因子基因等。其中，功能基因通过表达蛋白质或多肽发挥治疗作用；寡核苷酸片段通过反义技术，特异性封闭靶基因的表达或选择性降解基因的 mRNA，或是产生 RNA 核酶，降解靶基因的转录产物。目的基因分为四类。

（1）靶向肿瘤细胞的基因包括具有杀伤细胞或促进凋亡的基因，以及改变其恶性生物学特征的基因。如抑癌基因 $p53$、$p16$、RB、$BRCA1$ 等，细胞杀伤基因胸苷酶基因（TK），以及 Fas 或 Fas 配体基因。

（2）靶向免疫系统的基因主要是细胞因子如 $IL-15$ 基因、$IL-24$ 基因，共刺激分子如 B7 基因，以及激发对外源性抗原免疫应答的 $MHC-I$ 编码基因。

（3）靶向肿瘤血管的基因血管内皮抑素基因、$IL-12$ 基因。

（4）靶向正常细胞的基因如保护正常细胞免受化疗毒性作用的耐药基因 $MDR1$。

3.基因转移技术

将目的基因导入载体并转移进入肿瘤患者体内涉及基因转移技术。常用的基因转移技术分为体外转移和自体转移两种。体外转移指在体外培养条件下，应用载体将外源基因或目的基因转移进入受体细胞如淋巴细胞，再将重组的受体细胞回输患者体内，通过表达某种基因表型的受体细胞介导激活肿瘤免疫反应或直接攻击肿瘤细胞。自体转移是指将已重组入载体的外源基因直接注射至患者肿瘤体内，使目的基因在肿瘤细胞内转录、表达而发挥治疗效应。两种转移技术各有利弊，体外转移通常应用病毒性载体，效果容易控制，安全性较高，缺点是回输的受体细胞不能长期存活，技术步骤多，操作难度较大，临床不易推广；自体转移载体可以是病毒，也可以是非病毒载体如质粒 DNA 或 DNA/蛋白脂质体复合物一起注射，其操作简单、经济、容易推广，缺点是疗效短，存在免疫排斥和安全性等问题。

4.受体细胞

肿瘤基因治疗的受体细胞主要是免疫细胞、肿瘤细胞和干细胞。

(1)淋巴细胞:主要是自体外周血 T 淋巴细胞、肿瘤浸润性淋巴细胞(TIL)和巨噬细胞。外周血 T 淋巴细胞在临床试验中应用较为广泛。

(2)肿瘤细胞:通过基因工程技术改造后的原代肿瘤细胞,经辐射后失去致癌性而制备成疫苗,临床应用不多。

(3)干细胞:主要是造血干细胞,通过基因修饰的干细胞可在体内持久表达外源基因。但因获取困难,以及在基因修饰实施过程中的技术障碍,临床应用有限。

(二)治疗策略

肿瘤基因治疗策略的选择与插入载体中的目的基因有关。常用策略大致分为 5 类:免疫基因治疗、恢复抑癌基因功能、抑制癌基因的异常活化、杀伤肿瘤细胞和抑制肿瘤血管生成。

1.免疫基因治疗

肿瘤细胞通过各种方式隐藏肿瘤抗原或降低肿瘤抗原的表达,从而逃逸机体的免疫监视和攻击,称为肿瘤免疫逃逸。肿瘤的发生、进展与肿瘤免疫逃逸机理有关。免疫基因治疗是通过基因重组技术,将免疫调节基因或者抗原基因导入到免疫效应细胞或者肿瘤细胞,之后将其输入患者体内,增强机体对肿瘤细胞的识别及杀伤能力,达到治疗肿瘤的目的。主要包括以下几个方面。

(1)增强肿瘤抗原的暴露:肿瘤细胞本身的免疫原性不强(如 MHC-I 表达不足),抗原呈递细胞不能提供足够的共刺激信号(如 B7 分子缺乏),以及机体免疫因子分泌不足等原因,致使肿瘤细胞可以逃避免疫系统的监控和攻击。目前,针对上述基因的多项治疗方案已进入临床试验,但由于肿瘤细胞和机体的异质性,其临床效应不尽如人意。

(2)提高抗原呈递细胞(APC)的抗原呈递作用:DC 将肿瘤特异性抗原呈递给免疫效应细胞,再通过 B 细胞分泌抗体发挥抗肿瘤效应,或激活 T 淋巴细胞直接杀伤癌细胞。研究发现体外扩增 DC,或将细胞因子或者肿瘤抗原基因导入DC,制成疫苗,回输入患者体内可以增强机体的 CTL 免疫应答。目前,该研究领域研究活跃。

(3)提高淋巴细胞的免疫杀伤能力:经过免疫的特定淋巴细胞能够直接而特异性杀伤肿瘤细胞。该研究领域可以分为三大类:非特异性免疫调节治疗、主动免疫治疗(也即肿瘤疫苗)、过继细胞治疗(adoptive cell therapy,ACT)。其中,ACT 研究最为活跃,临床应用也较为广泛。

2.恢复抑癌基因的功能

抑癌基因是指正常细胞内存在的能抑制细胞转化和肿瘤发生的一类基因群。半数的人类肿瘤存在抑癌基因的缺失或失活。将正常的抑癌基因导入肿瘤细胞中，以补偿和代替突变或缺失的抑癌基因，可达到抑制肿瘤细胞生长、诱导细胞凋亡的目的。这些基因包括 $p53$、$p16$、RB、$BRCA1$、$E1A$ 和 $PTEN$ 等。目前研究最多的是 $p53$ 基因。超过 50％的肿瘤中存在 $p53$ 的失活突变。研究报道用携带 $p53$ 基因的腺病毒（SCH58500）治疗复发的卵巢癌患者，并在之后给予铂类为主的化疗，随访显示给予多次病毒治疗组患者中位生存 12～13 个月，而给予单次病毒治疗组中位生存仅有 5 个月。SCH58500 联合化疗治疗Ⅲ期卵巢癌及腹膜转移癌的Ⅱ/Ⅲ期临床试验已经完成。用携带 $p53$ 基因的腺病毒治疗放化疗抵抗的食管癌患者，局部肿瘤有 9 例达到 SD，综合全身评价 6 例 SD。我国学者报道联合今又生与放疗治疗鼻咽癌患者，CR 到达 66.7％，而单独放疗组只有 24.4％，并且联合治疗组明显延长了 5 年的 OS 及 DFS。目前应用 $p53$ 进行肿瘤基因治疗的临床试验多达 55 个。

3.抑制原癌基因的异常活化

正常细胞中，原癌基因的蛋白质产物参与正常细胞的生长、分化和增殖。肿瘤的发生与原癌基因的异常活化表达有密切的关系。因此可以通过反义核酸、核酶，siRNA 等技术来沉默目的原癌基因表达或者通过单克隆抗体抑制其信号传递。目前研究比较多的基因有 c-fos、c-myc、K-ras、Bcl-2、IGF-$Ⅰ$ 受体和 IGF-$Ⅱ$ 受体等。

4.杀伤肿瘤细胞

这种治疗策略最常用的利用自杀基因。自杀基因是指将某些病毒或细菌的基因转导入肿瘤细胞，此基因编码的特异性酶能将对细胞无毒或毒性极低的药物前体在肿瘤细胞内代谢成细胞的毒性产物，以达到杀死肿瘤细胞的目的。此外，自杀基因还可以通过旁观者效应杀伤邻近未导入基因的肿瘤细胞，扩大杀伤效应。其机制可能与有毒代谢物通过缝隙连接或凋亡小体从转导细胞移动到邻近细胞有关。

5.抑制肿瘤血管生成

肿瘤细胞往往通过分泌各种生长因子促使新的血管生成，以获取足够的血供。抗血管生成的目的在于干扰肿瘤的血供进而干扰肿瘤获得更多的营养物质及氧气。目前的主要的策略有以下内容。

（1）抑制血管生长因子，如通过反义核酸、核酶、siRNA 下调 VEGF，

HIF-1α,bFGF,PDGF 等基因的表达或者通过中和性抗体、受体酪氨酸激酶抑制剂阻断其信号传递。

（2）上调血管生长抑制因子,如导入血管抑素或内皮抑素基因。

（3）抑制细胞外基质的降解进而起到抑制内皮细胞迁移的作用,或者通过抑制内皮祖细胞的动员从而减少肿瘤血管生成。

二、肿瘤基因治疗现状和存在的问题

肿瘤基因治疗目前仍处于临床探索性阶段,适应对象常常属于常规治疗失败后的晚期肿瘤患者。绝大多数试验（95.9％）还在早中期阶段,评价其生物安全性或有效性,真正进入Ⅲ期临床试验的仅占3.8％。

尽管基因治疗的研究较过去的 10 年更加理性和严谨,并取得了较大的进展,但是,阻碍肿瘤基因治疗快速发展并实现临床有效治疗的几个瓶颈因素依然存在。

（1）载体系统未能实现有效和充分的体内基因传递与表达。这在非病毒载体中表现突出。给予全身用药,其游离载体系统的不稳定性和低复制能力常常导致目的基因表达持久性的下降。

（2）载体系统缺乏基因传递的靶向性与病毒载体的免疫原性问题。这是病毒性载体主要缺点,为此,常常采用基因制剂直接注射方式,但恶性肿瘤是一种全身性疾病,即使局部的高效控制并不意味着肿瘤患者的生存获益。

（3）单一目的基因的表达和预期效应能否为多基因突变或多阶段基因突变的肿瘤带来实质性临床疗效的问题。这是以纠正或改变突变基因为治疗目标的基因治疗主要障碍。

（4）生物安全性问题,这是肿瘤基因治疗毒理学研究的重要内容,包括:①病毒性载体潜在的致瘤性;②生殖系统转导的可能性与风险;③目的基因在体内表达的毒性,以及在非靶组织中的异位表达的潜在后果;④机体免疫系统对载体和目的基因蛋白的免疫反应及其造成的结果。

第八章

肿瘤的姑息治疗

第一节 肿瘤姑息治疗原则与方法

一、姑息治疗概述

癌症姑息治疗是临床肿瘤学的重要组成部分,其工作目标是改善癌症患者生活质量。癌症姑息治疗是世界卫生组织(WHO)的全球癌症预防和控制策略的四大战略目标之一。

(一)姑息治疗定义

WHO 起初将姑息治疗定义为:针对无法根治疾病的患者,提供全面积极的医疗照顾;控制疼痛,缓解症状,减轻精神心理和社会创伤;让患者及其家属获得尽可能好的生命质量;姑息治疗也适合于配合抗癌治疗过程的疾病早期阶段。后又重新定义姑息治疗:姑息治疗是一门临床学科,通过及时全面评估和控制疼痛及躯体、社会心理等痛苦症状,预防和缓解身心痛苦,从而改善面临致命疾病威胁患者及其家属的生存质量。

(二)姑息治疗基本概念与内涵

姑息治疗作为癌症综合治疗的重要组成部分,应贯穿癌症诊治全过程(图 8-1),其基本概念及内涵如下。

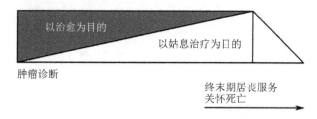

图 8-1 姑息治疗贯穿癌症诊治全过程

（1）对生命受到威胁的癌症患者进行积极全面的医疗照顾。

（2）主要目标是改善癌症患者生活质量,主要任务是缓解癌症及诊疗所致的症状和并发症,减轻患者的身心痛苦。

（3）维护和尊重生命,承认生命是一个过程,濒死是生命的正常历程,死亡是生命的终点;主张既不人为加速死亡,也不延缓死亡;反对放弃治疗,反对过度治疗,反对安乐死;反对任何不尊重生命的做法。

（4）为患者及家属提供全面支持系统,帮助患者以较平静的心境和较强的毅力面对困难,帮助患者积极生活直至死亡,帮助家属面对现实,承受打击,正确对待患者的疾病过程和居丧。

（5）获得缓解痛苦的姑息治疗是晚期癌症患者的基本权利。

(三)姑息医学发展简史与挑战

姑息医学始于临终关怀和收容所。20 世纪 60 年代,现代姑息医学开始兴起。70 年代欧美等经济发达国家地区开始建立和发展姑息治疗医疗机构。1982 年,WHO 将姑息治疗列为全球癌症防控四大战略目标之一。1986 年WHO 发布《癌症三阶梯止痛治疗原则》,成为许多国家现代姑息治疗起步与发展的切入点。目前,现代姑息关怀医疗机构在英国有 250 余家,在美国有 3 000 余家。近年来,发展中国家也开始发展姑息治疗专业队伍、学术机构和姑息医疗机构。经历 40 多年的发展,现代姑息医学作为肿瘤综合治疗的重要组成部分,已被全世界的肿瘤学界广泛认同和接受,姑息医疗也成为一门与多学科交叉的独立临床医疗学科。《新英格兰医学杂志》上的一项研究就指出,早期姑息治疗联合标准抗肿瘤治疗不仅可显著改善晚期非小细胞肺癌患者生活质量和心境,还可以显著延长其生存期。近年来多项研究证实了将姑息治疗纳入肿瘤规范化综合治疗的必要性和疗效。姑息医学的理想和现实面临诸多困难与机遇!

中国癌症康复与姑息治疗专业发展始于 20 世纪 80 年代。1990 年我国开始推行 WHO 癌症三阶梯止痛治疗方案。1994 年中国抗癌协会癌症康复与姑息治疗专业委员会(CRPC)成立。1998 年,我国开始建立以居家临终关怀服务为主的宁养院。尽管我国肿瘤姑息医学的学术队伍建设及学术交流有了长足进步,但与临床实际需求之间尚存在较大差距。

二、肿瘤姑息治疗方法与应用原则

(一)肿瘤姑息治疗方法

1.缓解症状及支持治疗

缓解症状及支持治疗即对症支持治疗,能有效改善癌症患者生活质量,积极缓解癌症患者的躯体和心理症状。对于晚期及终末期癌症患者,以缓解症状为主要目标的最佳支持治疗(best supportive care,BSC),是患者唯一可能耐受并获益的治疗。

(1)药物治疗:缓解症状的基本方法是药物治疗。WHO 委托国际临床关怀与姑息治疗学会,制订姑息治疗基本用药,共纳入 33 种药物,用于缓解 18 种症状,具体内容如下。

1)癌症疼痛。①轻度、中度疼痛:对乙酰氨基酚,布洛芬,双氯芬酸,曲马朵,可待因。②中度、重度疼痛:吗啡即释剂或缓释剂,芬太尼透皮贴剂,羟考酮,美沙酮即释剂。③神经病理性疼痛:阿米替林,卡马西平,地塞米松,加巴喷丁。④内脏疼痛:丁溴东莨菪碱。

2)消化系统症状。①厌食、恶病质:醋酸甲地孕酮,地塞米松,泼尼松龙。②恶心、呕吐:甲氧氯普胺,氟哌啶醇,丁溴东莨菪碱,地塞米松,苯海拉明,奥曲肽。③便秘:番泻叶,比沙可啶,矿物油灌肠剂。④腹泻:口服补液盐,洛哌丁胺,奥曲肽。

3)精神系统症状。①失眠:劳拉西泮,曲唑酮,唑吡坦。②抑郁:阿米替林,西酞普兰,米氮平。③焦虑:地西泮,劳拉西泮,咪达唑仑。④谵妄:氟哌啶醇,左美丙嗪。⑤临终躁动:氟哌啶醇,左美丙嗪,咪达唑仑。

4)呼吸系统症状。①呼吸困难:吗啡。②临终呼吸道阻塞:丁溴东莨菪碱。

(2)非药物治疗:包括放松疗法、催眠疗法、暗示疗法、语言疗法、音乐疗法等心理创伤治疗方法;作业疗法;物理治疗;社会支持等。心理和社会支持治疗也为患者家属和陪护人员提供支持帮助。

2.姑息性抗肿瘤治疗

需要权衡利弊,审慎考虑,个体化选择合适的方法和应用时机。

(1)姑息性手术:姑息性肿瘤切除术、转流术、造瘘术、导管引流术、介入术等姑息性手术,主要用于出血、梗阻、穿孔等危重症的解救治疗。例如,胆肠吻合术用于缓解癌症所致的胆道梗阻。

(2)姑息性放疗:用于缓解癌痛、止血、控制局部肿瘤进展等。例如,缓解骨转移和软组织浸润所致疼痛,处理鼻咽癌、宫颈癌等局部出血。

(3)姑息性抗肿瘤药物治疗:相对低毒的化疗、内分泌治疗、分子靶向药物治疗、止吐及造血细胞生长因子等,可能改善患者带瘤生存状况。

(二)肿瘤姑息治疗方法的应用原则

1.全面评估

全面、动态、准确评估病情,是合理制订和实施个体化姑息治疗的前提条件。全面评估,包括评估肿瘤病情和患者全身情况两方面,需要综合分析威胁患者生存及生活质量的主要症状、疾病的预后转归、患者可能获得的医疗及社会支持资源。由于晚期癌症患者病情变化快,不同个体对治疗的反应差异明显,动态评估患者的躯体和心理状况也十分重要。

2.恰当治疗

WHO 提出抗癌治疗决策的基本原则:基于循证医学证据,充分尊重患者的意愿,兼顾考虑医疗的费效比、医疗资源的合理应用、社会公平性等。WHO 还指出,制订和推行癌症治疗指南时,应确保抗癌治疗只用于可获益阶段,以防止资源滥用。

(1)证据、规矩和美德原则:临床针对疾病治疗制订的医疗决策,需要遵循三个层面的原则。一是证据原则,依据循证医学证据制订医疗决策;二是规矩原则,医疗决策符合伦理道德、当地风俗习惯、法规、经验;三是美德原则,强调医疗决策需要尊重患者及家属的意愿,同时应考虑到社会公平性。

(2)三全原则:为癌症患者提供高品质的姑息医疗,需要遵循三全原则,即全程、全人、全体三项原则。全程原则是指姑息治疗应贯穿癌症诊疗全过程。姑息治疗应用于癌症诊疗大致分为三阶段。第一阶段以抗癌治疗为主,姑息治疗以支持治疗的形式加以辅助,用于缓解癌症及抗癌治疗所致症状,保障患者治疗期的生活质量。第二阶段针对抗癌治疗可能不再获益的晚期癌症患者,应以姑息性治疗为主,缓解症状,减轻痛苦,改善生活质量。第三阶段为预期生存时间仅几周至几天的终末期癌症患者提供临终关怀治疗及善终服务。全人原则是指姑息治疗应该全面重视和改善患者躯体与心理痛苦。全体原则是指姑息治疗将癌症患者及家属和陪护视为整体,在为患者提供医疗服务的同时,为家属提供帮助。近年来多项研究指出,利用全程原则,能够显著延长患者生存期,提高患者生活质量。

第二节 症状与生活质量评估

一、生活质量

(一)生活质量定义

生活质量,也称为生命质量或生存质量。WHO 对生活质量定义为:不同文化和价值体系中个体对其目标、期望及所关心事情的相关生活状况的体验。生活质量的核心内容包括:①躯体感觉,与疾病、治疗有关的体征、症状;②生理功能,精力、体力、生活自理能力等;③日常生活能力;④精神、心理状态;⑤适应社会的能力,指家庭关系(夫妻关系,父母职能等),与亲友或同事的来往,以及疾病对于工作、学习和社会活动的影响;⑥职业承受能力;⑦健康的自我认识。在评估临床疗效的同时评估生活质量,有助于全面评估治疗方案是否给患者带来益处。

(二)生活质量评估

生活质量评估量表是量化评价患者生活质量的常用工具。量表能否准确反映患者生活质量,与量表所采用的评价指标密切相关。新创立的量表或国外量表的翻译版,在临床应用前都需要进行量表效度、信度和反应度的检测。常用的癌症患者生活质量评估量表如下。

1.身体功能状态量表(Karnopfsky performance status,KPS)评分

KPS 评分又称卡氏评分,,用于评估癌症患者的生活自理能力及身体活动能力状况。分 10 个等级,评分范围 0%～100%。分值越高,表示机体状态越好。

2.美国东部肿瘤协作组(Eastern Cooperative Oncology Group,ECOG)评分

ECOG 制订的行为状态评估量表。该量表评估内容类似 KPS,但评分标准不同。ECOG 将正常状态到死亡分为 0～5,分值越高表示机体状态越差。一般认为,ECOG≥3 分的患者不适宜化疗。

3.生活质量核心量表(QLQ-C30)

欧洲癌症研究与治疗组织(European Organization for Research and Treatment,EORTC)的生活质量核心量表 QLQ-C30 使用 30 项指标自评生活质量。该量表含 5 个功能量表(躯体、角色、认知、情绪和社会功能)、3 个症状子量表(乏力、疼痛、恶心呕吐)。EORTC 还针对不同肿瘤类型制定子量表。例如,肺

癌（QLQ-LC13）、乳腺癌（QLQ-BR23）、头颈部癌（QLQ-NH35）、宫颈癌（QLQ-CX24）、卵巢癌 QLQ-OV28）、骨髓瘤（QLQ-MY20）等。QLQ-C30 整体健康状况的总量表，结合针对不同肿瘤类型的子量表评估，已广泛应用于临床试验研究中以评估肿瘤患者生活质量。

4.其他量表

FLIC 量表、CARES 量表、FACT 量表等。我国肿瘤临床研究常采用生活质量 12 项指标评估量表。

二、症状负荷

（一）症状负荷

肿瘤症状负荷是指多种原因混杂而导致患者不适的症状群总负荷。疼痛、乏力、睡眠紊乱、情感障碍、厌食是加重癌症患者症状总负荷的常见症状。肿瘤及抗肿瘤治疗相关的躯体和精神心理症状越多越重，患者的生活质量就越差。因此，量化评估并减轻症状负荷是改善生活质量的有效措施。

肿瘤患者症状及症状群发生机制的基础研究相对薄弱。实验研究发现，某些细胞因子及相关调节因子参与肿瘤症状群发生，多种症状共存的情况可能与核因子 κB(NF-κB)的活性下降有关。

（二）症状评估

症状评估是有效控制症状和评价疗效的基础。多种症状的总负荷评估，较单一症状评估复杂，尚缺乏统一量表。症状负荷评估量表的指标选择，需要包括对患者生活质量影响相关的常见症状。准确评估患者的主观感受症状，需要患者参与自我评估症状。因此，症状评估量表的设计要求问答条例简明易懂且耗时短。目前常用量表包括：针对某一症状的多维评估表，如简明疼痛评估量表（brief pain inventory，BPI）和简明乏力评估量表（brief fatigue inventory，BFI）；针对系列症状的评估量表，如 EORTC 的各种肿瘤症状子量表、M.D.Anderson 癌症中心症状症状评估量表（MDASI）。评估还应注意动态评估症状的变化。

（三）症状干预

在对症状产生原因及严重程度进行评估后，有效的症状干预有助于患者生活质量的提高和抗癌治疗的顺利进行。在进行症状干预时，需要明确临床上常存在治疗不足导致症状不能缓解或治疗过度导致症状加重的情况。在对症状群进行处理时，需要明确使用多种药物时药物之间交叉反应的危险性可能随着复方用药数目呈指数增加。症状控制的基本药物选择原则为具有多种疗效、最小的药物交叉反应、多途径的给药方法、最好的安全性能、广谱的治疗窗口、方便的剂量、最优的费用-效果。

第三节 癌 症 疼 痛

癌症疼痛是指癌症及癌症相关性病变所致的疼痛。据 WHO 统计,癌症患者的疼痛发生率为 30％～50％,晚期癌症患者疼痛的发生率高达 75％以上。临床上癌症疼痛患者未能得到足够止痛治疗的现象普遍存在。WHO 提出,推行癌症三阶梯止痛治疗方案,合理应用镇痛药物,可以解除大多数癌症患者的疼痛。

一、癌痛病因

癌症疼痛的病因比较复杂,大致可以归为以下四类,分别占癌痛病因的78.2％、6％、8.2％和 7.2％。6.7％癌痛由至少两种原因共同导致。此外,痛苦经历体验及不良精神心理因素,均可能加重疼痛程度。

(一)癌症直接损伤所致疼痛

癌症的浸润及破坏作用所致的疼痛。常见于骨转移、肿瘤压迫或浸润神经、神经节。肿瘤侵犯脑膜、内脏、皮肤、黏膜,肿瘤导致空腔脏器梗阻,血管阻塞、淋巴管阻塞。

(二)癌症相关并发症所致疼痛

癌症相关并发症如便秘、压疮等并发症,均可能引起疼痛。

(三)肿瘤诊疗创伤及不良反应所致疼痛

肿瘤诊疗创伤及不良反应如放疗或化疗引起的黏膜炎,手术创伤所致的疼痛。

(四)非癌症相关性并发症所致疼痛

非癌症相关性并发症如带状疱疹、痛风、关节炎等。

二、癌痛发病机制及临床表现特点

癌痛发病机制及临床表现复杂多变。依据病程可分为急性和慢性两大类。疼痛持续时间＞3 个月,被定义为慢性疼痛。依据疼痛发病机制及疼痛性质,可分为伤害感受性疼痛和神经病理性疼痛两大类。急性疼痛发病机制大多为伤害感受性疼痛。慢性疼痛,尤其是长期未得到控制的疼痛,常发展为神经病理性疼痛。癌痛临床表现特点如下。

(一)慢性疼痛

癌痛的发病和病程,绝大多数表现呈慢性过程,因此癌痛一般归类于慢性疼痛。大多数癌症患者的疼痛可能持续存在数月甚至数年。乳腺癌骨转移疼痛就是典型的慢性疼痛。

(二)肿瘤危急症及诊疗相关急性疼痛

癌痛虽然大多表现为慢性疼痛,但它会随着病情变化而变化。在肿瘤诊疗的创伤性操作中,患者随时可能出现肿瘤危急症及诊疗操作相关的急性疼痛。引起肿瘤患者急性疼痛的常见危急症包括恶性肠梗阻、胃肠穿孔、脑转移、脑膜转移、脊膜转移、脊髓压迫,尿路梗阻、急性感染相关的炎性疼痛等。肿瘤诊疗的创伤性操作或毒性作用也常引起急性疼痛。例如,放射性口腔黏膜炎疼痛,化疗或分子靶向治疗所致的神经病理性疼痛。

(三)爆发性疼痛

在持续性慢性疼痛的基础上,时常会出现疼痛程度突然加重,表现为爆发性疼痛,又称突发性疼痛。例如,恶性肿瘤骨转移及神经病理性疼痛患者反复发作爆发性疼痛。止痛药物给药间隔期的终末期失败效应,也是爆发性疼痛的常见发生原因。

(四)神经病理性疼痛

神经病理性疼痛在癌痛中占 $40\% \sim 60\%$。临床常表现为灼痛、电击样痛、轻触痛、麻木样痛、枪击样痛等异常疼痛或痛觉过敏,疼痛可出现于感觉缺失区。诊断神经病理性疼痛,需要仔细询问癌痛发病过程、疼痛性质、疼痛感受、情绪及行为、既往止痛治疗等。神经病理性疼痛是最常见的难治性癌痛类型之一。

(五)复杂性癌症疼痛

综合征癌症侵犯或抗癌治疗创伤及毒性作用损伤神经所引起的疼痛,如果止痛治疗不及时,常发展成为复杂性癌症疼痛综合征。该综合征大多数为神经病理性疼痛。

三、癌痛评估

全面评估包括疼痛原因、性质、程度、止痛治疗史、心理及精神状况、肿瘤病情及全身情况等,同时需注意动态评估。疼痛是患者的主观感受,因此,建议患者采用数字分级法自我评估疼痛程度。

（一）数字分级法

数字分级法用0～10代表不同程度的疼痛，0为无痛，10为剧痛。让患者自己圈出一个最能代表自身疼痛程度的数字。1～3为轻度疼痛，4～6为中度疼痛，7～10为重度疼痛。

（二）根据主诉疼痛的程度分级法

（1）0级：无疼痛。

（2）Ⅰ级（轻度）：有疼痛但可忍受，生活正常，睡眠无干扰。

（3）Ⅱ级（中度）：疼痛明显，不能忍受，要求服用镇痛药物，睡眠受干扰。

（4）Ⅲ级（重度）：疼痛剧烈，不能忍受，需用镇痛药物，睡眠受严重干扰可伴自主神经紊乱或被动体位。

（三）视觉模拟法

划一条长线（一般长为100 mm），线上不应有任何标记、数字或词语，以免影响评估结果。让患者在线上最能反映自己疼痛程度之处划一交叉线（X）。评估者根据患者划X的位置估计患者的疼痛程度。

（四）疼痛强度评分脸谱法（Wong-Baker脸谱）

对儿童或无法交流的患者用前述方法进行疼痛评估可能比较困难。可通过画有不同面部表情的图画评分法来评估，见图8-2。

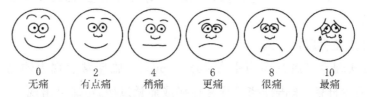

图 8-2　疼痛程度评分脸谱法（Wong Baker脸谱法）

四、癌痛治疗

癌痛治疗目标：持续有效缓解疼痛，限制治疗相关不良反应，最大限度改善癌痛患者的生活质量。药物止痛治疗是癌痛治疗的基本方法，应遵循WHO癌症三阶梯止痛治疗方案。

（一）以WHO癌症三阶梯止痛治疗方案为代表的药物止痛治疗原则

1.首选口服及无创途径给药

口服用药有效、安全、无创、方便、经济。此外还可选择透皮贴剂等无创途径给药。例如，吞咽困难、严重呕吐或肠梗阻的患者，首选透皮贴剂或直肠栓剂途径给药。直肠给药不宜用于粒细胞减少症合并直肠或肛周疾病的患者。需要长

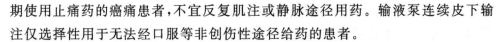

期使用止痛药的癌痛患者,不宜反复肌注或静脉途径用药。输液泵连续皮下输注仅选择性用于无法经口服等非创伤性途径给药的患者。

2.按阶梯用药

根据疼痛程度,按阶梯选择不同强度的止痛药。轻度癌痛首选非甾体消炎药,如对乙酰氨基酚、阿司匹林等;中度癌痛首选弱阿片类药物,如可卡因,同时可考虑联合非甾体消炎药;重度癌痛首选强阿片类止痛药,如吗啡,同时可考虑联合非甾体消炎药。强阿片类止痛药也适用于中度癌痛。对于神经病理性疼痛,可根据病情选用三环类抗抑郁药或抗惊厥药等辅助药。

3.按时用药

按药物在体内代谢的半衰期及药物在体内持续止痛作用的时间规律,有计划地按时给药。例如,吗啡缓释片每 8～12 小时给药一次,芬太尼透皮贴剂每 72 小时给药一次。按时给药可以使血药浓度维持在稳定有效的剂量水平,避免过高峰值浓度的毒性作用和低浓度时期出现的疼痛加重及焦虑等症状。

4.个体化给药

不同患者之间存在较大的个体差异,个体化选择可获得更好的止痛疗效。

5.注意具体细节

重点是监测并及时防治止痛药的不良反应,防止药物滥用。

(二)常用止痛药物及辅助用药

常用止痛药物包括非甾体消炎药、阿片类止痛药及辅助用药 3 类。

1.非甾体消炎药

该类药物对伴有炎性反应的疼痛治疗效果较好,与阿片类药物联合应用时,可以增加止痛治疗的效果。非甾体消炎药有剂量限制效应,需警惕其不良反应和潜在风险。(严格意义上来说对乙酰氨基酚不属于非甾体消炎药)

2.阿片类止痛药

阿片类止痛药是中重度疼痛治疗的首选药物。阿片类复方制剂包括氨酚待因(对乙酰氨基酚＋可待因)、氨芬待因(双氯芬酸钠＋可待因)、氨酚羟考酮(对乙酰氨基酚＋羟考酮)。使用阿片类止痛药,需要用麻醉药品专用处方。需要指出的是,哌替啶作用时间短,引起谵妄等不良反应风险高,故不推荐用于癌痛患者。

3.辅助用药

抗抑郁药、抗惊厥药、糖皮质激素、NMDA 受体拮抗剂等辅助用药,与止痛药联合使用,有助于缓解神经病理性疼痛等难治性疼痛。灼痛、麻木样疼痛可选择三环类抗抑郁药,如阿米替林、去甲替林、多塞平。电击样疼痛可选择抗惊厥药,如卡马西平、加巴喷丁、普瑞巴林。地塞米松主要用于缓解脑转移、脊髓压迫、脉管阻塞性疼痛。

(三)癌痛处理方法

对于既往未使用过阿片类药物的患者,推荐初始滴定用药选择口服吗啡即释片,拟初始固定剂量每 4 小时 5～15 mg;用药后疼痛不缓解或缓解不满意者,应于 1 小时后根据疼痛程度调整剂量,密切观察疼痛程度及不良反应,出现爆发性疼痛可参考调整剂量后给药。第一天治疗结束后,第二天药物剂量:次日总固定量＝前 24 小时总固定量＋解救量,分 6 次口服。爆发性疼痛解救量为前24 小时总固定量的 10％～20％。逐日调整剂量至评分稳定在 0～3 分。当止痛理想时,可考虑将短效剂型换用为长效剂型,在此基础上备用短效剂型作为爆发性疼痛解救量,剂量为前 24 小时用药总量 10％～20％。每日解救次数大于 3 次时,应重新考虑滴定。

(四)药物止痛治疗的不良反应及处理

1.阿片类止痛药的不良反应

(1)便秘:发生率 90％～100％。长期用药者,便秘可能持续存在。应鼓励患者多饮水,多摄取含纤维素的食物,适当活动,预防便秘。可选择番泻叶、比沙可啶等缓泻剂。

(2)恶心、呕吐:发生率 30％,一般发生于用药初期。初次用阿片类药物第 1 周内,最好同时给予甲氧氯普胺预防恶心呕吐。治疗恶心呕吐选用甲氧氯普胺、氯丙嗪或氟哌啶醇,必要时用昂丹司琼或格雷司琼。

(3)嗜睡、过度镇静:少数患者用药最初几天内可能出现思睡及嗜睡等过度镇静不良反应,数日后症状多自行消失。初次使用阿片类药物剂量不宜过高。若增加剂量,增幅不超过当前日用剂量 25％～50％。老年人尤其应注意谨慎滴定用药剂量。

(4)尿潴留:发生率＜5％。镇静剂、腰麻术后、前列腺增生等可能增加尿潴留发病风险。防治方法包括:避免同时用镇静剂,避免膀胱过度充盈,为患者提供良好的排尿时间和空间。必要时诱导自行排尿或导尿。

(5)精神错乱及中枢神经毒性反应:谵妄等神经精神异常,多发生于老年人、肾功能不全者及反复用哌替啶的患者。防治方法包括避免阿片类药物过量,避免使用哌替啶。

(6)阿片类药物过量和中毒:用药过量可导致呼吸抑制。表现为呼吸次数减少(每分钟小于8次)和(或)潮气量减少、潮式呼吸、发绀、针尖样瞳孔、嗜睡乃至昏迷、骨骼肌松弛、皮肤湿冷,有时可出现心动过缓和低血压。严重时可出现呼吸暂停、深昏迷、循环衰竭、心脏停搏、死亡。

呼吸抑制的解救治疗:立即停止使用阿片类药物;建立通畅呼吸道,辅助或控制通气;呼吸复苏;使用阿片拮抗剂;纳洛酮0.4 mg加入10 mL生理盐水中,静脉缓慢推注,必要时每2分钟增加0.1 mg。严重呼吸抑制时每2~3分钟重复给药,或将纳洛酮2 mg加入500 mL生理盐水或5%葡萄糖液中(0.004 mg/mL)静脉滴注。输液速度根据病情决定,严密监测,直到患者恢复自主呼吸。

(7)药物滥用及成瘾问题:药物滥用是指具有精神作用、依赖作用、引发自杀企图或行为的药物在非医疗情况下的使用。规范化用药、宣传教育及加强管理是避免药物滥用的有力措施。药物成瘾是指习惯于摄入某种药物而产生的一种依赖状态,撤去药物后可引起一些特殊的症状即戒断症状,患者常有精神依赖,有主动索药行为。癌痛患者按医嘱长期使用阿片类药物,尤其是口服或透皮贴剂按时给药,发生成瘾的危险性极小。

2.非甾体消炎药的不良反应

长期使用非甾体消炎药物或对乙酰氨基酚,可能发生消化道溃疡、血小板功能障碍、肝肾毒性等不良反应。风险因素包括老年人、消化道溃疡病史、乙醇过量、重要器官功能不全、肝肾疾病、合用肾毒性药物、长期大剂量使用非甾体消炎药等。限制甾体类抗炎药的用药剂量,可避免或减少该类药物的不良反应。

(五)其他治疗

有效的抗肿瘤治疗往往可缓解疼痛。其他对症治疗包括针对骨转移疼痛进行放疗、双膦酸盐治疗;针对神经根疼痛相关的难治性疼痛的介入治疗(神经阻滞术、神经松解术、神经损毁术、硬膜外、椎管内、神经丛给药途径);心理-认知-行为治疗;按摩,针灸,理疗等。

第四节　肿瘤营养疗法

肿瘤营养疗法(cancer nutrition therapy,CNT)是计划、实施并评价营养干预,以治疗肿瘤及其并发症或身体状况,从而改善肿瘤患者预后的过程,包括营养筛查/评估、营养干预、疗效评价(包括随访)3 个阶段。其中营养干预的内容包括营养教育、营养治疗(口服营养补充、肠内营养、肠外营养)。肿瘤营养疗法是与手术、化疗、放疗、靶向治疗、免疫治疗等肿瘤基本治疗方法并重的另外一种治疗方法,它贯穿于肿瘤治疗的全过程,融汇于其他治疗方法之中。营养疗法是在营养支持的基础上发展起来的,当营养支持不仅仅是补充营养素不足,而是被赋予治疗营养不良、调节代谢、调理免疫等使命时,营养支持则升华为营养治疗。

一、基本概念

营养不良、恶病质、肌肉减少症是肿瘤学及营养学常用的名词,它们既相互独立,又相互联系。

(一)营养不良

营养不良是指营养物质摄入不足、过量或比例异常,与机体的营养需求不协调,从而对细胞、组织、器官的形态、组成、功能及临床结局造成不良影响的综合征,包括营养不足和营养过量两个方面,涉及摄入失衡、利用障碍、消耗增加三个环节。美国最新专家共识认为营养不良是一种急性、亚急性或慢性营养状态,包括不同程度的营养过量或营养不足,伴或不伴炎症活动,导致机体组成的改变和功能的降低。肿瘤营养不良特指营养不足,其发病率具有如下特征:恶性肿瘤高于良性疾病,消化道肿瘤高于非消化道肿瘤,65 岁以上老年人高于非老年人。根据营养素摄入情况,将营养不足分为 3 型。

1.能量缺乏型

能量缺乏型以能量摄入不足为主,表现为皮下脂肪和骨骼肌显著消耗和内脏器官萎缩,称为消瘦型营养不足。

2.蛋白质缺乏型

蛋白质严重缺乏而能量摄入基本满足者称为水肿型营养不足,又称为 Kwashiorkor 综合征、恶性(蛋白质)营养不良;劣质奶粉(蛋白质不足)造成的大头婴是一种典型的营养不良症。

3.混合型

能量与蛋白质均缺乏者称为混合型营养不良,即通常所称的蛋白质-能量营养不良(protein-energy malnutrition,PEM),是最常见的一种类型。

营养不良的诊断方法有多种,临床上以体质量及体质指数(body mass index,BMI)比较常用,具体如下。

(1)理想体质量诊断法:实际体质量为理想体质量的 90%~109% 为适宜,80%~89% 为轻度营养不良,70%~79% 为中度营养不良,60%~69% 为重度营养不良。

（2）BMI诊断法：不同种族、不同地区、不同国家的BMI诊断标准不尽一致，中国标准如下：BMI＜18.5为低体质量（营养不良），18.5～23.99为正常，24～26.99为超重，≥27为肥胖。

（二）恶病质

恶病质是以骨骼肌量持续下降为特征的多因素综合征，伴随或不伴随脂肪组织减少，不能被常规的营养治疗逆转，最终导致进行性功能障碍。其病理生理特征为摄食减少，代谢异常等因素综合作用引起的蛋白质及能量负平衡。恶病质是营养不良的特殊形式，经常发生于进展期肿瘤患者。

按病因，恶病质可以分为两类。

1.原发性恶病质

原发性恶病质直接由肿瘤本身引起。

2.继发性恶病质

继发性恶病质由营养不良或基础疾病导致。

按照病程，恶病质分为3期，即恶病质前期、恶病质期、恶病质难治期。

肿瘤恶病质诊断标准为符合下列条件之一：①无节食条件下，6个月内体质量下降＞5％；②BMI＜20 kg/m²，BMI＜18.5 kg/m²（中国人）和任何程度的体质量下降＞2％；③四肢骨骼肌指数符合肌肉减少症标准（男性＜7.26 kg/m²，女性＜5.45 kg/m²）及任何程度的体质量下降＞2％。

（三）肌肉减少症

肌肉减少症是进行性、广泛性的骨骼肌质量及力量下降，以及由此导致的身体残疾、生活质量下降和死亡等不良后果的综合征。根据发病原因，肌肉减少症可以分为原发性肌肉减少症及继发性肌肉减少症，前者特指年龄相关性肌肉减少症（老化肌肉减少），后者包括活动、疾病（如肿瘤）及营养相关性肌肉减少症。原发性肌肉减少症并不必然合并营养不良，营养不良患者也不一定存在肌肉减少。

肌肉减少症的诊断标准应符合①及②③条中任意一条即可诊断为肌肉减少症分别为：①骨骼肌质量减少；②骨骼肌力量下降；③身体活动能力下降。

肌肉减少症分为3期，即肌肉减少症前期、肌肉减少症期、严重肌肉减少症期。肌肉减少症前期以肌肉质量减少为特征，肌肉力量及身体活动能力未受影响，此期没有临床表现，只能依靠精确测量肌肉质量而诊断。肌肉减少症期以肌肉质量减少、和肌肉力量下降或身体活动能力下降为特征；严重肌肉减少症期表现为肌肉质量、肌肉力量及身体活动能力三者均下降。

二、患者主观整体评估

要进行合理的营养治疗,首先需要了解患者的营养状况。营养评估的目的就是发现营养不良的患者,确定营养治疗的对象,从而保证营养治疗的合理应用,防止应用不足与应用过度。而且,在营养治疗过程中,要不断进行再评价,了解营养治疗效果,以便及时调整治疗方案。

患者主观整体评估是在主观整体评估(subjective globe assessment,SGA)基础上发展而成的,是专门为肿瘤患者设计的营养状况评估方法,由患者自我评估部分及医务人员评估部分两部分组成,具体内容包括体质量、摄食情况、症状、活动和身体功能、疾病与营养需求的关系、代谢方面的需要、体格检查等 7 个方面,前 4 个方面由患者自己评估,后 3 个方面由医务人员评估,总体评估包括定量评估及定性评估两种。定性评估将肿瘤患者的营养状况分为 A(营养良好)、B(可疑或中度营养不良)、C(重度营养不良)3 个等级。定量评估为将 7 个方面的记分相加,得出一个最后积分,根据积分将患者分为 0~1 分(无营养不良)、2~3 分(可疑营养不良)、4~8 分(中度营养不良)、≥9 分(重度营养不良)。临床研究提示,PG-SGA 是一种有效的肿瘤患者特异性营养状况评估工具,因而得到美国营养师协会(American Dietetic Association,ADA)等单位的大力推荐,是 ADA 推荐用于肿瘤患者营养评估的首选方法,中国抗癌协会肿瘤营养与支持治疗专业委员会推荐使用。

所有肿瘤患者入院后应该常规进行营养筛查/评估,以了解患者的营养状况,从而确立营养诊断。一个完整的肿瘤患者的入院诊断应该常规包括肿瘤诊断及营养诊断两个方面。中国抗癌协会肿瘤营养与支持治疗专业委员会推荐的肿瘤患者营养疗法临床路径如下:肿瘤患者入院后应该常规进行营养筛查/评估,根据 PG-SGA 积分多少将患者分为无营养不良、可疑营养不良、中度营养不良及重度营养不良 4 类。无营养不良者,无需营养干预,直接进行抗肿瘤治疗;可疑营养不良者,在营养教育的同时,实施抗肿瘤治疗;中度营养不良者,在营养治疗的同时,实施抗肿瘤治疗;重度营养不良者,应该先进行营养治疗 1~2 周,然后在继续营养治疗的同时,进行抗肿瘤治疗。无论有无营养不良,所有患者在完成一个疗程的抗肿瘤治疗后,应该重新进行营养筛查/评估(图 8-3)。

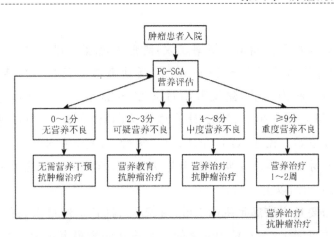

图 8-3　中国抗癌协会肿瘤营养与支持治疗专业委员会推荐的肿瘤患者营养治疗临床路径

抗肿瘤治疗泛指手术、化疗、放疗、免疫治疗等,营养治疗特指口服营养补充(oral nutritional supplement,ONS)、肠内营养(enteral nutrition,EN)及肠外营养(parenteral nutrition,PN),营养教育包括饮食指导、饮食调整与饮食咨询。

三、营养干预

鉴于营养不良在肿瘤人群中的普遍性,以及营养不良的严重后果,因此,营养疗法应该成为肿瘤治疗的基础措施与常规手段,应用于肿瘤患者的全程治疗。既要保证肿瘤患者营养平衡,维护患者的正常生理功能;同时又要选择性饥饿肿瘤细胞,从而抑制或减缓肿瘤进程。营养疗法的最高目标是代谢调节、控制肿瘤、提高生活质量、延长生存时间,基本要求是满足肿瘤患者目标需要量的70%以上能量需求及100%蛋白质需求。

(一)肿瘤营养治疗的原则

1.适应证

肿瘤营养疗法的目的并非仅仅提供能量及营养素、治疗营养不良,其更加重要的目标在于代谢调节、控制肿瘤。由于所有荷瘤患者均需要代谢调节治疗,所以,其适应证为荷瘤肿瘤患者和营养不良的患者。

2.能量与蛋白质

理想的肿瘤患者的营养治疗应该实现两个达标:即能量达标、蛋白质达标。研究发现:单纯能量达标,而蛋白质未达标,不能降低死亡率。低氮、低能量营养支持带来的能量赤字及负氮平衡,高能量营养支持带来的高代谢负担均不利于肿瘤患者。

欧洲临床营养和代谢学会指南建议：肿瘤患者能量摄入推荐量与普通健康人无异，即卧床患者每天 20～25 kcal/kg，活动患者每天 25～30 kcal/kg。同时区分肠外营养与肠内营养，建议采用每天 20～25 kcal/kg 计算非蛋白质热量（肠外营养），每天25～30 kcal/kg 计算总热量（肠内营养）。应该考虑患者的应激系数和活动系数。由于 REE 升高，由于放疗、化疗、手术等应激因素的存在，肿瘤患者的实际能量需求常常超过普通健康人，营养治疗的能量最少应该满足患者需要量的 70% 以上。

蛋白质需要量应该满足机体 100% 的需求，推荐范围最少为每天 1 g/kg，到目标需要量的每天 1.2～2.0 g/kg 之间。肿瘤恶病质患者蛋白质的总摄入量（静脉＋口服）应该达到每天 1.8～2.0 g/kg，支链氨基酸（branched chain amino acids, BCAA）应该达到每天≥0.6 g/kg，必需氨基酸（essential amino acids, EAA）应该增加到每天≥1.2 g/kg。严重营养不良肿瘤患者的短期冲击营养治疗阶段，蛋白质给予量应该达到每天 2 g/kg；轻、中度营养不良肿瘤患者的长期营养补充治疗阶段，蛋白质给予量应该达到每天 1.5 g/kg（1.25～1.70 g/kg）。高蛋白饮食有助于肿瘤患者。

非荷瘤状态下三大营养素的供能比例为碳水化合物 50%～55%、脂肪 25%～30%、蛋白质 15%；荷瘤患者应该减少碳水化合物在总能量中的供能比例，提高蛋白质、脂肪的供能比例。按照需要量 100% 补充矿物质及维生素，根据实际情况可调整其中部分微量营养素的用量。

3.五阶梯模式

营养干预的实施方法应该遵循阶梯原则，首先选择营养教育，次选口服营养补充（oral nutritional supplementation, ONS），再选肠内营养（enteral nutrition, EN），最后选肠外营养（parenteral nutrition, PN）。当下一阶梯不能满足目标需要量 70% 能量需求时，应该选择上一阶梯。首先鼓励口服。日常饮食不能满足 70% 需要量时，应加强饮食指导，增加饮食频次或选择强化食品；仍然不能满足 70% 需要量时，鼓励 ONS；日常饮食＋ONS 不能满足 70% 需要量时，用全肠内营养（total enteral nutrition, TEN）（通过管饲补充或替代）；TEN 仍然不能满足 70% 需要量时，应加用 PN，以补充 EN 的不足；完全不能实施 EN 时，用全肠外营养（total parenteral nutrition, TPN）（图 8-4）。

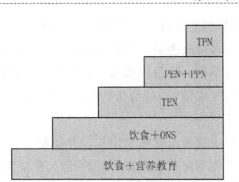

图 8-4　营养不良的阶梯治疗模式

TPN,total parenteral nutrition,全肠外营养；TEN,total enteral nutrition,全肠内营养；PPN,partial parenteral nutrition,部分肠外营养；PEN,partial enteralnutrition,部分肠内营养；ONS,oral nutritional supplementation,口服营养补充；饮食指导包括饮食调整、饮食咨询与营养教育

　　由于肿瘤本身的原因、治疗毒副反应的影响,肿瘤患者常常不想口服、不愿口服、不能口服、不足口服,此时,通过肠外途径补充口服摄入不足的部分,称为补充性肠外营养(supplemental parenteral nutrition,SPN),又称部分肠外营养(partial parenteral nutrition,PPN)。SPN 或 PPN 在肿瘤尤其是终末期肿瘤、肿瘤手术后、肿瘤放疗、肿瘤化疗中扮演重要角色,有时甚至起决定作用。研究发现:在等氮等能量条件下,与 TEN 相比,PEN＋PPN 能够显著改善进展期肿瘤患者的 BMI、生活质量及生存时间。肠外营养推荐以全合一的方式输注,长期使用肠外营养时推荐使用经外周静脉穿刺置入中心静脉导管、中心静脉导管或输液港,后者更好。

　　4.制剂选择

　　(1)非荷瘤状态下,肿瘤患者的营养治疗配方与良性疾病患者无明显差异;荷瘤状态下,配方有别于良性疾病。

　　(2)糖/脂肪比例生理条件下,非蛋白质能量的分配一般为葡萄糖/脂肪＝60％～70％/40％～30％;荷瘤状态下尤其是进展期、终末期肿瘤患者,推荐高脂肪低碳水化合物配方,二者比例可以达到 1：1,甚至脂肪供能更多。

　　(3)脂肪制剂中/长链脂肪乳剂可能更加适合肿瘤患者,尤其是肝功能障碍患者。ω-9 单不饱和脂肪酸(橄榄油)具有免疫中性及低致炎症反应特征,对免疫功能及肝功能影响较小;其维生素 E 含量丰富,降低了脂质过氧化反应。ω-3 多不饱和脂肪酸,有助于降低心血管疾病风险、抑制炎症反应。

（4）蛋白质/氨基酸制剂含有 35％以上 BCAA 的氨基酸制剂被很多专家推荐用于肿瘤患者，认为可以改善肿瘤患者的肌肉减少，维护肝脏功能，平衡芳香族氨基酸，改善厌食与早饱。整蛋白型制剂适用于绝大多数肿瘤患者，短肽制剂含水解蛋白无需消化，吸收较快，对消化功能受损伤的患者如手术后早期、放化疗患者、老年患者有益。

（5）药理营养在肿瘤患者营养配方中添加精氨酸、ω-3 脂肪酸、核苷酸、谷氨酰胺等成分，组成免疫调节配方已成为研究的热点，较多的研究结果显示免疫调节配方对肿瘤患者有正面影响，一般推荐上述四种成分联合使用。

（二）不同情况下的营养治疗

中国抗癌协会肿瘤营养与支持治疗专业委员会（CSONSC），对肿瘤患者的营养治疗提出了指南性意见，可用于指导不同情况下的营养治疗。

1.非终末期手术患者

（1）肿瘤患者围术期营养支持的适应证可参照非肿瘤患者围术期的营养支持。营养支持不是接受外科大手术的肿瘤患者的常规措施。

（2）中度营养不良计划实施大手术患者或重度营养不良患者建议在手术前接受营养支持 1～2 周，即使手术延迟也是值得的。预期术后 7 天以上仍然无法通过正常饮食满足营养需求的患者，以及经口进食不能满足 60％需要量一周以上的患者，应给予术后营养支持。

（3）开腹大手术患者，无论其营养状况如何，均推荐手术前使用免疫营养5～7 天，并持续到手术后 7 天或患者经口摄食＞60％需要量时为止。免疫增强型肠内营养应同时包含 ω-3 脂肪酸、精氨酸和核苷酸 3 类底物。单独添加上述三类营养物中的任一种或两种，其作用需要进一步研究。

（4）需行手术治疗的患者，若合并重度营养风险或营养不良（6 个月内体质量丢失＞10％～15％，或 BMI＜18.5 kg/m²，或 PG-SGA 达到 C 级，或无肝功能不全患者的血清白蛋白＜30 g/L），营养支持可以改善患者的临床结局（降低感染率，缩短住院时间）。这些患者应在术前给予营养支持 10～14 天，即使手术因此而推迟也是值得的。该条意见中"营养支持"系指肠内营养。

（5）任何情况下，只要肠内途径可用，应优先使用肠内营养。手术后应尽早（24 小时内）开始肠内营养。

2.非终末期放、化疗患者

（1）放疗、化疗及联合放/化疗患者不常规推荐营养支持，因为常规营养支持对放/化疗治疗效果及毒副反应的正面影响尚未得到有效证据支持。

（2）放疗、化疗伴有明显毒副反应的患者，如果已有明显营养不良，则应在放、化疗的同时进行营养治疗；放疗或化疗严重影响摄食并预期持续时间大于1周，而放、化疗不能中止，或即使中止后较长时间仍然不能恢复足够饮食者，应给予营养支持。

（3）肿瘤放疗和（或）化疗致摄入减少以及体质量下降时，强化营养支持可使大多数患者摄入量增多、体质量增加，肠内营养支持可以改善患者营养状况。头颈部肿瘤、吞咽困难、口腔黏膜炎患者管饲比口服更有效。

（4）肠内营养时使用普通标准营养剂，ω-3脂肪酸强化型肠内营养配方对改善恶病质可能有益，但对一般情况及营养状态的作用有争议。

（5）无证据表明营养支持促进肿瘤生长，在临床实际工作中不必考虑这个理论问题。

3.终末期患者

（1）个体化评估，制订合理方案，选择合适的配方与途径。

（2）营养治疗可能提高部分终末期肿瘤患者生活质量。

（3）患者接近生命终点时，已不需要给予任何形式的营养治疗，仅需提供适当的水和食物以减少饥饿感。

（4）终末期肿瘤患者的营养治疗是一个复杂问题，涉及面广。考虑到疾病无法逆转且患者不能从中获益，而营养治疗可能会带来一些并发症，因而，国外指南不推荐使用营养治疗。但是在国内，受传统观念与文化的影响，终末期肿瘤患者的营养治疗在很大程度上已经不再是循证医学或卫生资源的问题，而是一个复杂的伦理、情感问题，常常被患者家属的要求所左右。

（三）疗效评价与随访

1.疗效评价

实施营养干预的时机是越早越好，考虑到营养干预的临床效果出现较慢，建议以4周为一个疗程。营养干预的疗效评价指标分为3类。

（1）近期指标：为实验室参数，如血常规、电解质、肝功能、肾功能、炎症参数、营养套餐（白蛋白、前白蛋白、转铁蛋白、视黄醇结合蛋白、游离脂肪酸）等，每周检测1～2次。

（2）中期指标：人体测量参数、人体成分分析、生活质量评估、体能评估、肿瘤病灶评估（双径法），每4～12周评估一次。

（3）远期指标：生存时间，每年评估一次。

2.随访

所有肿瘤患者出院后均应该定期(至少每 3 个月一次)到医院营养门诊或接受电话营养随访。

3.实施人员

参与实施肿瘤营养疗法的所有医务人员均必须接受肿瘤营养专业培训,经考试合格持证上岗,每年应该接受肿瘤营养继续教育至少 10 个学时。

营养评估、疗效评价与随访:由肿瘤营养培训资质的临床医生、护士和营养师实施;营养干预:由肿瘤营养培训资质的营养师和临床医生实施。

第五节　临 终 关 怀

临终关怀,又称善终服务、安宁照顾等,是向临终患者及其家属提供一种全面的照料,包括生理、心理、社会等方面,使临终患者的生命得到尊重,症状得到控制,生命质量得到提高,家属的身心健康得到维护和改善,使患者在临终时能够无痛苦、安宁、舒适地走完人生地最后旅程,涉及医学、护理学、心理学、社会学、伦理学等多个学科。

一、临终癌症患者的生理心理表现

(一)临终癌症患者的生理表现

临终癌症患者的生理表现包括生命体征紊乱(血压、心率、呼吸改变)、单个或多个器官功能衰竭。常常表现为如下几个方面。

(1)疼痛,表现为烦躁不安、姿势异常、痛苦面容。

(2)极度乏力与衰竭。

(3)厌食、恶病质、胃肠蠕动减慢或停止、恶心呕吐、便秘、口干。

(4)呼吸困难,出现鼻翼呼吸、潮式呼吸、间停呼吸、临终吼鸣等。

(5)循环衰竭、四肢发绀、皮肤湿冷。

(6)意识障碍、感觉知觉障碍、临终躁动。

(7)肌肉张力消失,不能进行自主躯体活动,易发生压疮。其中疼痛是最突出的症状。

(二)临终癌症患者的心理表现

临终癌症患者的心理表现分为 5 个阶段。

1.震惊与否认

否认自己患病的事实,试图逃避,到处询问,要求复查,希望是误诊。否认是一种心理防卫机制,可减少不良信息对患者的刺激,使患者能够有较多的时间调整自己。

2.愤怒

当否认无法持续,患者常表现为痛苦、怨恨、嫉妒,以谩骂或破坏性行为发泄内心的不满,以弥补内心的不平。

3.协议乞求

患者开始接受现实,配合治疗,希望能延长生命,从而达到某种要求或完成未实现的愿望。

4.抑郁

身体每况愈下,痛苦日益增加而心愿未了,患者悲观绝望,急于交代后事,希望亲友陪伴。

5.接受

不再恐惧悲伤,接受即将面临死亡的事实,喜欢独处。

以上5个心理反应阶段因人而异,不一定顺序出现,各阶段持续时间不一样。临终患者常以第4、5阶段为主。

二、临终癌症患者的治疗

包括舒适护理、生理、心理的综合性治疗

(一)舒适护理

舒适护理的目的是使患者在生理、心理、社会、灵魂上达到最愉快的状态,或缩短、降低其不愉快的程度。内容包括向患者和家属解释病情,引导患者和家属倾诉相关焦虑;保持病房环境安静舒适,空气新鲜,温度适宜;让患者衣着舒适,适当进食,抬高患者床头,湿润患者唇部;定时为患者翻身,做好皮肤护理,使用气垫床,避免发生压疮;24小时监护,主要给予对症治疗;亲人陪护,轻抚患者。必要时,与家属讨论是否需要通过药物治疗让患者进入深度睡眠状态。

(二)生理治疗

针对癌痛、呼吸困难、厌食、乏力等对症治疗。

(三)心理治疗

患者的病情、人格特征、文化水平、家庭与社会的支持均可影响患者的心理变化,需综合分析,正确判断其心理承受能力,选择适当的方式告知真实病情。对患者和家属进行适当的死亡教育,尝试着把死亡接纳为一个自然的发展过程,消除其对死亡的恐惧,讨论死亡地点的选择、死亡相关安排和关心事项。

三、医患沟通和家庭会议

同理心,又称换位思考、移情、共情等,是站在他人立场,体会其情绪、想法和感受,思考并处理问题的方法。它是医患沟通的有效方法。其过程包括:保持充分的倾听,回应对方说话的内容、情绪感受和弦外之音,再对疾病的诊治进行解释说明,不断重复。应考虑患者和家属生理、心理、社会方面的困扰,做出切合实际的安慰和承诺。沟通中医护人员应坦然从容面对患者和家属的情绪。对于家属要求向患者隐瞒病情的要求,应保持温和和开放的态度,了解其背后原因、患者对病情理解及既往应对模式,及时同理,提供专业知识,与家属共同讨论不同选择的利弊,而非直接给予建议,强调患者、家属与医护人员之间的协调和同盟,承诺提供帮助。

家庭会议能够用来讨论患者的病情、治疗方案与照顾计划等相关议题,提供社会心理支持。

(1)会议召开前,医疗团队应首先充分讨论患者病情,选择安静、不受干扰的会场,邀请并确认患方参与者,任命一位会议主持人(通常由高年资医师担任,也可为护士或社工),在家庭成员到来前向全体工作人员简要介绍患者病情。

(2)会议召开时,首先注意观察患者与家属的互动情况和座位安排。由主持人先介绍医疗团队,再请患方自我介绍。说明会议目的及时间,分享临床信息,以开放式的问题提出议题,尽量允许患方每位成员充分表达自己的问题、看法和感受,在解释说明前先同理其情绪。

(3)会议结束时,简短摘要,询问有无任何问题,拟定明确的跟进计划,向所有出席者表示感谢,并将会议记录纳入病历中。

四、对家属及照顾者的支持

临终患者家属不仅要承担治疗费用、照顾等工作,而且还要承担心理上的压力,包括个人需求的推迟或放弃,家庭角色与职务的调整与再适应,社会性互动减少等。在临床关怀中,应充分满足家属照顾患者的需求,包括了解患者病情、照顾等相关问题的发展;了解临终关怀医疗小组中照顾患者的具体成员;参与患者的日常照顾;知道患者受到临终关怀小组良好照顾;被关怀与支持;了解患者死亡后相关事宜(处理后事);了解有关资源:经济补助、社会资源、义工团体等。应鼓励家属表达情绪,指导家属照顾患者,协助维持家庭完整性,满足家属本身的生理需求。

　　死亡是患者痛苦的结束,同时也是家属(丧亲者)悲伤、抑郁、痛苦的高峰。丧亲者心理状态可分为冲击与怀疑期、逐渐承认期、恢复常态期、克服失落感期、理想化期、恢复期6个阶段。影响因素包括:对患者的依赖程度和亲密度,患者病程长短,患者和丧亲者的年龄,丧亲者文化水平和性格,其他支持系统,失去亲人后的生活改变等。医护人员必须认真进行尸体护理,使患者清洁、整齐、安详地离去。鼓励丧亲者宣泄情绪,进行心理疏导和精神支持,尽力提供生活指导建议,并可通过信件、电话等对丧亲者进行随访,帮助其更好地适应生活。

第九章

肿瘤的介入治疗

第一节　肿瘤的血管性介入治疗技术

肿瘤血管性介入治疗是在诊断性血管造影的基础上,通过导管向病灶供血血管内注射药物或栓塞剂,以达到治疗肿瘤目的的方法,其技术包括经导管动脉灌注化疗术及经导管动脉化疗栓塞术。

一、介入的基础

(一)肿瘤血管性介入治疗原理

肿瘤生长很大程度上依赖血液供应营养,阻断肿瘤供血血管可明显抑制肿瘤生长、扩散。肿瘤的血管性介入治疗是在局麻下经皮穿刺,置导管于动脉腔内,在影像设备引导下,通过血管造影,高度精确确定肿瘤供血动脉后,将导管选择或超选择性置入各种实体肿瘤供血动脉,再将抗癌药物和(或)栓塞剂的混合物直接注入肿瘤。众多的国内外实验研究和临床疗效观察显示,动脉介入灌注化疗或动脉栓塞可使肿瘤局部药物浓度大大提高,同时阻断血液供应,近远期疗效显著、全身不良反应小、安全系数高。

(二)肿瘤血管性介入治疗所需器械

1.穿刺针

为肿瘤血管性介入治疗最基本的器材。穿刺针的主要目的在于建立通道,再通过导丝导入各种导管进行下一步操作,或直接经建立的通道注入药物等。穿刺针一般由锐利的针芯和外套管构成,而单纯用于血管穿刺的穿刺针一般为中空穿刺针。穿刺针的针长 2.5～7.0 cm,其外径是用 G(Gauge)表示,一般18～22 G等,数值越大,穿刺针越细(表 9-1)。

表 9-1　常用穿刺针针径

针径(G)	外径(mm)	内径(mm)
14	2.1	1.6
16	1.6	1.4
18	1.2	1.0
19	1.0	0.8
20	0.9	0.7
21	0.8	0.6
22	0.7	0.5
23	0.6	0.3
25	0.5	0.25

2.导管

介入放射学的主要器材,根据使用目的可分为造影导管、引流导管、球囊扩张导管等,分别用于造影、栓塞、引流、扩张狭窄管腔之用。导管由于使用部位和用途的不同,因而长短、粗细、形状均不同。一般导管直径用 F(French,1 French＝0.333 mm)表示。

3.导丝

可利用其交换送入导管,或利用导丝导向性能,将导管选择性或超选择性导入靶血管的重要器材。导丝头端分为直形、J 形等多种。根据使用物理特性不同可以分为超滑导丝、超硬导丝、超长的交换导丝、微导丝等。导丝的直径用英寸或毫米表示。

4.导管鞘

为了避免导管反复出入组织或管壁对局部造成损伤,尤其在血管操作时避免损伤血管壁而使用的一种器材。它由带反流阀的导管鞘、扩张器和引导导丝组成,用硅胶制成的反流阀在防止血液外溢同时,可以反复通过相应口径的导管,而血管壁不会受损。导管鞘的外套管的直径用 F 表示。

5.数字减影血管造影装置

即将血管造影的影像通过数字化处理,把不需要的组织影像删除掉,只保留血管影像,这种技术叫做数字减影血管造影技术（digital subtraction angiography,DSA）,其特点是图像清晰,分辨率高,为观察肿瘤血供情况及介入治疗提供了近似真实的图像,为各种介入治疗提供了必备条件。Nudelman 于

1977 年获得第一张 DSA 的图像。目前,在血管造影中这种技术应用已很普遍(图 9-1)。

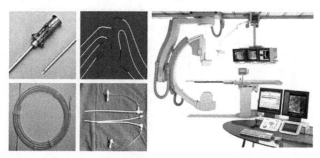

图 9-1 肿瘤血管性介入治疗基本器材及设备

(三)Seldinger 穿刺法

Seldinger 穿刺法为介入操作的基本穿刺法,是 1953 年瑞典放射学家 Seldinger 首先采用的经皮穿刺血管插管技术,取代了以前直接穿刺血管造影或切开暴露血管插管造影的方法。该穿刺插管方法操作简便、安全、并发症少,很快得到广泛应用并沿用至今。操作时用尖刀片在穿刺处沿皮纹方向挑开皮肤 2 mm,皮肤开口应位于血管的正前方血管穿刺点的下 1～2 cm 处,以便斜行穿入动脉,使以后的操作均在与血管同一斜面上进行。穿刺针穿刺时的斜面应始终向上,有利于导丝推进。用带针芯的穿刺针以30°～40°角经皮向血管快速穿刺,穿透血管前后壁,退出针芯,缓缓向外退针,至见血液从针尾射出,即引入导丝,退出穿刺针,通过导丝引入导管鞘,即可进行有关插管操作(图 9-2)。

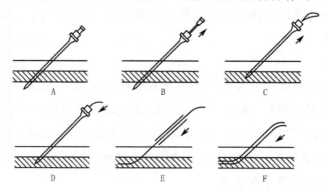

图 9-2 Seldinger 穿刺法

A:带针芯的穿刺针穿透血管前、后壁;B:退出针芯;C:后退穿刺针管至血喷出;D:引入导丝;E:退出穿刺针留下导丝后插入导管;F:导管顺导丝进入血管,退出导丝,留下导管

二、介入诊疗的方法

(一)经导管动脉灌注化疗术

经导管动脉灌注化疗术(transcatheter arterial infusion,TAI),即通过介入放射学方法,建立由体表到达靶动脉的通道(导管),再由该通道注入化疗药物达到局部治疗肿瘤的一种方法。

1.术前准备

术前准备包括穿刺针、导丝、导管鞘、导管等常规器材,及同轴导管系统、球囊阻塞导管、灌注导丝、灌注导管、全植入式导管药盒系统、药物注射泵等特殊器材。动脉内灌注常用的化疗药物根据肿瘤病种不同而异。

2.临床应用

TAI 目前在临床上常用于治疗肝癌、肺癌、盆腔肿瘤等恶性实体瘤。在行TAI 时,先常规进行选择性动脉造影,了解病变的性质、大小、血供情况,必要时进行超选择性插管进行 TAI 治疗。TAI 的入路主要有股动脉、腋动脉及锁骨下动脉等。经股动脉插管操作方便,成功率高,主要用于短期的 TAI;经腋及锁骨下动脉穿刺难度大,技术要求高,但不影响行走,故可保留导管用于长期持续或间断性 TAI。

3.并发症

该法操作简单,对患者损伤小,术后恢复快,并发症较少。主要并发症包括以下几种。①消化道反应:大剂量的化疗药物进入胃肠道动脉后可能造成胃肠道反应,主要为消化道黏膜苍白、水肿或点状糜烂,造成胃肠道出血、腹泻和呕吐等。②骨髓抑制:抗癌药物大多数都有不同程度的骨髓抑制作用,受影响最大的是白细胞,以粒细胞减少较为严重。③肝脏毒性:许多抗癌药物对肝脏有一定程度的损害作用,尤其是在肝脏本身疾病和有潜在疾病如原发性肝性肝癌、病毒性肝炎、肝硬化等情况下更容易发生肝脏毒性反应。④肾脏毒性:临床上常用的化疗药如顺铂(DDP)、丝裂霉素(MMC)、亚硝脲素、甲氨蝶呤和链佐星等都可以发生肾脏毒性作用,其中 DDP 最容易出现。⑤心脏毒性:对心脏有毒性的抗癌药物主要是蒽环类抗癌抗生素 ADM,它可以引起急性、亚急性和慢性心脏毒性。其他如大剂量的环磷酰胺和 5-FU 等也可引起心肌损伤、心绞痛和心电图异常。

4.疗效评价

动脉内药物灌注术使药物能高浓度进入病变区,从而提高对局灶性病变的治疗效果,减少药物的毒副作用。在治疗恶性肿瘤方面,对供血丰富肿瘤的疗效明显优于少血性肿瘤,但后者仍可延缓肿瘤生长速度和减少疼痛症状,提高患者的生存质量。支气管动脉灌注化疗治疗肺癌近期疗效显著,有效率为 80％～97％。从组织学类型而言,小细胞未分化癌疗效最好,其次为鳞癌、腺癌。现认为,中央型、支气管动脉供血丰富的肿瘤疗效优于周围型、支气管动脉供血欠丰富的肿瘤。灌注且能行动脉栓塞,疗效可提高。合并放疗、经皮穿刺药物或无水乙醇注射、肺动脉灌注化疗等也可提高疗效。术前行灌注化疗有利于提高手术切除的疗效。

(二)经导管动脉化疗栓塞术

经导管动脉化疗栓塞术(transcatheter arterial chemoembolization,TACE)指经导管向肿瘤供血血管内注入化疗药物及栓塞剂,即在阻断肿瘤血供的同时发挥化疗药物的作用,从而达到治疗肿瘤的目的。

1.栓塞剂

理想的栓塞剂应具备的条件:无毒、无抗原性、生物相容性好、易获取、易消毒、不透 X 线、易经导管注入等。栓塞剂种类较多,按物理性状分固体性、液体性;按栓塞血管部位分为外围性(末梢栓塞剂)和中央性(近端栓塞剂);按能否被机体吸收,分为可吸收性和不可吸收性;按栓塞血管时间的长短,分为长期(1 个月以上)、中期(48 小时至 1 个月)、短期(48 小时以内)。目前肿瘤介入临床治疗常用的有以下几种栓塞剂。

(1)碘化油:属于末梢栓塞剂,对肿瘤有趋向性(可能与肿瘤血管的虹吸作用、缺乏清除碘油的单核细胞或淋巴系统有关),长时间栓塞 20～50 μm 以上的肿瘤血管,而在正常肝组织内易于清除,也可作为化疗药物载体和示踪剂,主要用于肝癌的栓塞治疗。

(2)吸收性明胶海绵:是一种无毒、无抗原性的蛋白胶类物质,是目前肿瘤介入应用最广的栓塞剂。按需剪成条状或颗粒状,可机械性阻塞血管,并可造成继发性血栓形成,栓塞血管时间为 2～4 周。

(3)其他:聚乙烯醇(polyvinyl alcohol,PVA)、含化疗药或放射性物质的微囊或微球主要用于肿瘤的化学性、放射性栓塞治疗。另外,不锈钢圈、白及、无水乙醇等都属于永久性栓塞剂,均可用于肿瘤栓塞治疗。

2.临床应用

(1)手术前辅助性栓塞:适应于富血供肿瘤如脑膜瘤、鼻咽血管纤维瘤、富血供肾癌和盆腔肿瘤等。有利于减少术中出血、肿块完整切除及避免或减少术中转移。

(2)姑息性栓塞治疗:适于不能手术切除的恶性富血供肿瘤,可改善患者生存质量及延长患者生存期。部分肿瘤行栓塞术后,病情改善,肿块缩小,再行二期手术切除。

(3)相对根治性栓塞治疗:适于少数良性富血供肿瘤如子宫肌瘤、肝血管瘤和极少数恶性肿瘤。肝癌化疗性栓塞的临床效果可与手术切除效果媲美,且微创,适应证广。

3.并发症

(1)组织缺血:其发生和血流动力学的变化以及选择栓塞材料不合适有关。例如如果门静脉阻塞和肝硬化门脉高压时门静脉血流减少,栓塞肝动脉可导致肝梗死,甚至肝功能衰竭。

(2)意外栓塞:主要发生于插管不到位,栓塞剂的选择和释放不适当,操作者经验不足等情况。其严重程度视误栓的程度和具体器官而定。可发生神经、肺、胆管、胃肠道、脾、肢体末端、皮肤等的梗死,严重者可致残或致死。

(3)脊髓损伤:虽然罕见,但它是栓塞后的最严重的并发症之一。如肺癌行选择性支气管动脉灌注化疗和栓塞术时误栓脊髓动脉。

(4)栓塞后综合征(post embolization syndrome):与肿瘤及组织缺血坏死有关,可发生在大多数栓塞术后的病例。表现为恶心、呕吐、疼痛、发热、反射性肠郁张或麻痹性肠梗阻等症状。对症处理后1周左右逐渐减轻、消失。

4.疗效评价

良、恶性肿瘤手术前行供血动脉栓塞治疗,不仅可以使肿瘤发生缺血萎缩,便于手术中分离切除,而且可以减少术中出血。对于晚期恶性肿瘤行供血动脉栓塞,可以促使肿瘤变性坏死,是姑息性治疗的重要措施。也常常是中晚期恶性肿瘤的唯一治疗手段。恶性肿瘤栓塞后还有提高免疫功能的作用。

第二节 肿瘤的非血管性介入治疗技术

非血管性介入放射学是研究在医学影像设备引导下对非心血管部位作介入性诊疗的学科。经皮非血管介入技术对肿瘤的诊断和治疗具有安全、有效、并发症少等优点。

非血管肿瘤介入诊疗技术众多,如穿刺活检、管腔成形术、引流术、造瘘术、肿瘤局部灭活等。管腔成形术包括球囊导管扩张及支架置入,如气管、食管、胆道等恶性狭窄的支架治疗;引流术如肝囊肿、脓肿及恶性梗阻等的引流。肿瘤的局部灭活治疗方法很多,近几年国内外应用超声、CT、MRI 引导下经皮穿刺肿瘤的射频、微波、冷凝治疗技术比较热门,利用体外超声聚焦对肿瘤治疗以及组织间近距离^{125}I 粒子内照射也都取得了不错的效果。

一、介入的基础

(一)肿瘤非血管性介入治疗原理

肿瘤非血管介入诊疗是在医学影像设备(如 X 线、CT、超声、MRI)的导引下,利用各种器械,通过血管以外的途径,如经人体生理腔道或直接穿刺脏器,对诸多良、恶性肿瘤进行诊断和治疗的技术。

(二)肿瘤非血管性介入治疗所需器械

肿瘤非血管性介入所使用的器械较多,各有特色,各个系统有各种不同的引流管及导管,穿刺针也不同,有时也可互相通用,本节就通用的器械进行简述。

1.穿刺针

肿瘤的非血管性介入治疗所用穿刺针的主要目的同样在于建立通道,经建立的通道采集病理组织、抽吸内容物、注入药物等。现用穿刺针均为薄壁的金属针,其长度一般比血管性介入治疗所需穿刺针长,且带有刻度,通常 5～20 cm 不等,针的粗细亦用 G 表示。

2.引流管

引流管根据插入的部位与引流内容不同而外形不同,同一外形也有粗细大小不同,术者可根据情况选用,常用引流管有囊腔引流管、胆道引流管、肾盂引流管等。

3.导丝、导管

凡能用于血管的导丝、导管大都可用于非血管性操作,不再赘述。

4.引导装置

B 超、X 线透视、CT、MRI、DSA 等影像学设备可以根据病情需要用于非血管介入治疗的过程中,使治疗可视化,大大提高了治疗的成功率。

5.支架

用于对狭窄管腔支撑以达到恢复管腔流通功能之用。狭义的支架,仅指金属支架,广义上可以分为内涵管和金属支架。金属支架根据其扩张的特性可分为自膨式和球囊扩张式两种。

二、介入诊疗的方法

(一)经皮穿刺活检

恶性肿瘤是严重危害人类健康及生命的疾病,近年来发病率逐渐上升,且发病年龄逐渐下降,早期发现、正确的诊断、及时的治疗对预后有重要的影响。其中病理诊断对治疗方案的选择起着关键作用。经皮穿刺活检(percutaneous needle biopsy,PNB)是获取病理诊断的主要途径。使用穿刺针经皮直接穿刺身体各部位病变区,利用针头特殊装置取出病变的活检标本。也可用细针直接抽吸病变的组织碎块,再作活检。

1.活检穿刺针的种类

目前活检针种类很多,但大致可分为 3 种。①抽吸针:针的口径较细,对组织损伤小,只能获得细胞学标本,如千叶(Chiba)针。②切割针:口径较粗,针尖具有不同形状,活检时可得到组织条或组织碎块,可行病理学诊断。这类针很多,如 Turner 针、Rotex 针等。③环钻针:主要用于骨组织病变的活检,针尖有尖锐的切割齿,便于穿过较硬的骨、软骨组织,取得组织学标本,如 Franseen 针等(图 9-3)。

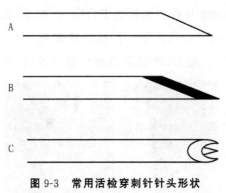

图 9-3　常用活检穿刺针针头形状

A.Chiba 针;B.Turner 针;C.Franseen 针

2.穿刺活检导向方法

经皮穿刺活检既不同于盲目穿刺活检,也不同于开放式活检,而是应用影像技术引导穿刺针,精确刺中欲检病灶。目前常用的导向手段为 X 线透视、超声、CT、MRI 等。

3.并发症

穿刺活检术的并发症发生率很低,常见并发症如下。①气胸:较常见,与穿刺针在肺内走行的距离、病灶大小、穿刺针的粗细及穿刺路径的选择有关,少量气胸可自行吸收,严重者需插管排气。②出血:亦较常见,若出凝血机制正常,可自行停止。③其他并发症:如胆汁性腹膜炎、肉眼血尿、一过性瘫痪等,主要是由于操作过程中损伤邻近组织器官、血管及神经所致。

(二)非血管管腔狭窄扩张成形术

当恶性肿瘤侵及体内的消化道、气道、胆管、泌尿道等器官,造成管腔发生狭窄或阻塞时,可通过球囊成形术及内支架置入术来重建管腔,缓解症状,改善患者的生存质量,从而得到肿瘤治疗的宝贵时间。

1.器材

非血管管腔成形术及内支架置入术常用的器材有球囊导管和支架。球囊的直径及大小有不同的规格,并选用不同规格的导管鞘。支架的使用依据不同病变而异。主要包括 Z 形支架及网状支架两种。

2.操作

术前明确病变的部位、范围及程度。入路的选择应根据管腔而定,开放性管腔如消化道、气道、泌尿道等,可经体外管腔口进行介入操作;封闭管腔如胆道,需经皮肝穿胆管或术后遗留 T 形管进入操作。在操作时,先进行管腔造影确认导管位于管腔之内,然后置换球囊导管将球囊置于狭窄的中心部位或当狭窄段较长时,置于远侧狭窄部位,逐步向近心端扩张。扩张时球囊充胀程度应根据病变部位、性质而定。扩张后重复进行造影,结果满意时可撤出球囊(图 9-4、图 9-5)。

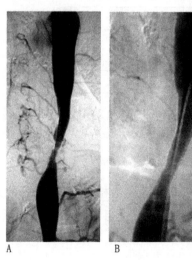

图 9-4　食管癌支架术

A.食管癌病变区管腔变窄,对比剂通过受阻;B.食管支架术后对比剂顺畅通过管腔

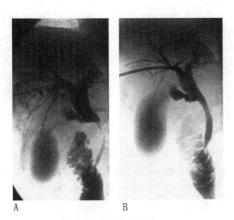

图9-5　胆管癌支架术

A.胆管癌支架术前胆总管下段变窄,肝总管、肝内胆管扩张;B.胆道支架术后对比剂顺畅通过胆总管下段

若必要时可进一步在病变处置入支架,支撑已扩张的管腔。支架选择的主要原则是:①支架大小、支撑力合适,能撑开管腔,保持管腔通畅。②支架能较牢固地贴附于管腔壁上,减少移位的可能性。③尽可能防止肿瘤组织通过支架网眼长入支架腔内。④支架材料能耐受消化液、胆汁、尿液的浸泡及内容物沉积,可保持长期通畅性。对于有管腔瘘的患者可选用大小和类型合适的覆膜支架。

3.并发症

因实施成形术的器官不同并发症亦不尽相同,主要有:①消化道,包括胸骨后疼痛、胃肠道穿孔、反流性食管炎及术后再狭窄等。②气道,早期并发症包括异物感、咳嗽、胸痛、支架移位等;晚期包括复发性阻塞、气管-食管瘘、支架上皮化等。③胆道,包括胆汁瘘、胆道感染、菌血症、败血症、支架移位和再狭窄等。④泌尿道:包括泌尿系统感染、输尿管穿孔、金属内支架阻塞等。

(三)经皮穿刺内外引流术

1.经皮肝穿胆道引流(PTCD或PTC)

由于恶性肿瘤(如胆管癌、胰头癌),造成肝外胆道梗阻,临床出现黄疸。PTCD可行胆道内或胆道外胆汁引流,从而缓解梗阻,减轻黄疸,为根治手术提供有利条件。行PTCD前需先做经皮肝穿胆管造影,确定胆管梗阻的部位、程度、范围与性质。PTCD有内外引流之分,通过穿刺针引入引导钢丝,而后拔出穿刺针,沿引导钢丝送进末段有多个侧孔的导管,导管在梗阻段上方的胆管内,其内口亦在该处,胆汁经导管外口连续引流,称为外引流;若导管通过梗阻区,留置于梗阻远端的胆管内或进入十二指肠,则胆汁沿导管侧孔流入梗阻下方的胆管或十二指肠,称为内引流(图9-6)。

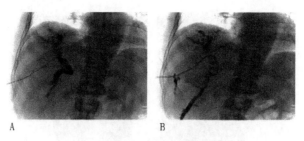

图 9-6　经皮肝穿胆道引流术

A.胆管癌 PTCD 引流术前造影示右肝管对比剂截断,右肝管闭塞;B.PTCD 引流术后

2.经皮肾穿肾盂造瘘术

若恶性肿瘤侵及尿道引起尿路梗阻,此术可用于梗阻的引流。使用细针经皮穿肾,进入肾盂,先做经皮顺行肾盂造影观察尿路形态、狭窄或梗阻部位及其程度,而后沿穿刺针送进引导钢丝,再将导管插入,留置于肾盂内。

3.囊肿、脓肿经皮抽吸引流术

在影像设备导向下,对脏器及其周围腔隙的脓肿或积液经皮穿刺抽吸引流的技术。适应证比较广泛,包括肝、肾、脾、胰等腹部实质脏器脓肿或囊肿以及周围腔隙的积脓、积液、胃肠道周围积脓或积液等。单房脓肿疗效较好,但多房脓肿也可放置多个引流管。常用导向设备包括 X 线透视、CT、超声等,穿刺针一般选用 18～20 G。其他器械有导丝、引流导管等。穿刺途径一般越短越好,以不穿过大血管或胃肠道为原则,当穿刺成功后先做诊断性抽吸,当抽出液体或脓液时即穿刺成功。然后经导丝导管技术放置引流导管。对脓肿内脓液应尽可能抽尽,并注入抗生素,必要时盐水冲洗。一般每 12 小时抽吸、注药一次。

(四)经皮肿瘤消融术

经皮肿瘤消融是指在明确肿瘤的部位和性质后,在 CT 或 B 超的导向之下,准确穿刺命中靶点——肿瘤,利用物理或化学的方法直接消灭或溶解癌组织。消融又分为物理消融和化学消融。物理消融是进行肿瘤穿刺后放入微波天线或者射频电极,利用电磁波在组织内进行加热的原理,使癌组织凝固坏死,包括经皮射频消融治疗、经皮微波高温治疗、经皮激光热治疗、氩氦靶向冷冻消融(argon-helium cryosurgical ablation,CSA,又称氩氦刀);化学消融,即经皮瘤内注射药物(乙醇、醋酸、化疗药物),通过穿刺针将蛋白凝固剂直接注射到肿瘤中心,利用化学药物的蛋白凝固作用使癌组织凝固坏死。

1.经皮射频消融治疗

(1)操作:局麻后经皮穿刺,精确定位、准确穿刺、适形治疗。将电极针置入肿瘤中心,在肿瘤内部打开 10 根很细的伞状电极针,将射频脉冲电波传送到肿瘤组织内,利用射频电流使癌组织升温到60～95 ℃,直接杀死肿瘤细胞,精确测温、控温,灭活癌肿。治疗 10～30 分钟,可以杀灭 2～5 cm 的肿瘤,延长治疗时间,最大可以杀灭 10～12 cm 的肿瘤,消融后局部注射强化治疗。肿瘤吸收消融后可以产生免疫作用。

(2)应用:射频消融适用于肝癌、肺癌、胰腺癌、肾癌、肾上腺癌、盆腔肿瘤、肢体肿瘤和脑瘤等实体肿瘤,无论原发肿瘤还是转移性肿瘤,初治病例还是常规治疗失败病例,射频治疗不分肿瘤的病理类型均能够杀死,其微创、高效、安全,大大提高了肿瘤治疗的效果。

(3)并发症:射频消融治疗虽然是新开展的治疗肿瘤疗效确切的治疗方法,但也存在并发症,最常见的为术后发热、多汗及治疗部位疼痛;严重并发症为空腔脏器穿孔,腹腔内出血及心血管意外等,但发生率较低。规范术前准备和手术操作及合理的术后处理是避免并发症发生的关键。

2.经皮无水乙醇注射治疗(percutaneous ethanol injection,PEI)

PEI 理想适应证是肿瘤直径≤3 cm,不超过 3 个结节。对直径＞5 cm 的肝癌也可配合经导管介入治疗使用。由于受乙醇在肿瘤组织内浸润范围的限制,因此需要多点、多方位、多次穿刺注射适当剂量的无水乙醇。据报道,无水乙醇的肿瘤灭活率可达 70％～75％,直径小于 3 cm 肝癌的 1 年、5 年存活率可分别达 90％、36％。

与此法类同的为经皮注射醋酸(percutaneous acetic acid injection therapy,PAI)。醋酸的杀死肿瘤细胞的能力比乙醇强 3 倍以上,且能透过肿瘤内的间隔,在肿瘤内均匀弥散,从而达到较好的治疗效果。

(五)放射性粒子组织间近距离治疗肿瘤

1.放射性粒子组织间近距离治疗肿瘤发展简史

放射性粒子组织间近距离治疗肿瘤有近百年的历史。1901 年 Pierre Curie 首先提出近距离治疗术语,其定义为将具有包壳的放射性核素埋入组织间进行放射治疗。近 20 年来,由于新型、低能核素,如碘-125、钯-103 相继研制成功、计算机三维治疗计划系统的出现和超声、CT 引导定位系统的发展使放射性粒子治疗肿瘤的技术获得了新的活力。放射性粒子组织间近距离治疗肿瘤具有精度高、对正常组织创伤小等优势,临床应用显示了广阔的前景。

2.放射性粒子组织间近距离治疗肿瘤的设备

放射性粒子治疗肿瘤需要三大基本条件:①放射性粒子。②三维治疗计划系统与质量验证系统。③粒子治疗的相关辅助设备,如粒子植入引导系统、粒子装载设备、消毒设备、粒子植入针和固定架等。

3.放射性粒子组织间近距离治疗肿瘤的临床应用

适宜粒子植入治疗的病种十分广泛,包括脑胶质瘤、脑转移瘤、鼻咽、口咽癌、舌癌、肺癌、胸膜间皮瘤、乳腺癌、胆管癌、肝癌、前列腺癌,妇科肿瘤、软组织和骨肿瘤等。在美国,早期前列腺癌的放射性粒子组织间治疗已成为标准治疗手段,在头颈部复发肿瘤的治疗中,粒子植入也显示了其独特的优势。其并发症包括出血、血肿、疼痛、气胸、感染、粒子植入后移位造成非肿瘤组织放射性损伤等。目前,放射性粒子组织间肿瘤治疗在其适应证、禁忌证、规范化操作、疗效评价等方面仍存在颇多争议,相信随着研究的逐渐深入,完善放射性粒子组织间治疗肿瘤这一微创组织间内照射技术,必将提升肿瘤综合治疗水平。

第三节　肝脏肿瘤多极射频消融治疗术

一、概述

原发性肝癌(HCC)和转移性肝癌(MLC)是人类最常见的恶性肿瘤之一,这两种肿瘤预后很差,如不治疗 5 年死亡率基本上在 100%。手术切除肿瘤被认为是唯一可能取得治愈效果的手段,但是很多因素限制了外科切除的广泛应用:如肿瘤的部位、大小、数量、血管和肝外转移及身体衰竭等因素,只有少数患者能够手术切除,在可能进行切除的患者中,只有 80%～90% 的患者成功地切除了无周边浸润的肿瘤。手术切除包括许多禁忌证:肿瘤数目过多、肿瘤位于不可切除的位置、肝储备不足不能耐受手术及其他疾病使手术风险增大。据估计只有 5%～15% 的 HCC 或转移性肝癌患者可接受手术。在手术切除的患者中,其长期预后仅有轻微改善;5 年存活率仅为 20%～40%。大多数患者死于肝癌复发。有报道术后 1～3 年复发率分别为 42%、61%、81%。虽然在一些病例中,肿瘤复发可再次切除,但在大多数情况下,手术切除术只能进行一次。目前的化疗及放疗均不能达到彻底杀灭肿瘤细胞的目的。因此,寻求有效的可随时治疗复发肿瘤的微创技术就非常必要。为此。近年来国内外学者先后开展了许多微创性的局部治疗方法,如经皮肝脏乙醇注射、热盐水注射以及冷冻疗法、微波和高强度聚焦超声（HIFU）及射频消融（RFA）等，并在不同程度上达到了一定的疗效。其中射频消融技术由于仪器的改进，已成为较有效的肿瘤局部治疗手段之一。

关于热能治疗肿瘤的最早报道是早期埃及人和希腊人用热烙术治疗体表肿物的记载。射频消融治疗肝脏肿瘤，于1995年由意大利的Rossi率先应用，射频消融是近年国内外逐渐成熟起来的一种微创性肿瘤原位治疗新技术，可达到对肝癌一次性原位整体灭活，我国从20世纪90年代开始射频消融治疗肝癌。从原理上讲，在众多的治疗方法中，射频消融治疗是为数不多的使肿瘤细胞彻底灭活的手段之一。

多极射频热消融术是一种微创性肿瘤原位治疗技术，其基本过程是借助于B超或CT等影像技术的引导，将一根特殊的电极针直接插入肿瘤内部，然后推开内套针，展开6～13根电极针，打开电源，通过射频针发射的高频正弦电流，经电极导入周围组织内，组织内的离子随电流正负极的转换而高频震荡，极性生物大分子亦频繁改变极化方向。当电子发生器产生射频电流大于460 kHz时，通过裸露的电极针使其周围组织内的极性分子振动、摩擦，继而转化为热能，局部可发生90 ℃高温，其热能随时间逐渐向外周传导，从而使局部组织细胞蛋白质发生不可逆的干燥、凝固和永久性坏死，使肿瘤失活性。

一般来说，根据不同组织类型和不同的具体情况，热能导致细胞损害需要的时间为3～50小时不等，当温度升高＞42 ℃时，导致细胞损害所需要的时间呈指数下降。例如，当温度达到46 ℃时需要8分钟杀死肿瘤细胞，而当温度达到51 ℃时只需要2分钟就可以杀死肿瘤细胞。当温度超过60 ℃时，细胞内蛋白质变性，双脂质膜融化，细胞死亡不可避免。对于肿瘤来说，新生的肿瘤血管存在一定的生理调节缺陷，对低温的耐受性强于正常细胞，而对高温的耐受性较正常组织差。大部分人体实质肿瘤需要在环境温度升高到50～52 ℃时，只需很短的时间（4～6分钟）就会产生致死性损伤。在60～100 ℃之间，将立即导致蛋白质凝固，胞内结构受到不可逆的破坏（表9-2）。加上肿瘤的血管网发育不良，血流速度缓慢，其散热功能低，热能易在肿瘤组织内积聚。经验上讲，肝脏RFA时组织与电极处的靶温度通常在80～100 ℃。标准的射频治疗技术可使局部组织温度超过100 ℃，使肿瘤组织及周围的肝实质发生凝固性坏死，同时肿瘤周围的血管组织凝固形成一个反应带，使之不能持续向肿瘤供血和防止肿瘤转移。组织的微管道完全破坏，直径＜3 mm的肝动脉、门静脉及肝静脉发生栓塞。而大血管因血流较快，可迅速带走射频产生的热量，不会导致血管温度升高而损伤血管。

表 9-2　温度与细胞热损伤的对应关系

温度(℃)	细胞损伤
<40	没有明显的细胞损伤
40～49	可逆的细胞损伤
49～70	不可逆的细胞损伤(变性)
70～100	凝固(胶原转化为糖原)
100～200	干燥(细胞内外的水分被蒸发了)
>200	炭化

　　射频消融发展的历史很久,因此技术也经过了不断的完善和成熟。射频消融针从最初的单极发展到了多极,单极的有效消融范围小,对于大肿瘤效果差,因此才有现在的集束多极针。研究证明,如果用直径 4 cm 球形损毁灶治疗一个直径 7 cm 的肿瘤,需要 22 个点才能完整地覆盖(实际操作困难)。用直径 5 cm 球形损毁灶,也需要 12 个点。因此,多极射频应运而生,可使球形损毁灶接近 5 cm。考虑到穿刺的误差,<3 cm 的肿瘤通常 1 或 2 次消融即可毁损,3～5 cm 的肿瘤需要至少 2 次重叠消融,才可完全消融肿瘤。

　　多极射频消融治疗是近几年国内外逐渐开展且发展较快的新技术,主要用于内脏实质性肿瘤的治疗,尤其对肝癌、肺癌有显著疗效,对肾癌、胰腺癌、乳腺癌等实质性肿瘤亦在研究探索中。

　　目前临床中采用的射频消融仪器大概有 3 种。它们均采用相同的工作原理,仅电极的设计,监测的指标和 RF 消融仪器的功率有差别。

　　如美国瑞达公司的 RITA 射频消融系统(RITA Medical System,Mountain View,CA)其主机的能量设置为 50～150W,RF 发生器的频率为 460 kHz。电极针产品系采用一根 15 G 的套针(Starbust 电极针),配有多个电极导线;当套针刺入肿瘤内后,推进内套针,其顶端有 4～7 根球形空间分布均匀的细针呈伞状展开,可覆盖或包绕肿瘤。细针的顶端配有热敏电偶并与 RF 电极系统相连。通电后,电极针不仅能将 RF 热能通过电极均匀播散到肿瘤组织内,同时可显示各个电极周围组织内的温度,从而,具备监控温度与凝固参数的功能。最新型的电极针(Starbust XL)可一次性产生达 5 cm 直径的凝固灶,而计算机系统可实时描绘射频发射能量、组织阻抗以及病灶内温度的曲线。

　　另一种常被应用的 RF 系统是 Radionics 公司生产的 500 kHz 单极 RF 发生器(Radionics,Boston,MA)。其电极产品是使用带有冷循环系统的中空冷却射频针(Cooled-tip 电极);由一根或一簇直形的电极针和 200W RF 主机构成。在治疗过程中冷却的纯净水通过专用的动力泵在中空针内循环,这样可防止由于温度过高使电极周围组织炭化而增加阻抗。因为阻抗过高将降低 RF 能量的释放、热传导以及凝固坏死作用。

第三种产品是 RTC 公司生产的 RF2000 型 RF 消融仪(Radio Therapeuticus Corporation,Mountain View,CA),装置与 RITA 系统相似,主机为 100W 的射频交流电机,治疗针为可伸缩性 15 G 套管针。展开内套针,顶端为 10 支可弯曲的爪状细电极针。研究报道多爪型电极可产生较为均匀的热损伤区域。

二、适应证

目前,射频消融技术最适用于不宜或无法手术切除的肝脏肿瘤,包括原发性肝细胞癌或转移性肝癌。临床上大部分的肝癌无法实行手术切除性治疗,其原因为肝癌多伴有肝硬化病变且病灶往往多发。判断肝肿瘤可切除与否取决于多种因素。例如:手术切除的危险性,包括有限肝脏贮备以及肝内复合性病变等,这些因素都将增加术中和术后的死亡率。另外,手术技术上的可行性,如病灶位置、大小和数目也是判断肿瘤可否切除的重要因素。尽管在技术上对于肿瘤的范围和大小没有绝对限制,但是,对于肿瘤较小而数目不太多,或者较大实性肿瘤仍局限于肝脏内的患者是最适宜的射频治疗对象。

理想的热消融对象是单发病灶<5 cm 或 3~4 个多发病灶<3 cm 的结节;尽管较大的病灶亦能采取热消融方法治疗,但要达到病灶完全消融的目的,必须多次重复消融,操作难度较大,因而较大的肿瘤病灶消融不彻底的机会较多。

三、禁忌证

(1)严重衰竭。

(2)活动性感染。

(3)血液系统病变。

(4)不可纠正的凝血机制障碍和妊娠等情况。

(5)肿瘤紧贴胆管、胆囊者应谨慎,防止发生胆瘘。

(6)装有体内外心脏起搏器者,应避免采用射频治疗。

四、术前准备

(一)一般准备

术前 4~6 小时禁食,查血凝常规,血小板计数,部分患者行增强 CT 检查观察肿瘤与门静脉、肝静脉、肝动脉的关系,准备好抢救药品及设备。术前保留静脉通道,如 0.9％生理盐水 500 mL,哌替啶 5 mg,用于治疗过程中的镇痛作用。

(二)器械药品准备

穿刺包一个,2％普鲁卡因或者利多卡因数支(局麻用)。相应型号的多极射频电极针(图 9-7),注射器,冲洗用生理盐水 500 mL。并测试释放电极是否通顺(图 9-8)。

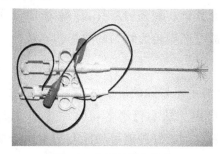

图 9-7　多极射频电极针

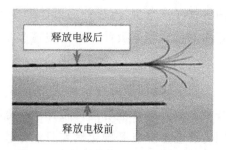

图 9-8　多极射频电极针释放电极前后

(三)治疗仪准备

测试射频治疗仪工作状态是否正常。粘贴负极板,连接相应导线,输入患者基本资料。

(四)嘱患者的注意事项和治疗过程

嘱患者保持镇静,保持呼吸的均匀,告知患者治疗中可出现可忍受的疼痛、出汗等情况。

五、操作过程

(1)根据病变部位,取仰卧、俯卧、侧卧位;分析 CT 及 MRI 资料以确定肿瘤的大小、部位等;CT 扫描,以病灶最大截面兼顾解剖合理层面作为进针的最佳层面,在 CT 显示屏上选择能避开重要解剖结构、损伤最小的最短途径作为进针路线,然后用直线游标标记穿刺点,模仿进针通道,设计进针方向和角度,测量最佳进针深度和允许最大进针深度,用甲紫标记穿刺点(图 9-9)。

在 CT 显示屏上选择能避开重要解剖结构、损伤最小的最短途径作为进针路线,然后用直线游标标记穿刺点,模仿进针通道,设计进针方向和角度,测量最佳进针深度和允许最大进针深度。

(2)常规定点处皮肤消毒,局麻,注意充分麻醉腹膜。

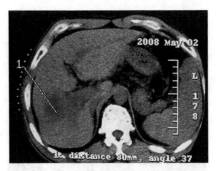

图 9-9　分析 CT 资料

（3）按模拟进针角度，分 2～3 步进针，直达靶点。穿过腹膜处嘱患者屏气，再次 CT 扫描，证实穿刺是否满意（图 9-10）。

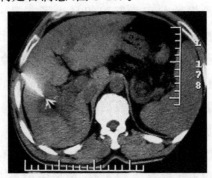

图 9-10　再次 CT 扫描，证实穿刺是否满意

（4）穿刺到位后，推开内套针，展开电极针。由于在推开内套针、展开电极针的过程中，阻力较大，可能使射频针回缩，此时应该注意，要保持足够的推力，确保电极针在肿瘤内准确释放。再次 CT 扫描，证实电极展开是否满意。打开电源，开始治疗。治疗过程中，随着功率的释放，温度逐渐升高，患者可能会局部疼痛，此时可加快输液（内含哌替啶或者吗啡等镇痛剂）。

（5）射频消融后，可通过射频穿刺针，瘤内注射化疗药物，常用的是 5-FU 10～20 mL、丝裂霉素 6～8 mg、顺铂 80～100 mg、超液化碘油 10 mL 的混合液（图 9-11）。

（6）术后处理：待测试温度＜60 ℃，方可拔针。术后每天测体温，给予抗生素治疗。

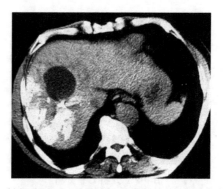

图 9-11　射频消融后,可通过射频穿刺针,瘤内注射化疗药物

应该注意以下几点:①射频热消融的目的是毁损所有的肿瘤组织及其周边1 cm 袖状正常组织。毁损袖状正常肝组织是为了获得一个无肿瘤区域。②对于较大的肿瘤,可行多次穿刺,于肿瘤内部不同位置弹开而达到彻底破坏肿瘤的目的。一般的做法是,射频针首先置于穿刺点对面肝与肿瘤交界弹开,毁损的范围不应只局限于肿瘤组织,收回射频针依次向后间隔 2.0～2.5 cm 后退针鞘,再次弹开毁损。与手术切除相似,热能毁损的范围不应只局限于肿瘤组织,还应包括周围 1 cm 的正常肝脏组织。

较大肿瘤复发率较高,是目前射频治疗中的难题。有人提出建立数学模型以指导治疗方案设计,以3 针重叠、3 层重叠、桃形定位等多种布针方法的治疗方案获得较好疗效。

六、并发症及处理

治疗后肝功能指标一过性升高,坏死组织的吸收导致低热,对此种低热,可用少量激素(每天 5～10 mg 地塞米松)对抗即可。在术中术后均未发现其他严重并发症。

射频消融手术后,通常需要进行心电监护 12～24 小时。术后一般静脉应用抗生素 3 天。

手术后随访时间可根据具体情况决定,一般为 1～2 个月 1 次。肝癌经射频消融正确治疗后即可进行血管造影显示肿瘤血运完全阻断,强化 CT 检查是治疗后患者的主要随访手段,以观察肿瘤有无复发。如果发现病灶复发,大多数患者都可以再次接受这种治疗。

七、治疗评价

小肝癌射频消融治疗后,CT 或磁共振扫描发现肿瘤完全坏死率可达

100%。射频消融治疗后 1 年、2 年、3 年及 5 年的生存率分别是 97%、89%、71%、48%。患者对射频消融耐受良好,操作风险与肝活检类似,至今未发现严重并发症的报道。此外,射频消融用于治疗其他实质性脏器肿瘤,如肺癌、乳腺癌、肾癌、甲状腺癌、转移性骨癌及子宫肌瘤等,是一项安全有效的肿瘤治疗手段。这种新技术突出的优点是,对不能手术或术后复发的肿瘤患者提供了很有效的治疗手段。

射频治疗是近年来肝癌治疗的重要进展之一,是肝癌微创治疗的代表性治疗方式,是肝癌治疗的未来发展趋势之一。射频治疗肝癌的特点是疗效确实,可以避免手术,创伤小,对肝脏的损害轻,可反复应用,住院时间短,甚至可以在门诊进行。特别适用于小肝癌、肝功能不良、手术风险大或无法手术、肝癌切除后复发或再发、肝转移癌等情况。

但是,射频治疗也有不少局限性。首先,对于直径＞8 cm 的肿瘤,一次治疗难以达到完全消融,多次消融又会成倍地增加患者的痛苦和费用;其次,即便是对于直径较小的肝癌,如不注意对癌灶周边组织的有效消融,局部复发应在常理之中;另外,对于靠近胆囊、胃肠等器官的肿瘤,单行经皮肤肝穿刺射频消融术有穿破这些空腔脏器的危险;还有,对于多发肝癌,射频治疗常感"力不从心";最后,对于动脉血供较为丰富的肝癌,射频针的穿刺容易引起出血和癌细胞的种植,而且,射频的疗效也受到一定程度的影响。总之,射频治疗的最大缺点是:在局部治疗的彻底性方面,与肝切除或肝移植相比,不具有优势;在脏器损伤、出血、肿瘤种植等方面,与介入栓塞比较,不具有优势。

充分发挥优势,尽量避免劣势,是应用射频技术治疗肝癌的重要方面。应制订较详细的临床管理路径,以保证治疗的科学性和有效性。对于直径大于 7 cm 的肿瘤,应充分结合介入栓塞的长处,先行介入栓塞,待肿瘤体积有所缩小,然后再行射频治疗。即便是肿瘤较小,如果动脉血供丰富,也应先行介入栓塞治疗,以有效降低肿瘤的动脉血供,这样,可明显地缩短射频治疗时间,提高疗效,减少癌细胞种植的机会。对于与胆囊、胃肠等脏器关系较为密切的肿瘤,则应结合腔镜的优势,先在腹腔镜下行胆囊游离或切除,再行肝癌射频消融术,以避免胆囊损伤等并发症的发生,并保证疗效。

射频消融治疗肝癌需要介入栓塞、腔镜、手术、超声、CT 等多项技术的综合应用。

肝脏射频消融前景广阔。已报道的总成功率各不相同,之间的差异无疑受多种因素影响,包括患者选择、操作者经验及所使用的设备。有学者在射频消融治疗肝肿瘤方面积累了一些经验：在影响肿瘤完全消融的因素上，瘤负荷大小可能会超过技术因素，因此增加患者长期生存率的能力受到了限制。未来射频消融的成功主要决定于射频电极针及发生器的设计以及对射频消融使肿瘤坏死的合适途径的理解。当然，与原始单极未绝缘射频电极针相比，新型的电极针及更强大的射频发生器会使组织坏死体积增加。进一步的改良正在进行中。技术上不断的改进有可能产生更大的及更确切的消融效果。

加强对射频电烧灼术的组织反应的理解也非常重要。例如，使用经皮途径对 HCC 的完全消融率是 90％。转移性肝癌的成功率要低得多。与 HCC 相比，治疗肝转移癌的成功率明显低的原因是多方面的，其中最重要的是肿瘤的治疗不恰当或对射频治疗不同的组织反应。理论上讲，HCC 坏死应该更均匀更完全，因为消融区边缘被肿瘤包膜限制。幸运的是，肿瘤浸润超过肿瘤包膜不多见。因此由于遗漏而造成肿瘤局部复发的概率并不大。但转移肿瘤的外缘则完全不同，肿瘤对周边肝实质的浸润很常见。因此对转移性肝癌进行消融时应采取范围更大的方式，以使肿瘤局部复发降至最低。

为避免肿瘤局部复发，需形成外科边缘，这限制了该项技术仅能对较小肿瘤进行成功治疗。但技术上的进展使得射频消融可以产生更大体积的组织坏死。较大体积的组织凝固可以确保较小肿瘤的成功消融，也可治疗那些以往认为不能做射频消融的较大肿瘤。此外，所有肿瘤的成功消融都可以在未来进一步得到改善。

未来的方向应该是改变肿瘤对射频治疗的反应。例如，可以通过阻断肿瘤血供来增加射频肿瘤消融。因为血流使射频热消融过程降温，因此阻断血流可加强消融。可以有几种方式达到这个目的。如在术中暂时阻断门静脉及肝动脉的 Pringle 法，采用此方法后可降低整个肝脏及肿瘤的血供。HCC 时肿瘤的主要血供是肝动脉，因此射频消融前栓塞肝动脉，将会产生更大的组织坏死体积。截至目前，大部分的研究是将肝动脉内化疗栓塞与经皮乙醇注射相结合。但有学者等联合使用将化疗栓塞或肝动脉闭塞与经皮途径射频消融用于治疗 HCC。也有研究者等联合应用肝动脉内化疗灌注与射频热消融来治疗肠癌肝转移。因此联合使用射频消融与灌注化疗/化疗栓塞或暂时阻断动脉血供，可明显改善较小肿瘤的完全坏死率，也将有益于较大肿瘤的治疗。

近 10 年来，发展出几项微创治疗技术用于治疗那些不能手术的患者。化疗栓塞是其中应用最久且最为广泛的微创治疗技术。但其疗效差且并发症率及死亡率较高。冷冻技术已广泛开始使用，为手术切除提供了另一个补充。冷冻的主要问题是冷冻极较大,过去认为冷冻不能用于经皮治疗,开腹术式是标准路径,现在看来正好相反,开腹术式的标准路径正在被经皮治疗所代替,冷冻术已经越来越多地被应用于肝脏肿瘤。经皮乙醇注射已广泛使用,尤其是在欧洲及亚洲。经皮乙醇注射治疗原发性肝癌疗效尚满意,但继发肝癌较差。总的来说经皮乙醇注射有局限性,原因是即使治疗最小的肿瘤也需多次反复注射,此外,乙醇在肝脏肿瘤内不能精确均匀分布,即"液体的非等向性扩散",因此有肿瘤坏死不全的危险,患者中毒及明显疼痛。已证明乙醇消融对转移性肝癌无效。在射频、微波、激光、超声聚焦(HIFU)、冷冻、乙醇消融等几种目前应用较多的局部姑息治疗方法中,射频消融技术以其操作安全、简便,患者依从性高,疗效肯定,复发率低等优点,正逐渐为更多的医师和患者所接受,成为最积极的姑息治疗手段之一。

影像技术的改进使得检测出较小原发与继发肿瘤成为可能。因此肿瘤较小时进行治疗的机会大为增加。与外科手术相比,经皮治疗射频消融肝肿瘤可在清醒镇静的情况下进行,无需全麻。无需开腹。恢复时间短,危险性小,因此在必要时可治疗复发或其他部位的肿瘤。

使用这项技术可毁损大部分经治的肿瘤。其最大局限性在于不能在每个治疗肿瘤周边获得合适的安全边缘。即使一小部分肿瘤未得到治疗,必定会复发。消融治疗是否成功取决于设备及发生器的技术特点。如果肿瘤较大,需一次以上的消融,肿瘤治疗效果上的差异会非常大。

随着现代科学技术的高速发展,综合治疗可应用的技术从全身的放、化疗,逐步发展到局部、区域性的物理或化学疗法,如:放射介入、射频消融、微波、激光、超声聚焦等,上述综合疗法的意义主要有:对可切除性肝癌能预防术后复发,改善预后;对无法根治切除的肝癌做姑息治疗,术后进一步抗癌以延长患者带瘤生存时间;对不能手术患者的综合治疗可使患者的肿瘤缩小后获得二期切除机会或提高生活质量。

射频消融对治疗原发性和继发性肝癌,较上述其他局部治疗有潜在的优势。RFA的最明显优势在于可事先预测凝固灶毁损形态,可精确地毁损实质性器官内的肿瘤,而肿瘤周边正常肝组织受到的损伤较小。RFA治疗后的随访研究显示,超声或 CT 扫描发现肿瘤完全坏死,说明 RFA 具有与手术根治相同的效果。患者对 RFA 耐受良好,部分患者仅有轻度肝功能指标升高及低热等,操作的风险与肝脏活检类似,至今未见严重并发症的报道。因此,RFA 是一项安全有效的医治肝癌手段。

此外,射频消融应用于包括对胰腺、肺、肾、肾上腺、骨骼及子宫等器官良恶性肿瘤的治疗正在探索中。

第四节　肝癌的动脉化疗栓塞术

一、概述

肝动脉化疗栓塞(transcathere arterial chemoembolization,TACE)是中晚期肝癌的最有效的治疗办法,TACE可显著提高药物浓度及阻断肿瘤的血供,两者协同作用达到最有效的疗效。正常肝脏接受肝动脉和门静脉的双重血供,肝动脉供血量为20%～30%,供氧量占50%,门静脉供血70%～80%,供氧50%。然而,肝癌90%～95%的血供来自肝动脉,主要由其所在肝叶动脉供血。栓塞肝动脉可以阻断肿瘤的血供,控制肿瘤的生长,使肿瘤坏死缩小,而对正常肝组织影响很小。此外化疗栓塞还具有化学药物直接杀伤肿瘤的作用。

二、适应证

(1)不能手术切除的中晚期肝癌,瘤体占肝体积70%以下,肝功能为Child A、B级者。

(2)术前栓塞,使肿瘤体积缩小,利于手术切除。

(3)肝癌术后复发,不宜手术切除者。

(4)肝癌未能完全手术切除者或考虑有残留病灶。

(5)怀疑有肝癌破裂出血者。

三、禁忌证

(1)肝功能严重障碍或合并严重黄疸。

(2)全身广泛转移。

(3)肿瘤体积超过肝脏的70%以上。

(4)门静脉高压及门静脉主干被癌栓完全阻塞,侧支血管少。

(5)严重的代谢性疾病(如糖尿病)未予控制者。

(6)严重心、肺、肾功能不全,大量腹水、全身状况差或恶病质。

(7)严重感染或白细胞偏少。

四、术前准备

(一)介入器械

穿刺针,导管鞘,超滑导丝,导管等器材,常用导管为 RH 导管,Cobra 导管、Yashiro 导管等。

(二)化疗药物

常用的化疗药物为丝裂霉素(MMC)、蒽环类(ADM、THP、EADR)、铂类(DDP、Curb)、羟喜树碱(HCPT)、氟尿嘧啶(5-FU、FUDR)。应根据患者肝功能及全身情况,一般情况下可以三联用药,如患者情况较好,也可以考虑四联用药。肝功能较差的患者可减量、半量或 1/3 量用药。

(三)栓塞剂

常用的栓塞剂为碘化油、吸收性明胶海绵和药物微球或 PVA 等,需要根据肿瘤的部位、大小、数量、供血、肝功能等综合因素决定,通常碘化油的用量为10~20 mL。对巨块型肝癌碘化油的摄入一般不要超过 30 mL,以免因栓剂过量导致肿瘤组织迅速坏死崩解,产生肿瘤崩解综合征危及患者的生命。碘化油常与化疗药物混合成乳剂使用,这样可增加栓塞部位的药物浓度并延迟药物释放,形成化学性栓塞。

五、操作过程

多采用经皮股动脉穿刺插管,选用 5F 的 Yashiro 或 RH 导管先行腹腔动脉造影,以全面了解肝动脉解剖形态、有无血管变异、肿瘤的部位、大小、数量、供血类型、有无动静脉瘘以及有无门静脉血栓等情况,根据造影所见作相应的介入治疗。在超滑导丝的引导下将导管经肝总动脉插至肝固有动脉进入肿瘤供血分支,首先经导管灌注化疗药物,接着将混合成乳剂的化疗药物与碘化油在透视监视下经肿瘤供血动脉缓慢注入肿瘤内。当出现碘油反流时应停止注射。最后用吸收性明胶海绵碎块阻塞供血动脉,以免沉积在肿瘤内的碘化油被血流冲走,也有利于肿瘤的缺血坏死(图 9-12)。

TACE 治疗原则:①应尽可能使用复杂类栓塞剂,碘化油尽可能与化疗药物形成乳剂使用。②先用末梢类栓塞剂行周围性栓塞后再行中央性栓塞。③尽量避免栓塞剂进入非靶器官。④有小范围肝动脉门静脉瘘仍可用碘化油栓塞,但大范围者应慎重。⑤不要将肝动脉完全栓塞,应尽可能保留肝固有动脉,以便进行下一次治疗。

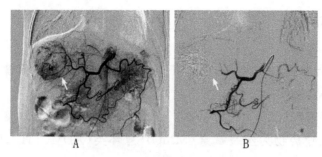

图 9-12　原发性肝癌的介入治疗

A.肝癌化疗栓塞前造影示肿瘤具有丰富的供血动脉;B.肝动脉化疗栓塞后肿瘤的供血动脉被完全阻断

六、并发症

随着 TACE 应用的普及,对各种并发症的治疗逐渐受到重视。引起术后并发症的原因及并发症的种类很多,以下主要介绍常见并发症的处理原则。

(一)胆囊炎

发病率较高,由于胆囊动脉源于肝右动脉,化疗药物或(和)栓塞剂容易进入该支动脉。故术中应注意观察有无碘化油进入胆囊动脉,一旦发生胆囊炎,应行积极的内科保守治疗,效果不佳者,应手术切除胆囊。

(二)继发感染或肝脓肿形成

应注意严格的无菌操作,术后如有感染征象,应用大剂量抗生素治疗,脓肿局限化以后,可穿刺引流。

(三)肝功能减退或衰竭

栓塞后多数患者有一过性肝功能异常,大多于 3～10 天内恢复至栓塞前水平,可给予维生素、蛋白等保肝治疗。

(四)食管、胃底出血

TACE 术后止吐、抗酸、保护胃黏膜、护肝治疗可预防或减少食管、胃底出血的发生。在肝癌栓塞治疗前,应仔细观察分析造影表现,判断有无变异的肝-胃动脉。栓塞时应密切观察碘油的流向,避开变异的肝-胃血管,可预防因误栓而致的消化道出血。

(五)肺梗死

多因栓塞剂经肝动脉-肝静脉瘘流入右心,从而栓塞肺动脉所致。TAE 时对存在肝动脉-肝静脉瘘者,应先用吸收性明胶海绵或不锈钢圈堵塞瘘口,再行栓塞,或用球囊导管暂时阻断肝静脉再行栓塞,可预防肺梗死的发生。

(六)其他

少见的并发症还有腹水、胸腔积液、膈下脓肿、肾梗死等,应予注意。

七、疗效分析

原发性肝癌中晚期未治者中位生存期为 2～6 个月,尽管手术切除是较好的办法,但真正能切除的很少,此外手术后复发率相当高,因此介入治疗是肝癌的主要治疗方法。即便是准备手术切除的患者,也应先行一次介入治疗,以明确病变范围及病灶数目,确定能否真正手术切除,同时也能控制肿瘤便于手术切除。据学者统计,肝癌 TACE 总有效率 3 年生存率可以达到 40％左右。TACE 现已被公认为肝癌非手术切除外科治疗中疗效最好的措施之一,它可使肝癌缺血、坏死、缩小甚至消失,也可使部分中晚期肝癌缩小,从而获得二期手术切除的机会。

第五节 少血供肝内肿瘤粒子植入结合药物局部化疗术

一、概述

经皮经血管肝动脉化疗栓塞术(TACE)是目前公认的不能手术切除肝癌的首选介入方法之一,然而,实践证明,仍有相当一部分病例疗效不佳,大量研究表明,其疗效取决于各种因素,而肿瘤的血供情况是重要的决定因素之一。

近年来,不断涌现出许多新的治疗方法,如微波、射频、化学原位灭活、内放射治疗等,丰富了肝内肿瘤的治疗方法,提高了有效控制率,延长了患者带瘤生存时间。但是,每种方法都有各自的优势和局限性,互相取长补短,综合各种治疗方法,是肝脏肿瘤治疗的必然趋势。就肝内肿瘤内放射治疗而言,其最大的特点是适合治疗少血供肝癌。

(一)诊断少血供肝癌的 CT 检查方法及 CT 表现

先行平扫,后行薄层 3 期螺旋 CT 增强扫描,根据 CT 呈现的肿瘤强化情况,分析血供特点。层厚5 mm。少血供型肝癌由于内部纤维结缔组织较多,血管较少,因而其 CT 表现为:动脉期肿瘤呈无或轻度增强,门脉期强化不明显,延迟期仍呈低密度。

(二)区分少血供型肝癌对介入治疗的意义

肝癌的生长取决于其组织内血管的生成,准确、无创的判断肿瘤区域血管及血供情况,对肝癌的诊断、手术治疗及疗效、预后判断具有重要的临床意义,而且对于术前制订一个个性化的治疗计划,防止千篇一律地用一套治疗方案,有着直接指导作用。

由于近年来影像学的发展,术前从影像学上把少血供型肝癌与其他类型(多血供型、混合型等)区分开来成为可能,据文献报道,此型占总数的15%~16%。有研究认为,TACE 对少血供型肝癌治疗的生存率明显低于多血供型,并认为其原因为TACE 治疗时,灌注剂量不能太多,否则容易产生反流或药物进入周围正常肝组织,从而加重肝功能损害,加速患者死亡。所以在治疗中,少血供型肝癌因受药物注入过少的影响,TACE 治疗的疗效自然较差。因此,重视并利用肝癌的血供特点,选择合理的治疗方案,十分重要。

(三)经皮穿刺注药治疗少血供型肝癌的特点

经皮穿刺注入药物治疗肝癌,其原理为注入的无水乙醇通过细胞的脱水作用,可引起肝癌组织蛋白凝固坏死,致使血管内血栓形成,产生血管闭塞作用,从而达到杀死肿瘤细胞,控制肿瘤的目的。本方法自从 20 世纪 80 年代被认识以来,在临床上得到不断推广应用。

而对于无水乙醇治疗少血供型肝癌,已见的文献资料较少,且分歧较大。从理论上讲,少血供型肝癌不是无血管供应,肿瘤本身也有血管,所以 TACE 治疗效果虽差,并非无效果。而要解决少血供型肝癌组织坚硬,纤维成分多,无水乙醇不易渗透的问题,通过多点注射,则能在一定程度上避免这一不利因素。加之同时注射碘油,大量碘油沉积后,碘油可破坏纤维间隔,从而增加无水乙醇的作用。只要属于少血供型肝癌,以经皮穿刺注入药物为主,多点注射,同时辅以TACE 继续限制其血供,使肝癌组织坏死,破坏纤维间隔,更有利于局部用药,二者交叉综合运用,使治疗作用相互协同,达到更好的治疗效果。有研究的资料显示,此种方法与单纯 TACE 治疗相比,有极显著差异性($P<0.005$)。

(四)组织间植入[125]I放射微粒子治疗肝癌的特点

[125]I放射微粒子持续放射低剂量 γ 射线,γ 射线对 DNA 分子链具有直接作用:单链断裂、双键断裂;同时,具有间接作用:对机体内水分子电离,产生自由基。自由基与生物大分子相互作用,引起组织细胞损伤。使肿瘤组织内分裂周期不同的肿瘤细胞得到均匀的照射治疗,周围正常组织由于处于细胞分裂的静止期,对放疗不敏感,仅有轻微损伤。同时,由于粒子放射活度小,可使肿瘤之外的正常组织所受剂量锐减,从而减少了周围正常组织的损伤。

与外放疗相比,[125]I放射粒子组织间植入具有明显的生物学优势:①肿瘤局部治疗的持续时间长;②放射治疗的剂量较低;③对周围正常组织的损伤少;④对肿瘤细胞的杀伤力强。与手术相比,适应证广、创伤小、恢复快,可最大限度地保留肝功能。

(五)TACE 治疗少血供肝癌的特点

TACE 治疗少血供肝癌由于肝癌的血供差,栓塞剂难以通过血管到达肿瘤,因此注入的化疗药及栓塞剂要适量,切勿过量,以免造成药物反流或过多进入到正常肝组织内,产生不必要的肝损害,此点非常重要。

二、适应证

(1)原发性少血供肝癌(多见于肝硬化基础上的肝癌、肝脏转移瘤)。

(2)富血型肝癌经数次 TACE 治疗后,血管硬化、纤细、伴有或者不伴有侧支循环形成。

(3)特殊病例类型的少血供肝癌,如纤维板层状肝癌,影像学上表现为边界清晰,有假包膜。

(4)肝癌术后局部复发。

三、禁忌证

(1)严重出血倾向。

(2)肝功能严重损害。

(3)严重全身衰竭。

(4)精神障碍及不合作者。

四、术前准备

(一)一般准备

经临床、检验、影像学或穿刺活检诊断为肝癌;入院常规检查如:血常规、尿常规、血凝四项、肝肾功能检验、血糖检验,心电图检查;部分患者行增强 CT 检查观察病灶与门静脉、肝静脉、肝动脉及肝门部胆管的关系;术前 4～6 小时禁食;术前紧张者可肌内注射地西泮 10 mg;术前签署相应知情同意书。

(二)器械及药品准备

穿刺包一个;相应型号的穿刺针,如 21 G 的探针 1～2 根;注射器;2% 普鲁卡因或者利多卡因数支(局麻用);生理盐水 500 mL;放射粒子药品及植入器械;抢救药品及设备。

五、操作过程

(一)CT 引导定位方法

选取适当体位,扫描前用自制栅格贴于进针大体位置,定位后兼顾最近距离、最佳层面、无重要器官(如肝门周围大血管等)设计穿刺路径,常规消毒,铺无菌巾,局麻,CT 引导下分 2～3 步进针,直达靶点。

(二)植入过程

CT 引导下经皮穿刺,先将植入针进至靶点,然后依据 TPS 治疗计划系统用植入枪依次释放籽源,籽源间隔 0.5～1.2 cm。即刻 CT 扫描观察。再退针至肿瘤边缘,调整角度后再次进针,CT 引导下进至靶点,同前所述继续释放籽源,同样方法调整角度数次。必要时使用模板,有利于粒子的分布。当病变靠近胃肠道、胆囊或者肝包膜时,要注意植入的粒子不能太靠近这些器官,最好距离 1 cm 左右,这样既能保证周围病变的疗效,也不至于对附近的器官造成损伤造成并发症。

(三)术后处理

常规包扎穿刺孔处,并加压 5～10 分钟。即刻扫描观察籽源的位置,可调整窗宽窗位,进一步观察,满意后结束手术,重新扫描并通过 TPS 系统进行术后验证,并备复查。

(四)操作过程中的几点体会

1.TPS 定位系统的应用

此项不可缺少,因为术前必须确立预计微粒子用量(放射性总活度)、粒子数、最佳分布、可行性分布,制订科学的治疗计划是治疗的前提和基础。

2.定位、定角度、分步进针、直达靶点

(1)选取适当体位:根据病灶的位置,兼顾最近距离、最佳层面、无重要器官(如肝动静脉、膈肌、肋间血管等),取仰卧、侧卧或俯卧位。

(2)局麻时,要注意充分麻醉腹膜,以免引起剧痛,影响操作。

3.角度调整

组织间植入^{125}I放射微粒子,不同于活检穿刺,要求所释放粒子具有一定的空间分布,因此,释放针的角度调整非常必要。第一角度释放完毕后,只要退针至病灶边缘,即可轻轻变换角度重新穿进病灶,因为肝组织具有一定弹性,并不会因变换角度而明显增加"划破"肝组织的危险。最好采用模板法,尽量满足"巴黎原则"的要求。

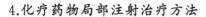

4.化疗药物局部注射治疗方法

用 21 G PTC 穿刺针,CT 引导下经皮穿刺,分 1～3 步进针,直达靶点,先注射无水乙醇与超液化碘油混合液(体积比 1：1)适量,即刻 CT 扫描满意后换推注等量的化疗药(5-FU 1 000 mg、顺铂60～80 mg或卡铂 200～400 mg,丝裂霉素 10～16 mg),然后多点注射,直到超液化碘油充填满意,即达到公认的大于76％。同时注意推注要均匀,压力不宜过大,以免药物顺针道逆行渗漏到肝被膜下,引起剧疼,影响治疗。每周 1 次,4～6 次为 1 个疗程,治疗 1～3 个疗程,疗程间隔随情况而定,一般为 2 个月。

六、并发症及处理

(一)TACE 后综合征

肝区疼痛、发热、消化道反应、出血等,可对症处理。

(二)经皮穿刺注药

出现一过性疼痛、相当剧烈,甚至迫使治疗停止,重新局麻腹无水乙醇注射时,容易出现药物顺针道分麻醉腹膜,术前可用镇痛剂、镇静剂。如消化道反应、出血等,可对症处理。咳嗽、喷嚏,为无水乙醇顺针道逆行渗漏刺激肝包膜所致,有时膜后继续治疗。逆行渗漏到肝包膜,引起剧烈疼痛,预防的方法是局麻时要充果逆流至胸膜,使之受刺激,可引起剧烈咳嗽,此时应暂停用药,必要时可重新局麻。推注过程中要注意均匀用力,压力不宜过大,边推注,边观察患者表现。

(三)局麻药用量过多

如果局麻药用量较多,术后患者可出现低血压休克,应注意避免,并做好急救准备,出现时,应迅速积极治疗。

(四)放射性粒子植入相关并发症

放射性粒子植入治疗相对安全、微创,很少发生并发症。可能发生的并发症包括植入术中和粒子植入后发生两方面。

1.术中出血

部分患者在术中可发现局部少量出血,无需特殊处理,可进一步观察,若出血量大,运用酚磺乙胺、输血等对症处理,大出血难以控制时,可急诊介入或外科手术干预。

2.术中疼痛

在局麻下大部分患者均可耐受至治疗结束,个别患者可于术中应用吗啡10 mg肌内注射止痛。

3.术后发热

经对症处理后可恢复正常。

4.白细胞下降

约 12％的患者术后一周内白细胞可下降至 $3 \times 10^9/L$，口服升白细胞药物后可回升至正常范围。

5.粒子移位

部分患者因人体活动和器官的运动，引起粒子迁移，注意观察粒子的走向，若不影响重要器官功能，一般不需作特殊处理，可继续观察。

第六节　肝门区肝癌及汇管区肿瘤的微创治疗

一、概述

Nicolas Klatskin 在 1965 年首次描述了发生于肝门汇管区这一特殊部位的腺癌，随后，人们把此区的肿瘤分为 4 期：Ⅰ期，局限于肝总管内，而没有累及左右肝管汇合区；Ⅱ期：累及左右肝管汇合区，但没有累及左右肝管内；Ⅲa 期：病变累及右肝管内；Ⅲb 期病变累及左肝管内；Ⅳ期：病变同时累及左右肝管及汇管区。对于Ⅰ、Ⅱ期的肿瘤采用肿瘤局部切除术取得了理想的治疗效果，而且，即使肿瘤局部复发，仍可再次手术切除。但对于Ⅲ型的肿瘤，手术需要广泛切除病变侧，且同时需要切除肝尾状叶，手术创伤大，术中死亡率高达 10％，术后的生存期也不理想，Ⅳ期肿瘤是否需要姑息性手术切除，仍存在争议，目前多数学者倾向于行肝移植术。因这一部位的肿瘤血供不丰富，DSA 造影仅见薄雾状的肿瘤染色，碘油沉积差，单纯动脉灌注化疗效果不理想。基于上述原因，对于Ⅲ、Ⅳ期肿瘤的综合治疗手段仍处于探索阶段。

Ⅲ、Ⅳ期的汇管区肿瘤，因肿瘤较大或侵犯的范围较广，致使胆总管以及左肝管和(或)右肝管严重阻塞，患者就诊时，大部分已有严重的黄疸。因此，治疗的首要目的是解除梗阻，引流胆汁，恢复肝功能。其次才是肿瘤的减负荷治疗。

对于肿瘤减负荷的治疗，目前主要包括经皮射频消融术(PRFA)，组织间放射性微粒植入及 X 刀治疗等方法。

二、肝门区肝癌及汇管区肿瘤的射频消融治疗

(一)射频消融治疗肿瘤的原理

射频消融治疗肿瘤的原理是:采用单极或多极探针,在 CT 或超声引导下,经皮穿刺,将电极定位于肿瘤组织,接通射频发生仪后针尖的集束电极发出中、高频率的电磁波,使靶区组织细胞离子震荡摩擦产生热量,局部温度达到 80~90 ℃,足以使肿瘤组织产生凝固性坏死,并最终形成液化灶或纤维组织,同时可使肿瘤周围的血管组织凝固形成一个反应带,使之不能继续向肿瘤供血和有利于防止肿瘤转移。

(二)射频消融治疗肿瘤的适应证

(1)肝门区及汇管区病变经 CT 检查示位于肝实质内;经手术治疗后局部复发及 TACE 治疗后需巩固疗效者。

(2)单个肿瘤直径要求在 5 cm 以下,经 TACE 治疗后,残留肿瘤体积直径在 5 cm 以下,更大肿瘤需要运用叠加技术。

(三)射频消融治疗肿瘤的禁忌证

(1)体质差、活动性感染未控制,合并有其他严重基础性疾病。

(2)有难以控制的腹腔积液、出血倾向。

(3)血小板计数在 40×10^9/L 以下,凝血酶原时间＞35％。

(4)孕妇。

(四)汇管区肝癌射频消融治疗设备和方法

1.设备

(1)B 型超声波,CT 断层扫描等影像导向设备。

(2)射频消融治疗仪。

(3)心电监护仪、胸腔引流管、供氧设备、吸痰机及急救药品。

2.肝门区肝癌及汇管区肿瘤射频消融治疗的程序及方法

肝门区肝癌及汇管区肿瘤治疗的第一步首先是在 DSA 下经皮穿刺置入内外引流管于胆总管和十二指肠内,行内外引流,尽快解除黄疸,恢复肝功能。引流管的另一作用是保持胆管通畅,避免消融时损伤胆管引起闭塞,内外引流半个月后,黄疸可基本消除,肝功能可获得一定程度的恢复。治疗的第二步是射频消融,待肝功能恢复,黄疸基本消退后行射频消融治疗,此为治疗过程最为关键的一步。消融治疗后则行胆道支架植入术,拔出引流管。现分别叙述如下:

(1)经皮胆道引流术(PTCD):根据 CT 片,选择胆管扩张最严重的平面与腋中线的交界点作为穿刺点,采用 22 G 的千叶针,当确定穿刺针进入胆管内时,固

定穿刺针注入造影剂行胆管造影,了解阻塞的部位和左右肝管及肝总管的累及情况,以进一步明确肿瘤的分期,对于Ⅲa、Ⅲb型的肿瘤,用单根引流管行内外引流,对于Ⅳ型的肿瘤,分别于左肝管及右肝管置两条引流管行内外引流,引流导管置放后在皮肤缝合两针固定引流管,并接上引流塑料袋,观察胆汁每天的外引流情况。

(2)射频消融术:引流2周,待全身症状改善后,可行射频消融治疗。①完成各项常规检查,了解重要器官功能,并进行评估。②大多数病例是由影像导向的RFA。B超、CT等为常用的影像定位设备,如病变位置特殊或多个病变,这时需要外科医师配合充分暴露手术野后,与影像科医师配合共同完成治疗。③麻醉方法:一般使用局部麻醉及镇静剂。国外通常用短效静脉麻醉剂如瑞芬太尼和异丙酚,这一过程由麻醉师执行,这两种药物可产生深度的镇定和止痛作用,而且患者恢复清醒较快,麻醉过程中运用心电监护。国内常用利多卡因局部麻醉,配合度冷丁镇痛。④根据治疗方便和安全的需要,患者取仰卧或俯卧位,确定肿瘤的大小、部位后选择穿刺点和进针方向。对病变性质不明确者首先取病理活检后再进行治疗。消融电极柄部外径为1.8 mm(15~17G),进针径路以避开主要器官和大、中血管为原则。⑤治疗中,先在局部穿刺点麻醉后,作一长2~3 mm的小切口后穿刺靶肿瘤组织。在影像导向下,确定消融电极的头端位置是否恰当,根据病灶大小,将子针打开至合适直径,开始施行消融治疗,并逐渐加大功率,当针尖温度升高到90~95 ℃左右时,可将消融电极子针进一步打开到所需直径。⑥为了保证有效杀灭肿瘤组织,消融范围一般扩大到肿瘤所见直径的1 cm以上,保证肿瘤组织完全坏死。对于直径3 cm的肿瘤,行1~2次叠加治疗;3~4 cm的行6次叠加治疗;>4 cm,行多次叠加治疗。瘤体直径在3 cm以下,每次RFA治疗时间为15分钟;瘤体直径在3~4 cm,治疗时间为30分钟;瘤体直径在4~5 cm,每次治疗时间为45分钟。直径5 cm肿瘤,完成治疗需要2~3小时。⑦在结束消融拔除消融电极时,进行针道电凝烧灼,直至肝包膜下2 cm。

(五)肿瘤射频消融治疗的并发症及其处理

1.发热

多数患者在术中及术后诉发热感,一般无需特殊处理;如体温较高,可适当予以物理降温,或药物治疗。部分患者在治疗后3~5天出现"感冒样"症状,体温可达到38 ℃,多在5天内好转;较大肿瘤RFA术后即出现高热,体温达39.4 ℃,有时持续2~3周,部分患者有夜间盗汗现象。如体温超过38.8 ℃,需要检查血象。

2.脱水

部分患者出汗较多,可出现脱水,在治疗中及治疗后可补充一定量水、电解质维持体液平衡,术后应注意酸碱平衡,防止水、电解质紊乱出现,部分患者出现低血压一般可在3～4小时后恢复。

3.气胸

当肿瘤较大累及肝顶时,有时会发生气胸,术前应备气胸穿刺针和引流导管,如影像学检查发现气胸量在30％以上、呼吸不畅时,应立即进行胸腔闭式引流,多数处理后会自行缓解;合并有血气胸,须外科治疗。

4.疼痛和恶心

多发生在手术后2～3小时,约25％患者需要进一步治疗,口服非阿片类止痛药(如阿司匹林)或弱阿片类药物(如可卡因)等,98％的患者可在一周内缓解。

5.肝内胆管扩张及胆汁瘘

胆道系统不像肝内血管内存在血液流动能将热量带走,因此胆道会发生热损伤,如仅仅为轻度局部性扩张,只需观察;扩张范围明显,可行经皮肝穿刺引流。若出现胆汁瘘,可植入带膜支架引流。

6.术后感染

术中注意无菌操作,可减少感染机会,有人主张预防性使用抗生素。

7.其他

有经针道持续出血流至腹腔或体外;肝包膜下血肿;肝内动脉出血,须行肝动脉栓塞;横膈受刺激引起胸腔积液,如横膈受损伤时,会出现右上肢疼痛,一般经数月才能缓解;肿瘤坏死引起继发感染,肝脓肿;有个别报道手术中出现结肠穿孔的病例,这时需要外科协助对结肠施行修补。

三、肝门区肝癌及汇管区肿瘤的组织间放射微粒植入治疗

(一)组织间永久性植入放射性微粒的原理

γ射线破坏肿瘤细胞核的DNA分子键,使肿瘤细胞失去繁殖能力而凋亡的理论已有百年历史。传统的外放疗设备虽然发展很快,现已发展到立体定向的适形治疗阶段,但最精确的适形计划,对受呼吸而上下移动的胸腹腔内恶性肿瘤的治疗,仍存在着放射剂量不均匀的缺陷;而且其放射源强度太大,引起患者机体的并发症较明显;也不能避免分次短时照射的不足之处。众所周知,肿瘤的生长过程中,只有一小部分细胞在持续繁殖(称之为活跃期细胞),在繁殖周期分为四个时相,DNA合成前期(G_1期)、DNA合成期(S期)、DNA合成后期(G_2期)

及有丝分裂期（M 期）。繁殖周期中，在 DNA 合成后期及有丝分裂期阶段，只需少量的 γ 射线（3cGy）即能破坏肿瘤细胞核的 DNA 分子键，使肿瘤细胞失去繁殖能力，而其他阶段的肿瘤细胞，对 γ 射线敏感度较差。静止期的肿瘤细胞，对γ线相对不敏感。外放疗分次短时照射只能对肿瘤繁殖周期中一部分时相的细胞起治疗作用，照射结束后，其他时相的肿瘤细胞仍能很快恢复繁殖能力；肿瘤细胞受任何刺激，都能激发静止期细胞转为活跃期细胞，而且细胞的倍增时间明显缩短，因此在两次照射的间隙内肿瘤细胞仍能迅速增长，直接影响外放疗的治疗效果。肿瘤组织间植入放射微粒所产生的 γ 射线能量虽然不大，但能持续的对肿瘤细胞起作用，因此能不断的消耗肿瘤干细胞，经过软件计算的剂量和足够的半衰期时间，能使肿瘤细胞全部失去繁殖能力，从而达到较彻底的治疗效果。^{125}I放射微粒的有效半径为 1.7 cm，通过调整组合的放射微粒之间距离，重叠的 γ 射线能量可以有效覆盖肿瘤全部，以及与肿瘤边缘接壤的正常组织内的亚肿瘤区域。随着离放射源的距离延长，γ 射线能量迅速衰减，对周围的正常组织影响也明显衰减，因而不会发生外放疗通常能引起的全身并发症。

（二）粒子种植治疗的生物学优势

粒子种植治疗的优势在于放射性核素剂量能迅速衰减。距离放射源几厘米内，由于次级电离散射光子的叠加，造成反平方定律不准确。剂量贡献取决于放射源的分布、组织吸收和光子能谱特征等。但是无论短暂还是永久粒子种植治疗，剂量分布均可以达到高度适形。根据美国加州大学旧金山分校的经验，在短暂治疗时，尽可能地减少在病变周边区域插植导管，这样靶区中心剂量分布不均匀程度可以达到临床可接受的范围。

低剂量率放疗的生物学特性：再修复、再分布、再氧合和再增殖。亚致死和潜在致死性损伤的修复很大程度上取决于剂量率的影响。剂量一定时，剂量率越低，组织的放射生物效应越小。正常组织细胞修复亚致死和潜在致死性损伤的能力高于肿瘤细胞，这样可获得肿瘤放疗的收益。由于射线连续不间断地作用于肿瘤，这样射线对肿瘤细胞的损伤效应就会累计叠加，处于增殖细胞周期的细胞就会补杀伤，而处于使得乏氧细胞周期抗拒时相对静止期的细胞则进入敏感的 G_2/M 期。同时，随着连续不间断照射，一部分细胞死亡，使得乏氧细胞获得氧合的机会大大增加，提高了其对放射线的敏感性。如果细胞死亡超过细胞的新生，那么细胞的再增殖不再发生。由于有丝分裂在 G_2 期/M 期，细胞周期延长，这样每个细胞周期接受的总剂量将超过 10 Gy，这一点可以通过实验模型得到验证。

(三)组织间永久性植入放射微粒治疗的基本材料和方法

1.放射微粒

放射微粒是指用钛合金外壳将低能量放射性核素密封制成短杆状固体放射源,目前有^{125}I放射微粒(直径0.8 mm,长4.5 mm),^{103}Pd放射微粒及^{198}Au放射微粒等,钛合金外壳隔绝了能参与人体代谢的放射元素与人体内环境的接触,避免了放射源的丢失以及对环境的核污染,因而能精确控制放射源的治疗剂量。放射微粒治疗的本质是短射程、短持续时效的组织内放射治疗,是放射治疗学的进展。^{125}I放射微粒是目前使用最广泛的放射微粒。放射性粒子的选择取决于:肿瘤种植治疗的种类、放射性粒子的供应情况和医师对其特性的了解。短暂种植治疗剂量率一般为0.5～0.7Gy/h,核素包括^{192}Ir、^{60}Co;永久置入人体。^{125}I既可作为短暂治疗,又可作为永久治疗的放射性粒子。用于粒子治疗的放射性核素及其物理特征见表9-3。

表9-3 粒子种植治疗放射性核素的物理特征

放射性核素	半衰期	γ射线能量	组织穿透距离(cm)	半价层(mm)
^{60}Co	5.27年	1.17MeV		11
^{192}Ir	74天	0.296～0.316MeV		2.5
^{198}Au	2.7天	410 keV	4.5	
^{103}Pd	16.79天	20～23 keV	1.6	0.008
^{125}I	60.2天	27～35 keV	1.7	0.025

短暂种植治疗的放射性核素穿透力较强,不易防护,因此临床应用受到很大程度限制,而永久粒子种植治疗的核素穿透力弱,临床应用易于防护,对患者和医护人员损伤小,尤其是^{103}Pd和^{125}I两种粒,近年来临床应用发展非常迅猛。

2.TPS软件系统

治疗用放射微粒必须要科学的计量,TPS软件实施放射微粒的计量,制订精确的临床治疗计划。

TPS软件系统的功能主要有以下几方面。

(1)不同肿瘤所需要的放射治疗剂量不同,其放射剂量曲线需计算。

(2)放置放射微粒位置与敏感组织的安全距离计算。

(3)微创治疗中,亚肿瘤病灶范围剂量分布计算。

(4)配合手术应用的相关计算。

3.放射微粒植入器

放射微粒非常细小,手术中散放在操作台上,会造成医护人员的射线损伤,也容易丢失。金属制成的放射微粒植入器在手术前将放射微粒管理起来，集中消毒，手术中简化操作技巧，减少医护人员的射线吸收率。

4.治疗的基本方法、适应证及潜在并发症

借助 B 超、CT 等仪器的定位，经皮穿刺到肿瘤内植入放射微粒。CT、B 超下实施穿刺植入放射微粒应该可做到偏差很小，采用术中左右位各 45°位或正侧位 X 线平片检查，结合术前的 TPS 重组三维立体图像，根据放射微粒的分布状态进行判断，可大致计算出治疗的精确范围，若偏离过大，根据情况适当的补充布源，常能达到纠错目的。也可在术后第二日，复查 CT 检查进行纠错。

一般来说，肝门区肝癌，CT、MR 证实肿瘤在肝内，或肿瘤与肝组织融合为一体无间隙，均适用于组织间植入放射性微粒。治疗的潜在并发症包括以下几点。

(1)穿刺误入血管引起组织栓塞：应用简单的穿刺技术实施组织间植入放射微粒治疗恶性肿瘤已获得满意疗效，国外报道很多，由于肿瘤组织的血供丰富，进入瘤体的主血管常明显增粗；肿瘤生长部位毗邻直径较粗的血管，在实施穿刺的治疗进程中，穿刺针误穿入血管的可能性存在，因此，有放射微粒随血液流动可能引起组织的栓塞。国外的有关论文报道了多例出现肺栓塞的并发症。为避免发生这样的并发症。有学者设计了一个开侧孔的透明小管道，将此透明管道连接在穿刺针与装载放射微粒的植入器之间，在穿刺定位固定，退出穿刺针芯的过程就能及时发现误入血管的征象，而得以及时纠正穿刺的部位。

(2)放射微粒移动入血管引起组织栓塞：肿瘤组织治疗后凋亡，胶原纤维增生，会产生收缩的现象，有推挤微粒进入血管随血液流动，引起组织栓塞的可能性存在，国外的有关论文报道了多例这样的并发症。例如前列腺癌植入放射微粒后一段时间，出现肺内放射微粒的影像，肺栓塞的症状很轻，一般无自觉症状及体征。但是，胸腔内手术引起的微粒入肺血管有可能会引起大循环组织的栓塞，如脑血管等重要组织的栓塞，则是一种严重并发症，必须引起高度重视。

(3)放射剂量过大导致组织坏死：有文献报道，一例肝癌经皮穿刺植入放射微粒治疗后 CT 复查，在 CT 图像上显示原肿瘤病灶成为液化灶，提示放射微粒植入密度过大，引起组织局灶性坏死，一旦并发细菌性感染，必须作引流手术，因放射微粒在体内仍是一种细小异物，难以尽除，将会影响伤口愈合。预防重点在于放射微粒的量化要精确，以肿瘤细胞凋亡的剂量为标准，避免放射微粒数过量引起局部产生热点造成组织的坏死。

肝门区肝癌及汇管区肝癌因其解剖部位特别，容易引起梗阻性黄疸，使患者的全身状况迅速恶化而威胁患者健康及生命,是患者致死的主要因素之一。目前的治疗以微创为主要手段,经皮穿刺置内外引流是治疗的第一步,其目的在于改善患者一般情况,为进一步治疗打下基础,射频消融治疗及组织间植入放射微粒治疗恶性肿瘤方法的出现,丰富了治疗手段,提高了疗效,弥补了化疗和常规外放疗的不足之处。而且以简单的穿刺技术,微创的方式为难以治疗的恶性肿瘤或部分晚期肿瘤患者提供了生存的机会。肝癌的微创治疗以其创伤轻微,能显著提高患者的生活质量,体现了此方法的强大生命力,正在引起医疗界的重视,相信在未来的 10 年乃至数十年内微创治疗将是此类恶性肿瘤治疗的主要手段。

参 考 文 献

[1] 木亚林.肿瘤学基础与临床诊疗[M].开封:河南大学出版社,2020.

[2] 邹琼.肿瘤学理论与临床实践[M].北京:科学技术文献出版社,2020.

[3] 虞向阳.肿瘤诊断与治疗实践[M].长春:吉林科学技术出版社,2019.

[4] 焦桂梅.常见肿瘤的诊断与治疗[M].长春:吉林科学技术出版社,2019.

[5] 赫捷,李进.中国临床肿瘤学进展[M].北京:人民卫生出版社,2020.

[6] 魏朝辉.肿瘤疾病诊断学[M].昆明:云南科技出版社,2019.

[7] 李宝生.临床肿瘤学[M].北京:人民卫生出版社,2020.

[8] 易子寒.实用肿瘤诊断与治疗决策[M].长春:吉林科学技术出版社,2019.

[9] 周生建.实用临床内科肿瘤学[M].北京:科学技术文献出版社,2020.

[10] 俞晶.肿瘤治疗学新进展[M].长春:吉林科学技术出版社,2020.

[11] 刘曦东.精编临床肿瘤诊疗学[M].哈尔滨:黑龙江科学技术出版社,2020.

[12] 王小杰.常见临床肿瘤诊疗学[M].天津:天津科学技术出版社,2020.

[13] 袁传涛.常见肿瘤诊断与治疗实践[M].北京:科学技术文献出版社,2019.

[14] 张可.现代临床肿瘤学诊治[M].北京:科学技术文献出版社,2019.

[15] 吴隆秋.现代肿瘤临床诊治[M].天津:天津科学技术出版社,2018.

[16] 韩锁利.临床常见肿瘤综合治疗学[M].西安:世界图书出版公司,2020.

[17] 王长宏,闫宇涛,马金国.肿瘤疾病诊断与治疗[M].南昌:江西科学技术出版社,2018.

[18] 高斌斌.精编肿瘤综合治疗学[M].长春:吉林科学技术出版社,2019.

[19] 任保辉.肿瘤综合防治[M].北京:科学技术文献出版社,2020.

[20] 张毅.肿瘤生物治疗临床应用[M].郑州:河南科学技术出版社,2020.

[21] 张颖颖.常见肿瘤疾病诊疗学[M].长春:吉林科学技术出版社,2019.

[22] 李长仔.临床肿瘤诊疗新进展[M].开封:河南大学出版社,2020.

［23］冀叶.肿瘤诊疗方法与实践［M］.北京:科学技术文献出版社,2018.

［24］苑超.肿瘤内科疾病诊治精要［M］.长春:吉林科学技术出版社,2019.

［25］王嘉伟.肿瘤诊断与治疗［M］.长春:吉林科学技术出版社,2020.

［26］陈小兵.临床肿瘤学诊疗与实践［M］.北京:中国纺织出版社,2019.

［27］常源.肿瘤基础理论与现代化外科治疗［M］.长春:吉林科学技术出版社,2019.

［28］徐燃.新编肿瘤临床诊治［M］.天津:天津科学技术出版社,2020.

［29］马瑞兰.临床肿瘤放射治疗［M］.北京:中国纺织出版社,2018.

［30］宋巍,杨海波.肿瘤诊断与防治［M］.昆明:云南科技出版社,2018.

［31］宋晓燕,姜睿,王晓彬.新编肿瘤诊疗学［M］.南昌:江西科学技术出版社,2018.

［32］常威等.肿瘤常见疾病诊治精要［M］.武汉:湖北科学技术出版社,2018.

［33］邵志敏.肿瘤医学［M］.上海:复旦大学出版社,2019.

［34］盖磊,马永华,柯希贤.现代实用肿瘤学［M］.天津:天津科学技术出版社,2020.

［35］易彤波.肿瘤疾病应用与进展［M］.天津:天津科学技术出版社,2020.

［36］黄励思,吴穗晶,翁建宇,等.恶性血液病患者异基因造血干细胞移植后营养障碍性神经系统疾病临床分析［J］.循证医学杂志,2020,20(06):344-350.

［37］韩巧贝,何庭艳.单基因免疫性疾病靶向治疗进展［J］.中华风湿病学杂志,2020,1424(12):850-854.

［38］欧阳春晖,吴小平.新型非抗肿瘤坏死因子-α单克隆抗体药物治疗克罗恩病的研究进展［J］.中华炎性肠病杂志,2020,04(02):100-103.

［39］余青,王宇飞,贾安娜,等.肿瘤免疫治疗研究的新进展——免疫检查点阻断及 CAR-T 治疗［J］.生物学通报,2019,55(09):1-6.

［40］孔令平,钟殿胜.晚期非小细胞肺癌 HER2 基因突变靶向治疗进展［J］.中国肺癌杂志,2020,23(12):1108-1112.